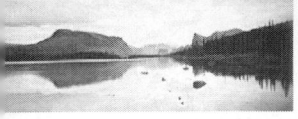

醫患關係品質驅動因素、
機理及提升策略研究

門診服務接觸視角

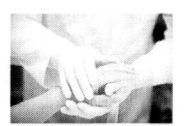

段桂敏、余偉萍、莊愛玲 著

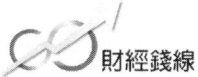

前　言

　　近年來，醫患關係成為民眾關注和學者研究的焦點。由醫患關係緊張導致的信任危機愈演愈烈，《中國社會輿情與危機管理報告（2013）》顯示，醫患暴力衝突等惡性事件逐年增加，在醫療類輿情事件中占比8.8%，部分醫患暴力衝突還由醫方和患者的個人肢體衝突行為演化為群體性事件，不但干擾了醫院正常的醫療秩序，還給醫務人員的人身安全帶來巨大威脅，此問題引起了社會各界的憂慮。已有研究表明：和諧的醫患關係能提高患者依從度、提升治療效果、降低交易成本、提升患者再就醫意願，滿意的患者還會進一步對醫院進行正面的口碑傳播。李克強總理在2017年政府工作報告中明確提出「構建和諧醫患關係」。因此，構建和諧醫患關係成為醫院乃至整個社會亟待解決的問題。門診作為醫院的重要組成部門，亦是「看病難、看病貴」的敏感區，門診服務質量是衡量醫院管理水準的重要指標之一。因此，以門診服務接觸為研究立足點，探究醫患關係質量的驅動因素成為研究的重中之重。

　　國外關於醫患關係質量的研究始於20世紀60年代末，而中國學者直至20世紀90年代末才對該問題進行探索。已有研究主要聚焦於住院服務，集中於患者視角，從患者滿意或患者信任的單一層面探究醫患關係質量的驅動因素及提升策略。由於患者與醫院代表不同的利益主體，其認知存在差異，僅從患者單一視角進行探究，尚不能揭示問題產生的根源。因此，採用醫患雙重視角，探究醫患關係質量的驅動因素，剖析雙方對該問題認知的差異，有利於明晰雙方期望及認知差距，從而有針對性地採取彌合措

施，從根源上改善醫患關係。

然而，從患者和醫院雙重視角看，影響醫患關係質量的因素有哪些？雙方認知存在哪些差異？服務接觸質量是否為影響醫患關係質量的關鍵要素？如果答案是肯定的，那麼如何實現對門診服務接觸質量的科學測量？門診服務接觸質量中的魅力質量要素、一元質量要素和必備質量要素分別是什麼？服務接觸質量對醫患關係質量的驅動機理是什麼？如何有效提升醫患關係質量？對於這些問題，已有研究尚未給出確切答案。

為系統回答上述問題，本研究以 S-O-R 理論為總體分析框架，以服務接觸理論、Kano 模型理論、線索利用理論、認知偏差理論、服務差距理論、顧客期望理論、優化決策理論為基礎，以門診服務為研究對象，綜合運用文獻研究法、關鍵事件法、內容分析法、專家法、問卷調查法、Arena 仿真技術等科學方法，採取醫院、患者雙視角，探究醫患關係質量驅動因素，明晰服務接觸質量對醫患關係質量的驅動作用，開發本土化的門診服務接觸質量測量量表，識別門診服務接觸質量中的魅力質量要素、一元質量要素和必備質量要素，揭示門診服務接觸質量對醫患關係質量的驅動機理，提出基於離散事件系統仿真技術的服務流程優化策略。

具體而言，本研究主要包含以下五個方面的內容：

(1) 醫患雙視角的醫患關係質量驅動因素分析

我們運用關鍵事件法、問卷調查法和內容分析法，基於認知偏差理論、選擇性知覺理論、服務差距理論和顧客期望理論，採用患方和醫方雙重視角，探究醫患關係質量驅動因素，以及醫患雙方對不滿患者行為反應的認知，並比較兩者之間的差異。

研究結果顯示：①醫患雙方在過程質量、結果質量和醫療費用的影響強度認知方面存在差異，即患者對過程質量的重視程度高於醫院方面，醫院對結果質量和醫療費用的重視程度高於患者方面。②過程質量是影響醫患關係質量的關鍵要素，無論從患者視角看，還是從醫院視角看，其提及率都是最高的，表明服務接觸質量作為過程質量，對醫患關係質量具有重要影響。③醫患雙方對不滿意的患者行為反應的認知亦存在差異，醫務人員尚未意識到患者不滿後的隱性行為。

（2）開發了本土化的門診服務接觸質量測量量表

基於服務接觸理論，我們運用文獻研究法、關鍵事件法、專家法，根據中國醫療服務特徵，嚴格遵循量表開發的流程，開發了包含有形環境接觸、醫務人員接觸、服務系統接觸3個維度16個題項的本土化門診服務接觸質量測量量表。統計檢驗結果表明該量表具有良好的信度和效度。

（3）識別了門診服務接觸質量中的三類質量要素

本書基於Kano模型理論，運用調節迴歸方法，識別出門診服務接觸質量中的魅力質量要素、必備質量要素和一元質量要素。

魅力質量要素是指該類要素充分時，促使患者滿意，當其不充分時患者既不會不滿意也不會滿意。這類要素包括：有形環境接觸質量因子中的「醫院乾淨、整潔」指標、醫務人員接觸質量因子中的「醫務人員專業知識豐富」指標以及服務系統接觸質量因子中「我提出的問題或投訴能得到及時回應、積極解決」指標。

必備質量要素是指該類要素充分時不會引起患者滿意，但當其不充分時，會引起患者不滿，這類要素包括人員接觸質量因子中的「醫務人員在檢查、診療時操作熟練」等。

一元質量要素是指該類要素與患者滿意度呈線性關係，當其充足時，患者會產生滿意感；當其不充足時，患者會不滿意。這類要素包括：有形環境接觸質量因子中的「醫療設備先進」「指示標示清晰」「就診環境舒適」，醫務人員接觸質量因子中的「醫務人員尊重我、為我考慮」「醫務人員清晰解釋病情」「醫生在診療過程中認真、仔細」「病歷書寫清晰、規範」「醫生推薦合理的治療方案」「醫務人員詳細說明用藥方法與注意事項」，以及服務系統接觸質量因子中的「掛號、就診、繳費、取藥等方便快捷」「能及時獲得各項化驗、檢驗結果」「詢問醫務人員時能得到及時、詳細的解答」。

（4）探明了門診服務接觸質量對醫患關係質量的驅動機理

本書基於S-O-R理論、線索利用理論，構建了門診服務接觸質量對醫患關係質量及再就醫意願的驅動機理模型，採用問卷調查法，運用結構方程分析工具、SPSS分析工具對概念模型進行檢驗。研究結果表明：

①有形環境接觸對醫患關係質量中的患者滿意因子具有顯著正向影響，而對醫患關係質量中的患者信任因子無直接影響，但會通過患者滿意對患者信任產生間接影響；醫務人員接觸對醫患關係質量具有顯著正向影響，且對患者信任因子的影響強度略高於患者滿意因子；服務系統接觸對醫患關係質量中的滿意因子具有顯著正向影響，而對醫患關係質量中的信任因子無直接影響，但會通過患者滿意對其產生間接作用。

②模型路徑系數顯示，醫務人員接觸對醫患關係質量的影響強度最大，其次是服務系統接觸，有形環境接觸對醫患關係質量的影響強度最低。

③門診服務接觸質量各維度對患者再就醫意願不存在直接影響，但會通過醫患關係質量對其產生間接影響，醫患關係質量在其中發揮完全仲介作用。

④患者健康狀態和感知醫療費用在門診服務接觸各維度對醫患關係質量影響中發揮調節作用：健康狀態為嚴重的患者更加關注服務系統效率和醫務人員的能力和素質；感知醫療費用越高的患者對醫務人員的期望越高，而感知醫療費用低的患者更加關注有形環境和服務系統效率。

⑤轉移障礙在影響對患者再就醫意願過程中未發揮調節作用，假設未得到驗證，其原因可能是醫療服務關乎身體健康與生命安全，患者在選擇就診醫院時，已經選擇了醫患關係質量高的醫院就診。

（5）從服務流程與資源配置優化視角提出了醫患關係質量優化策略

本研究以成都某醫院為研究對象，基於離散事件系統仿真思想和優化決策理論，通過現場調查法、訪談法搜集數據，建立了超聲科就診流程仿真模型，運用 Arena 軟件對模型進行分時段仿真，通過觀測各環節的平均等待時間和排隊人數，識別影響服務系統接觸的瓶頸。方法是將住院部進行超聲檢查的患者統一安排至下午，並增加下午 14 點至 18 點的 B 超檢查和彩超檢查的資源配置，提升服務效率。我們通過窮舉法，針對備選的資源配置新方案分別進行仿真，進行效果比對，得出結論：下午時段增加 B 超檢查和彩超檢查醫生各一名，即可降低 B 超檢查和彩超檢查處的患者平均等候時間，解決患者擁堵問題。

本研究的理論貢獻和管理意義主要體現在以下五個方面：

第一，採取醫患雙重視角剖析醫患關係質量驅動因素，彌補了從單一視角分析的局限性，幫助醫院全面瞭解醫患關係質量驅動因素，明晰醫患雙方認知的差異。已有研究主要採用患者單維視角分析醫患關係質量驅動因素，僅有少數研究關注了醫患雙視角，尚不能有效揭示醫患雙方在該問題認知上的差異。本研究採用醫患雙重視角，系統分析了醫患關係質量驅動因素，識別出醫患雙方各自最為關注的因素均為服務質量要素，但其對過程質量即服務接觸質量的重視程度存在差異。該研究結論為進一步探究門診服務接觸質量對醫患關係質量驅動機理提供了依據。

第二，構建了門診服務接觸質量本土化測量量表，豐富了該領域研究成果，為醫院科學監測與評估門診服務接觸質量提供了依據。已有研究主要從服務屬性視角對服務質量測量進行研究，而從服務接觸視角開展的對服務質量測量的研究較少。雖然印度有學者對此進行了探析，但由於印度醫療市場和中國醫療市場的差異性，若直接引用其量表，則其科學性和代表性均不足。本研究以服務接觸理論為理論基礎，運用文獻研究法、關鍵事件法、專家法，遵循量表開發的程序，設計出符合中國門診服務特徵的門診服務接觸質量測量量表，豐富了該領域的研究成果。

第三，識別了門診服務接觸質量中的魅力質量要素、一元質量要素和必備質量要素，開闢了醫患關係質量優化的新路徑，為醫院持續識別三類質量要素，提升醫患關係質量提供了思路。本研究以 Kano 模型為理論基礎，運用調節迴歸方法，識別出門診服務接觸質量中的魅力質量要素、一元質量要素和必備質量要素，彌補了已有研究通過分析服務質量要素與患者滿意之間的線性迴歸系數來確定各質量要素重要程度的局限性，開闢了醫患關係質量提升的新路徑。

第四，構建了門診服務接觸質量對醫患關係質量驅動機理模型，延伸了 S-O-R 理論的應用領域，幫助醫院管理者瞭解門診服務接觸質量各維度的驅動機理，為其進行質量管理提供理論依據。已有研究主要集中於探究服務質量對醫患關係質量患者滿意或患者信任維度的影響，而未將兩者整合起來進行系統研究。另外，這些研究除了關注人口統計變量在其中發

揮的調節作用，未對其他變量進行深入探析。本研究在前人研究成果的基礎上，引入S-O-R理論和線索利用理論，構建門診服務接觸質量對醫患關係質量的驅動機理模型，驗證了門診服務接觸質量各維度對醫患關係質量具有顯著正向影響，剖析了患者健康狀態及感知醫療費用在其中扮演的調節角色，揭示了門診服務接觸質量各維度在影響患者再就醫意願過程中發揮完全仲介作用。這一研究是對已有研究的深化，同時拓展了該領域的研究框架。

第五，引入離散事件系統仿真技術與優化決策理論，拓寬了醫患關係質量提升研究視角，為醫院運用仿真手段提升醫患關係質量提供了操作思路。本研究引入離散事件系統仿真技術和優化決策理論，以服務流程優化為研究視角，以成都某醫院超聲科為研究對象，運用Arena軟件，對超聲科現有系統進行仿真，探尋服務流程中的瓶頸，通過重新調度門診患者和住院患者的檢查時間，優化下午檢查時段的資源配置，從而縮短患者平均等待時間和排隊長度，提升了服務效率，進而提升醫患關係質量。本研究突破了以往研究從定性視角尋求提升醫患關係質量路徑的局限性，將仿真技術與質量管理進行了有機融合。

目　錄

1　緒論／1
　　1.1　研究背景／1
　　　　1.1.1　現實背景／1
　　　　1.1.2　理論背景／3
　　1.2　核心理論與概念／7
　　　　1.2.1　核心理論／7
　　　　1.2.2　核心概念／11
　　1.3　研究目的及意義／12
　　1.4　研究內容和方法／15
　　　　1.4.1　研究內容／15
　　　　1.4.2　研究方法／16
　　1.5　技術路線和結構安排／18
　　1.6　研究的創新點／21

2　文獻綜述／23
　　2.1　醫療服務概述／23
　　　　2.1.1　服務與醫療服務的界定／23
　　　　2.1.2　醫療服務特徵／24
　　　　2.1.3　門診服務的特殊性／27

2.2 服務接觸質量研究回顧 / 27
 2.2.1 服務接觸的內涵 / 27
 2.2.2 服務接觸的主要模型 / 28
 2.2.3 服務接觸質量與服務質量的關係 / 31
 2.2.4 醫療服務接觸質量的測量 / 35

2.3 醫患關係質量研究回顧 / 37
 2.3.1 醫患關係質量內涵 / 37
 2.3.2 關係質量構成維度 / 39
 2.3.3 醫患關係質量驅動因素研究——患者滿意視角 / 41
 2.3.4 醫患關係質量驅動因素研究——患者信任視角 / 47
 2.3.5 醫患關係質量的效應研究 / 52

2.4 現狀述評與本研究切入點 / 54
 2.4.1 醫療服務接觸質量研究述評 / 54
 2.4.2 醫患關係質量影響因素及效應研究述評 / 55

3 醫患雙視角的醫患關係質量驅動因素研究 / 59

3.1 理論基礎 / 61
 3.1.1 認知偏差理論 / 61
 3.1.2 選擇性知覺理論 / 62
 3.1.3 服務質量差距模型 / 63
 3.1.4 顧客期望理論 / 64

3.2 醫患關係質量驅動因素研究——患者視角 / 65
 3.2.1 研究設計 / 65
 3.2.2 數據分析與結果 / 68
 3.2.3 小結 / 76

3.3 醫患關係質量驅動因素研究——醫院視角 / 76
 3.3.1 研究設計 / 76
 3.3.2 數據分析與結果 / 80

3.3.3 小結 / 85

3.4 醫患雙方認知差距分析 / 85

    3.4.1 醫患關係驅動因素認知差距分析 / 85

    3.4.2 不滿患者的行為反應認知差距分析 / 86

3.5 醫患關係質量提升路徑 / 87

    3.5.1 彌合醫患感知差距 / 87

    3.5.2 建立服務質量標準 / 87

    3.5.3 優化服務傳遞過程 / 88

    3.5.4 加強醫患雙向溝通 / 88

    3.5.5 實施服務質量監測 / 89

3.6 本章小結 / 90

4 門診服務接觸質量測量量表本土化開發 / 91

4.1 概念的界定 / 93

4.2 初始題項的生成 / 93

    4.2.1 文獻研究收集相關題項 / 94

    4.2.2 關鍵事件收集「關鍵詞條」/ 96

    4.2.3 初始測量題項的形成 / 98

4.3 預調研與測量題項淨化 / 100

    4.3.1 預調研樣本概況 / 100

    4.3.2 遺漏值檢驗 / 101

    4.3.3 項目分析 / 101

    4.3.4 相關係數與內部一致性檢驗 / 103

    4.3.5 探索性因子分析 / 105

4.4 正式調研與量表檢驗 / 111

    4.4.1 數據搜集與樣本結構 / 111

    4.4.2 信度分析 / 112

    4.4.3 效度分析 / 113

4.5　本章小結 / 118

5　基於 Kano 模型的門診服務接觸質量三類要素識別 / 119

5.1　理論基礎 / 121

5.1.1　雙因素理論 / 121

5.1.2　Kano 模型 / 121

5.1.3　魅力質量要素識別方法 / 123

5.2　研究設計 / 124

5.2.1　問卷設計 / 124

5.2.2　研究方法 / 125

5.2.3　數據搜集 / 126

5.3　數據分析 / 126

5.3.1　信度及效度分析 / 126

5.3.2　樣本特徵分析 / 127

5.3.3　門診服務接觸質量現狀 / 127

5.3.4　基於 Kano 模型的服務接觸質量分類 / 128

5.4　結論與建議 / 130

5.4.1　結論與討論 / 130

5.4.2　管理建議 / 131

6　門診服務接觸質量對醫患關係質量驅動機理研究 / 133

6.1　理論背景與假設推演 / 135

6.1.1　理論背景 / 135

6.1.2　假設推演 / 137

6.2　問卷設計與變量測量 / 147

6.2.1　研究變量與測量尺度 / 148

6.2.2　變量定義與測量 / 148

6.2.3　數據獲取與樣本描述 / 153

6.3　分佈檢驗與量表信效度分析 / 157

        6.3.1　分佈檢驗 / 157

        6.3.2　量表的信度及效度分析 / 158

    6.4　假設檢驗 / 167

        6.4.1　患者個人特徵的影響作用 / 167

        6.4.2　門診服務接觸質量對醫患關係質量的驅動作用分析 / 171

        6.4.3　醫患關係質量效應分析 / 173

        6.4.4　門診服務接觸對醫患關係質量及再就醫意願驅動機理分析 / 174

        6.4.5　調節效應分析 / 177

    6.5　本章小結 / 184

        6.5.1　研究假設驗證匯總 / 184

        6.5.2　討論與分析 / 186

        6.5.3　研究結論 / 187

7　基於離散事件系統仿真技術的服務流程與資源配置優化研究——以超聲科為例 / 189

    7.1　理論基礎 / 191

        7.1.1　離散事件系統仿真的思想與步驟 / 191

        7.1.2　系統仿真工具簡介 / 193

        7.1.3　優化決策模型 / 195

    7.2　超聲科就診流程仿真模型 / 196

        7.2.1　成都某醫院超聲科簡介 / 196

        7.2.2　數據搜集與分析 / 196

        7.2.3　建立超聲科系統仿真模型 / 202

    7.3　超聲科系統仿真模型運行分析 / 210

    7.4　超聲科服務流程與資源配置優化 / 214

    7.5　本章小結 / 217

8 研究結論與展望 / 219

    8.1 研究結論 / 219

    8.2 研究啟示 / 222

        8.2.1 理論貢獻 / 222

        8.2.2 管理啟示 / 224

    8.3 研究局限與研究展望 / 228

        8.3.1 研究局限 / 228

        8.3.2 未來研究方向 / 229

參考文獻 / 230

附錄 / 253

    附錄一 患者就醫滿意/不滿事件調查問卷 / 253

    附錄二 醫患關係質量驅動因素調查（針對醫院工作人員）/ 256

    附錄三 門診服務接觸質量調研問卷（用於量表開發）/ 258

    附錄四 門診服務接觸質量調研問卷（用於模型驗證）/ 261

1 緒論

1.1 研究背景

1.1.1 現實背景

近年來，醫患關係成為民眾關注和學者研究的熱點。醫療服務行業的信任危機日益突出，《中國社會輿情與危機管理報告（2013）》顯示，醫患暴力衝突惡性事件逐年增加，在醫療類輿情事件中占比 8.8%，部分醫患暴力衝突還由醫方和患者的個人肢體衝突行為演化為群體性事件，影響了醫院正常醫療秩序，給醫務人員人身安全帶來巨大威脅，引起了社會各界的憂慮。據不完全統計，中國每年因被毆打受傷的醫務人員已超過 1 萬人，73.33% 的醫院出現過病人及家屬毆打、辱罵醫務人員的現象，78.01% 的醫生不願意子女學醫、從醫。① 典型案例如下：

2017 年 6 月 29 日，天津市第三中心醫院發生惡性傷醫事件。超聲介入專家經翔被曾經其診治的肝癌患者砍傷，頸靜脈破裂，下頜骨斷裂。

2016 年 5 月 5 日，廣東省人民醫院口腔頜面外科剛退休的主任陳仲偉被人尾隨到家，並被砍 30 多刀，最終搶救無效死亡。據多位醫生證實，肇

---

① 2013 年傷醫事件半年盤點 [EB/OL]．（2013-11-21）[2018-07-20]．http：//www. m-lawyers. net/Article_ Show. asp? ArticleID＝38133.

事者自稱25年前曾被陳仲偉「弄壞了牙」，其砍人後即跳樓自殺身亡。

2012年3月23日，哈爾濱醫科大學一名風濕免疫科患者持刀殺害一名實習醫生、傷害3名醫務人員，其原因是該患者對其治療方案產生誤解，認為醫生故意刁難，不願為其看病[①]，隨即心生不滿。

在外顯的暴力事件背後，醫患暗戰亦步步驚心，將脆弱的醫患關係推至輿論的風口浪尖之上。典型案例如下：

2011年一條微博「（他）被深圳市兒童醫院照了十幾次X光，做了100多項檢查，甚至要花十多萬元來做手術。嬰兒的家人不得已抱著孩子到廣州看病，結果，只花了8毛錢就看好了」點燃了公眾的憤怒。該事件被稱為「八毛門」事件。然而事件並沒有就此結束，21天後患兒再次入院，這時其病情已經非常嚴重。[②]

2011年9月21日，患兒小涵因患手足口病，被送到廣東省婦幼保健院治療，隨後經歷治療、回家、重新返院治療等一系列波折。在此期間，患兒父親對醫生的做法提出質疑，要求全程參與專家會診討論並錄音。[③]該事件被稱為「錄音門」事件。

因此，構建和諧醫患關係成為醫院乃至整個社會亟待解決的問題。李克強總理在2017年政府工作報告中明確提出「構建和諧醫患關係」。《「十三五」深化醫藥衛生體制改革規劃》中強調，把人民健康放在優先發展的戰略地位，以公平可及、群眾受益為目標，堅守底線、補齊短板，做出更有效的制度安排，維護基本醫療衛生服務的公益性，使全體人民在共建共享中有更多獲得感。和諧的醫患關係能提高患者依從度、提高治療效果，同時降低交易成本、提升患者再就醫意願，滿意的患者還會進一步對醫院進行正面的口碑傳播（Ford, Bach, Fottler, 1997; Eisenberg, 1997; Williams, 1994）。

---

① 哈爾濱醫大一院醫生被殺案一審宣判[EB/OL].（2012-10-22）[2018-07-20].http://www.legaldaily.com.cn/index_article/content/2012-10/19/content_3915072.htm? node=5955.

② 一場八毛與十萬元的戰爭：怎樣改革才能重建醫患信任[EB/OL].（2011-09-21）[2018-07-20].http://news.xinhuanet.com/politics/2011-09/21/c_122064340_2.htm.

③ 「錄音門」：醫患暗戰「步步驚心」[EB/OL].（2011-11-02）[2018-07-20].http://news.xinhuanet.com/comments/2011-11/02/c_122227272.htm.

和諧醫患關係的構建，一方面依賴於宏觀層面的體制和機制，另一方面也依賴於微觀層面的醫院的運作與管理。由此可見，醫院作為提供醫療衛生服務的主體，在構建和諧醫患關係中扮演著極為重要的角色。門診是醫院的重要組成部門，是「看病難、看病貴」的重災區，門診服務質量是衡量醫院管理水準的重要指標之一。由於門診服務對象的廣泛性、以及門診是住院病人的重要入口，門診服務成為解決醫患矛盾、改善醫患關係的關鍵突破口。

如何從醫院微觀營運層面改善醫患關係，是醫院面臨的關鍵問題。醫患關係質量是衡量醫患關係的定量工具。欲提升醫患關係質量、改善醫患關係，需要解決以下問題：①整合醫院和患者雙重視角，理清影響醫患關係質量的關鍵因素，確認門診服務接觸質量是否為影響醫患關係質量的關鍵因素；②針對中國門診服務特徵，開發門診服務接觸質量測量量表；③明晰服務接觸質量要素中哪些要素對醫患關係的改善作用最大，哪些是不可缺失的質量要素；④探究門診服務接觸質量各維度對醫患關係質量及再就醫意願的驅動機理，從而為優化醫患關係質量提供理論依據。

1.1.2　理論背景

針對現實觀察得出的需要解決的問題，我們對醫患關係質量驅動因素、服務接觸質量對醫患關係質量作用機理的相關文獻進行了系統梳理。雖然國內外學者對此進行了相關研究，得出了一些重要結論，但仍不能系統、深入地回答上述問題，需要進一步延伸與擴展。

1.1.2.1　有待於採取醫患雙重視角探究醫患關係質量驅動因素

通過對已有文獻進行梳理，我們發現影響醫患關係質量的因素包括宏觀和微觀兩個層面。宏觀因素包括社會制度因素（楊陽，2009；修燕，2013；王瀾，2017）、社會道德因素（劉俊香，等，2011）、法律制度因素（王偉杰，2009）以及網絡輿論（劉伶俐，等，2013）；微觀因素包括患者個人特徵（年齡、性別、種族、健康狀態）（Bertakis, Roter, Putnam, 1991; Meng, 等, 1997; Sullivan, 1984; Peter J. Cunningham, 2009; Otani, 2012）、顧客期望（Oliver, 1980）、患者健康認知（張建潔，等，

2018）、醫療質量（陳燕凌，等，2012）、醫療服務質量（Dawn Bendall-Lyon，等，2004；Cohen，1996；Ross，等，1993；Nandakumar Mekoth，等，2011；Laith Alrubaiee，等，2011；Brian J. Chan, MD，2017；周綠林，2014；譚華偉，等，2015；張建潔，等，2018）、感知價值（Albert Caruana & Noel Fenech，2005；越麗霞，等，2014）、組織文化（Meterko，2004）、消費情感（Laurette Dube，等，1996）、患者參與（耿先鋒，2008）、疾病的發展階段、診療效果、醫療費用、患者的學習、知識和反饋、醫師的行為（劉威，2010）、醫患溝通（陳燕凌，等，2012）、工作態度（陳燕凌，等，2012）、就醫便利性（陳燕凌，等，2012）、醫院對患者的人文關懷（陳燕凌，等，2012）、患者滿意（Laith Alrubaiee，等，2011；陳武朝，等，2014）、過度醫療（歐陽英林，2012）。

從研究方法與研究視角看，已有研究主要通過問卷調查法，以患者為調查對象，採用患者視角，探究影響醫患關係質量的因素；而以醫務人員為調查對象，採用醫院視角，探究醫患關係質量驅動因素的研究相對較少。雖然陳燕凌（2012）試圖從醫患雙方視角探尋醫患關係影響因素，然而由於採用的是封閉式調查，且調查的樣本多樣性不夠，尚不能全面反應實情。雖然修燕等（2013）從社會、醫方、患者三個層面對醫患關係質量影響因素進行了概括，但未深入至醫方和患者對這些影響因素的認知差異研究。隨著醫療服務市場的競爭日趨激烈，服務意識日益增強，欲將「以患者為中心」的服務理念外化為行為，需要全面瞭解醫院方面和患者方面在醫患關係質量驅動因素認知方面的差異，從而更好地彌合認知差距、提升醫患關係質量。

1.1.2.2 有待開發具有中國醫療服務特色的門診服務接觸質量測量量表

科學、有效、適合的門診服務接觸質量測量量表是識別魅力服務質量要素的關鍵，也是探究門診服務接觸質量對醫患關係質量驅動機理的基礎。已有學者對醫療服務接觸質量測量量表進行了大量研究，但從研究對象看，主要集中於住院服務（Koichiro Otani，等，2010；薛培，2009；陳學濤，2009；張磊，2010；牛宏俐，2006；任繼樹，2006），而專門針對門診服務的研究相對較少。雖然 Hannele Hiidenhovi, Pekka Laippala 和 Kaija

Nojonen（2001）針對門診服務開發了包含12個指標的測量量表，但由於中外醫療服務提供方式的差異性，不能直接引入國內。另外，該量表針對每個接觸環節僅有一個測項，其效度有待進一步驗證。中國學者李霞、薛迪和丁瑾瑜（2002）從門診患者視角、門診醫生視角研究門診服務過程質量評價方法，但未形成完整的門診服務接觸質量測量量表。凌娟（2011）雖然從服務接觸視角針對門診服務設計了服務質量測量量表，但未涵蓋接觸的檢查、檢驗環節，且未涉及環境接觸。印度學者Nandakumar Mekoth等（2011）的研究雖然涵蓋了檢查、檢驗環節，但並未對前臺員工的身分進行區別，且研究情境為印度醫療服務市場。由於中國醫療市場與印度市場存在差異，不能直接引用該量表，需要從服務接觸的視角，根據中國門診服務特徵，對門診服務接觸質量測量量表進行進一步修正，使其更具有針對性。

1.1.2.3 有待從非線性角度明晰門診服務接觸質量中的魅力服務要素

在醫療服務領域，關於服務質量與滿意度的研究聚焦於探討服務質量與醫患關係質量中患者滿意因子的線性關係。日本學者將雙因素理論引入行銷領域，並對其進行了深化，提出了Kano模型，認為質量要素與顧客不滿並不一定都是線性關係，根據質量屬性的充足程度與顧客滿意之間的關係，將其劃分為5種類型，包括：魅力質量（Attractive quality）、一元質量（One-dimension quality）、必備質量（Must-be quality）、無差異質量（Indifferent quality）和逆向質量（Reverse quality）。在門診服務接觸質量中，識別出魅力質量要素、必備質量要素和無差異質量要素，通過評估該類質量的績效值，進行針對性的質量改進，有助於更有成效地提高患者滿意度，從而提升醫患關係質量。中國學者王殊軼和錢省三（2005）最先將Kano模型的思想引入醫療服務領域，識別出魅力服務質量（即激勵要素）、一元質量和必備質量（即保健因素），然而針對的是住院服務。雖然陳俊虎等（2012）運用包含積極和消極問題的問卷法來識別和確定門診服務質量類型，然而該方法存在一定的局限性（Shu-Ping Lin, 2010），且問卷中的量表的信度和效度未得到檢驗。因此，有必要以科學的測量量表為基礎，運用更為精準的方法對門診服務接觸質量各類型要素進行識別。

1.1.2.4 有待系統地探究門診服務接觸質量對醫患關係質量驅動機理

門診服務接觸質量對醫患關係質量存在怎樣的作用機理，現有研究分別從患者滿意視角和患者信任視角探究了醫療服務接觸質量對醫患關係質量的影響。學者們分析了住院服務質量對患者滿意具有正向影響（Dansky & Brannon, 1996; Oswald, 等, 1998; Ross, Steward, Sinacore, 1993; Ware, Snyder, Wright, 1976; Ware, 等, 1978; Koichiro Otan, Brian Waterman, Kelly M. Faulkner, 等, 2010）。中國學者陳學濤（2009）的研究亦表明，住院服務質量對患者滿意具有顯著正向影響。Dawn Bendall-Lyon 和 Thomas L. Powers（2004）通過對 635 名患者進行問卷調查，結果表明：結構質量（Structure）和過程質量（process）對患者總體滿意具有顯著影響，且影響程度相當，其研究結論與 Cohen（1996）和 Ross 等（1993）的早期研究存在矛盾。Cohen（1996）和 Ross 等（1993）的研究均發現過程質量對患者滿意的影響大於結構質量。Nandakumar Mekoth 等（2011）以印度醫療服務市場為研究情境，識別出了門診服務接觸質量中的醫生質量和實驗室質量與患者滿意顯著相關，而掛號處及門診員工的謙虛的態度，以及感知的等待時間長度與患者滿意沒有顯著相關性。Laith Alrubaiee 和 Feras Alkaa'ida（2011）基於 SERVAUAL 模型，驗證了醫療服務質量對患者信任具有顯著正向作用，患者滿意同時也會影響患者信任。雖然關於醫療服務質量對醫患關係質量某一維度影響的研究相對豐碩，然而研究對象主要集中於住院服務，且關於各個維度對醫患關係影響強度的研究結論存在矛盾。雖然印度學者 Nandakumar Mekoth 以門診服務為對象開展研究，然而僅探究了門診服務接觸質量對患者滿意的影響，尚未探究其作用機理，且研究情境為印度醫療服務市場。在中國醫療服務情境下，門診服務接觸質量對醫患關係質量雙維度存在怎樣的作用機理，尚需進一步探索。

1.2 核心理論與概念

1.2.1 核心理論

（1）認知偏差理論

認知心理學提出個體的認知過程會受到知識結構和水準、性格、文化背景、環境及情境因素的影響，且這些因素會對個體決策產生直接影響。基於 Simon 的有限理性概念，Kahneman 和 Tversky 等於 20 世紀 70 年代提出認知偏差理論，認為在不確定的條件下，認知偏差會導致判斷和決策出現以小見大或以偏概全的情況。Kahneman 和 Tversky 總結了三種最典型的認知偏差，包括代表性偏差（Representativeness bias）、可得性偏差（Availability bias）及錨定效應（Anchoring）。代表性偏差是人們根據過去傳統或相似的情況，運用簡單類比的方法依據經驗對事件發生的概率進行判斷，而未考慮樣本的規模和代表性。可得性偏差是指當人們進行判斷和決策時，往往依據從大腦裡容易且快速提取的信息，而不進行更深的和更多的信息挖掘。由於人們往往不能從記憶中獲取決策所需的全部信息，導致在信息加工的過程中可得性偏差時常發生。錨定效應是指人們對某個事件進行定量評估時，會將特定的數值作為初始值，就像錨一樣使得估測值落入某一區間，當錨定的方向有誤時，就會出現偏差。

（2）選擇性知覺理論

認知心理學將知覺看作是對感覺信息的組織和解釋，是一系列的連續階段的信息加工過程，與個體過去的知識和經驗密切相關（王甦，1992）。Jerome Bnmer 和 Leo Postman（1949）提出了「選擇性知覺」的概念，認為知覺在很大程度上受到自身預期的影響，而這些預期往往基於過去的經驗和情境而形成，且知覺也受到個體意願的影響。由於個人對事物和社會事件的知覺受自身經驗、情感和立場的影響，因此知覺帶有明顯的選擇性

(王軍，2009)。由於個體認知能力的有限性、信息的超負載性以及環境的複雜多變性，選擇性知覺成為個體進行自我保護的一種措施。

(3) 服務差距理論

服務差距模型由 Parasuraman, Zeithaml 和 Berry (1985) 提出，他們通過對多家服務企業的管理人員進行深度訪談，探索服務質量問題產生的原因，建立了服務差距模型。模型的上半部分與消費者有關，下半部分與服務提供者有關，由此提出了可能存在的 5 個差距，並分析了差距產生的原因。差距 1 為感知差距，即管理者對服務質量的感知與顧客期望存在差距。差距 2 為服務質量標準差距，即服務提供者所制定的服務標準與管理層所感知的顧客期望之間存在差距。差距 3 為服務傳遞差距，即未按企業所設定的標準進行服務生產和服務傳遞。差距 4 為市場溝通差距，即市場宣傳中所做出的承諾與企業實際提供的服務不一致。差距 5 為感知服務質量差距，即顧客接受服務後感受的服務質量與其期望的質量存在差距。

(4) 顧客期望理論

Cardozo (1965) 將「滿意」概念引入市場行銷領域後，Olshavssy, Miler 及 Aderson (1973) 相繼將顧客對產品的期望與產品實際使用效果進行比較研究，由此引出了顧客期望 (Customer Expection) 的概念。Oliver (1980) 對顧客期望的內涵進行了界定，認為顧客期望是顧客在實施購買決策前，所形成的對企業所提供的產品或服務的「事前期待」。Parasuranman, Zeithaml 和 Berry (1993) 對期望進行了明確的定義：期望是顧客在購買產品或服務之前所形成的信念或標準，通過與實際績效進行比較，從而對產品或服務的質量進行判斷。他們提出影響顧客期望的因素包括產品或服務承諾、口碑、顧客個人經驗、顧客需求、服務的可替代性、服務強化、情境等；並提出了顧客期望模型，將顧客期望分為兩個層次，即理想的服務和可接受的服務，而期望服務與感知服務的差距程度決定了顧客滿意水準。PZB 組合 (1993) 在顧客期望模型中亦提出了容忍區域概念，即介於理想服務與可接受服務之間的一段期望區間。研究表明，理想服務是相對穩定的，而可接受服務會根據情境和消費者需求的變化而上下浮動，從而使得顧客期望具有動態性特徵。

（5）S-O-R 理論

S-O-R 理論由投入-產出（Input-Output）模型發展而來。由於投入產出模型並不能揭示人們的內在意識和情感，因此增加了刺激接收者的內部信息處理過程，從而發展成為如今的刺激—機體—反應模型（Jacoby, 2002），用於解釋環境刺激對個體情感和行為的影響。Mehrabian 和 Russell（1974）指出，外界環境刺激對個體的心理狀態產生影響，從而促使個體形成接近（approach）或迴避（avoidance）的行為反應。刺激需通過信息接收者的意識來影響心理，他們往往選擇性地接收外部刺激，並形成有意識或者無意識的一種心理反應（Jacoby, 2002），這裡的心理反應可能是正面或負面的情感，或者是內在的情感或認知狀態（Eroglu, 等, 2001；Jacoby, 2002），而行為反應往往是接近或迴避行為（Eroglu, 等, 2003）。1975 年，Belk 將該模型引入市場行銷領域，提出了修正的 S-O-R 模型，即 R-S-O-R 模型，認為消費行為受到購買對象和購買情境等外部刺激的影響，消費者對購買對象和購買情境的感知會影響內在心理反應，進而對外在消費行為產生影響（Belk, 1975）。

（6）線索利用理論

線索利用理論最初由 Cox（1962）提出，其後 Olson 和 Jacoby（1972）對 Cox 的研究進行了擴展。線索（Cue）是由編碼者發出並被解碼者接收的作為評價標準的一系列信號。根據線索利用理論，產品或服務由一系列信號構成，用以評價產品或服務質量。線索由內部線索（intrinsic cues）和外部線索（extrinsic cues）構成（Wheatley, 等, 1981）。內部線索是產品的內在屬性（Olson & Jacoby, 1972），與物理特徵相關，如產品大小、形狀、味道（Peterson, 1970）等。外部線索是與產品有關的屬性，但不包括物理屬性（Olson & Jacoby, 1972），包括行銷組合所產生的相關符號，如價格（leacitt, 1954）、品牌名稱（Allison & Ubl, 1964）、包裝、商店名稱（Wbeatley, 等, 1981）、組織聲譽（Vabie & Paswan, 2006）。在國家行銷中，原產地、製造地、品牌所在國也是消費者判斷產品質量的外部線索。

(7) Kano 模型

Kano 模型又稱為吸引力模型,是在雙因素理論的基礎上發展而來的,由日本學者狩野紀昭(Noriaki Kano)於 1984 首次提出,用來識別顧客需求的類別((Chen & Su, 2006; Kuo, 2004)。根據質量要素的充足程度與顧客滿意之間的關係,將其劃分為五種類型的質量,包括魅力質量、一元質量、必備質量、無差異質量和逆向質量。魅力質量(Attractive quality)具有驚奇和驚喜的特徵,當其充分時,能夠帶來顧客滿意,不充分時,也不會引起不滿意。一元質量(One-dimension quality)與顧客滿意呈線性關係,當其充分時,顧客會滿意,不充分時,會引起顧客不滿。必備質量(Must-be quality)是產品或服務應具備的基本服務特性,當其充分時,顧客滿意度不會提高,但當其不充分時,顧客將極度不滿,導致放棄購買。必備質量對應的是赫茨伯格雙因素理論中的保健因素(Ying-Feng Kuo, 2004)。無差異質量(Indifferent quality)是指質量要素中既不好也不壞的方面,其既不會導致顧客滿意,也不會導致顧客不滿。逆向質量(Reverse quality)是指引起顧客強烈不滿的質量要素和導致低水準滿意的質量要素性。

(8) 離散事件系統仿真理論

系統仿真是以系統理論、資源優化理論以及數理統計概率論作為理論基礎,運用計算機、仿真軟件對實際系統進行模擬的一種綜合性的理論和方法(曾升,2010)。隨著計算機運行能力的增強、設備成本的降低以及理論界對「系統」研究的不斷深入,系統仿真思想廣泛運用於理論與應用研究,成為模擬系統狀態、改進系統性能的重要理論和方法。根據系統狀態隨時間的變化情況,我們可將仿真系統分為連續系統和離散系統,連續系統是指隨著時間的變化,系統狀態也隨之發生變化,如水庫蓄水模型中,每一時間的水位狀態都會隨著時間的變化而發生變化。而離散系統不一定隨著時間的變化而發生變化,如醫院超聲科是典型的離散系統,就診的患者數量作為系統的狀態變量,其在時間點上的變化是離散的。

1.2.2 核心概念

本研究涉及的核心概念的內涵與外延，會在相關章節予以詳細描述。在此，我們僅對核心概念進行簡要闡述。

(1) 門診服務接觸質量

本研究依據服務接觸擴展模型，結合門診服務特徵，將門診服務接觸質量界定為患者在就醫體驗過程中通過與有形環境與設備、醫務人員及服務系統的互動而形成的對門診服務總體的認知和態度。門診服務接觸質量包括三個維度：有形環境接觸、醫務人員接觸和服務系統接觸。

(2) 醫患關係質量

醫患關係質量是指患者與醫療服務提供者互動的過程中所形成的總體質量的認知與評價，包含患者滿意和患者信任兩個層面。

(3) 患者再就醫意願

本研究參考了 Engel 等（1995）的觀點，認為患者再就醫意願是指患者接受門診醫療服務後，未來再次來該醫院就醫及向他人推薦的可能性。

(4) 感知醫療費用

感知醫療費用是指患者在醫療消費過程中感知到的支出總和，包括購買藥品或服務所花費的時間、金錢、體力、精力、心理等方面成本的總和。

(5) 患者健康狀態

本研究借鑑 Otani K 等（2012）學者的觀點，基於顧客感知的視角，認為患者健康狀態是患者的疾病嚴重程度。

(6) 轉移障礙

本研究借鑑 Dick 和 Basu（1994）及 Fornell C（1992）的觀點，認為轉移障礙是患者在轉換醫療服務機構時所耗費的時間、金錢和精力，以及伴隨的心理風險的提高。

1.3 研究目的及意義

本研究基於服務接觸理論、線索利用理論、認知偏差理論、服務差距理論、顧客期望理論、線索利用理論、Kano 模型理論、優化決策理論，以刺激—反應—行為（S-O-R）理論為分析框架，採用醫患雙重視角，剖析醫患關係質量驅動因素，開發符合中國門診服務特色的門診服務接觸質量測量量表，識別門診服務接觸質量中的魅力質量要素、一元質量要素和必備質量要素；揭示門診服務接觸質量對醫患關係質量及患者再就醫意願的驅動機理；提出基於離散事件系統仿真技術的醫患關係質量提升路徑和策略。本研究旨在豐富和深化醫患關係質量研究成果，推進該領域的研究進展，同時為醫院科學評估門診服務接觸質量，從門診服務接觸視角優化醫患關係質量提供指導。

本研究的理論意義體現在以下幾個方面：

（1）整合醫患雙重視角系統探究醫患關係質量驅動因素

探尋醫患關係質量驅動因素是進行醫患關係質量優化的基礎。現有研究僅採取患者或醫院單視角進行探索，尚不能全面梳理醫患關係的影響因素，更無法識別影響醫患關係質量的關鍵要素。本研究將引入認知偏差理論、選擇性知覺理論、服務差距理論和顧客期望理論，整合患者和醫院雙重視角，探索醫患雙方對關係質量影響因素認知的差異，找到認知差距，為醫患關係質量優化提供了依據。

（2）構建中國情境下的門診服務接觸質量測量量表

關於醫療服務質量測量量表的已有的研究主要以 PZB 的觀點為基礎，從服務屬性視角對服務質量進行研究，無法識別醫療服務質量中具體哪些服務環節或服務要素出現問題，且研究的對象集中於住院服務，對門診服務的探索較少。雖然印度學者對門診服務接觸質量測量進行了探究，但由於研究情境與醫療服務特徵的差異，不適用於中國門診服務實情。本研究

基於服務接觸理論，綜合運用文獻研究法、關鍵事件法、專家法，構建符合中國門診服務特徵的門診服務接觸質量測量量表，以豐富該領域的研究成果。

(3) 識別門診服務接觸質量中的魅力質量要素

服務接觸質量中各個質量要素對醫患關係中的患者滿意因子的貢獻程度存在差異，並非所有因素都與患者滿意呈線性關係，而已有研究集中於探究服務質量與患者滿意的線性關係。本研究將基於 Kano 模型的理論觀點，運用問卷調查法、調節迴歸分析法，識別門診服務接觸質量中的魅力質量要素、一元質量要素和必備質量要素，深化了服務接觸質量分類研究。

(4) 闡明門診服務接觸質量對醫患關係質量的驅動機理

已有研究分別從患者滿意和患者信任視角探究了服務接觸質量對醫患關係質量的影響，且集中於從患者滿意視角對住院服務進行研究。本研究將在此基礎上，整合患者滿意和患者信任雙視角，以 S-O-R 理論和線索利用理論為理論基礎，引入患者健康狀態、感知費用及轉移障礙等變量作為調節變量，探究門診服務接觸質量各維度對醫患關係質量及患者再就醫意願的作用機理。與已有聚焦於住院服務和單視角的研究形成互補，對服務接觸質量對醫患關係質量的作用機制研究進行了深化和拓展。

(5) 運用離散事件系統仿真技術優化服務流程與資源配置

與已有研究從醫院管理、醫患溝通培訓等定性視角去優化醫患關係質量不同，本研究從流程優化與改變資源配置視角，選取研究對象，通過訪談法和現場觀察法識別影響服務接觸質量的關鍵環節，運用離散事件系統仿真技術對現有流程進行仿真與優化，改善服務流程，優化資源配置，以縮短患者等候時間，從而提升醫患關係質量。本研究突破了以往研究僅從定性角度改善醫患關係的局限性，拓展了該領域的研究思路。

本研究的實踐意義在於：

(1) 全面梳理醫患關係質量驅動因素，幫助醫院有效提升醫患關係質量

本研究採用問卷調查法、關鍵事件法、內容分析法，整合患者視角和

醫院雙重視角探究醫患關係質量驅動因素，比較雙方認知的差距，幫助醫院發現醫患雙方對醫患關係質量驅動因素認知方面的差異，全面認識患者不滿後的行為反應，為醫院有的放矢地優化醫患關係質量提供依據。

（2）構建門診服務接觸質量測量量表，為醫院科學監測服務質量提供依據

本研究以服務接觸理論為理論基礎，運用文獻研究法、關鍵事件法、專家法，構建了具有中國醫療服務特色的門診服務接觸質量測量量表，為醫院科學監測門診服務接觸質量，識別質量瓶頸，以進行針對性的改善提供依據。

（3）識別門診服務接觸質量三類要素，幫助醫院有效地進行資源配置

服務接觸質量中的各質量要素對醫患關係質量的影響程度不盡相同，本研究基於 Kano 模型理論，運用問卷調查法和調節迴歸方法，識別門診服務接觸質量中的魅力質量要素、一元質量要素和必備質量要素，幫助醫院將有限的資源運用到對醫患關係質量貢獻最大的要素上。

（4）剖析門診服務接觸質量對醫患關係質量驅動機理，為醫院提升醫患關係質量提供理論依據

本研究剖析了門診服務接觸質量各維度對醫患關係質量及患者再就醫意願的驅動機理，探討了患者健康狀態、感知醫療費用及轉移障礙的調節作用，為醫院在不同情境下提升醫患關係質量提供了理論依據。

（5）運用離散事件系統仿真技術優化服務流程，為醫院進行實際操作提供了新思路

本研究以成都某醫院超聲科為研究對象，運用 Arena 仿真軟件對現有服務流程進行仿真，通過優化資源和流程，提升服務系統接觸質量，從而優化醫患關係質量。該研究流程與研究結論為其他醫院優化醫技科室服務流程與資源配置提供了操作依據與策略建議。

1.4 研究內容和方法

1.4.1 研究內容

（1）理論研究和文獻分析

本研究對服務接觸理論、醫患關係質量相關研究成果進行了系統梳理，從研究視角、研究對象、研究內容等方面進行了深入、系統的總結，掌握了該領域相關研究的最新動態。我們以 S-O-R 理論為分析框架，結合線索理論，著重分析了醫患關係質量驅動因素、醫患關係質量效應研究的主要進展和尚需解決的問題，在此基礎上提出了本研究的切入點。

（2）醫患雙視角的醫患關係質量驅動因素分析

我們基於認知偏差理論、選擇性知覺理論、服務差距理論、顧客期望理論，運用關鍵事件法、問卷調查法和內容分析法，分別從患者視角和醫院視角探究醫患關係質量驅動因素，以及醫患雙方對不滿的患者行為反應的認知，並比較兩者之間的差異。以往研究往往從患者或醫院的單一視角探究醫患關係質量驅動因素，兩者對該問題的認知是否存在差異不得而知。本研究整合醫患雙重視角進行研究，彌補了以往單視角的不足，幫助醫院認識醫患雙方對該問題認知的不對稱性，識別患者最為關注的問題，為改善醫患關係提供突破口。

（3）門診服務接觸質量測量量表本土化開發

本研究基於服務接觸理論，綜合運用文獻研究法、關鍵事件法、專家法等研究方法，根據中國醫院門診服務的特徵，從有形環境接觸、醫務人員接觸、服務系統接觸三個方面構建門診服務接觸質量測量量表，為探究門診服務接觸質量各維度對醫患關係質量驅動機理奠定基礎。

（4）門診服務接觸質量三類質量要素識別

我們以 Kano 模型為理論基礎，以前面開發的門診服務接觸質量測量

量表為依據，運用問卷調查法，收集患者對門診服務接觸質量的評價及總體滿意度感知數據，運用調節迴歸方法，識別對滿意度貢獻度最大的魅力質量要素，分離與滿意度呈線性關係的一元質量要素，萃取保證患者不會不滿意的必備質量要素，從而為醫院在優化醫患關係質量中，合理配置資源提供依據。

（5）門診服務接觸質量對醫患關係質量驅動機理研究

本研究以 S-O-R 理論及線索利用理論為基礎，構建了門診服務接觸質量對醫患關係質量及患者再就醫意願的驅動機理模型，重點分析以下三個問題：①探究門診服務接觸質量各維度，包括有形環境接觸、醫務人員接觸、服務系統接觸，對醫患關係質量及再就醫意願的影響；②分析醫患關係質量在門診服務接觸質量對患者再就醫意願影響中的仲介作用；③驗證患者健康狀態、感知醫療費用及轉移障礙在其中發揮的調節作用。

（6）基於離散事件系統仿真技術的服務流程與資源優化研究

醫院「看病難」的問題主要體現為病人多、掛號難、等待時間長，醫院的資源具有有限性，我們需要在現有的資源條件下，進行服務流程再造。因此，本研究從服務系統接觸質量提升視角提出醫患關係質量優化的方案。具體做法是通過個案研究，以成都某醫院超聲科為研究對象，基於離散事件系統仿真技術和優化決策理論，運用 Arena 仿真軟件對超聲科就診流程、等候時間、資源耗用情況進行仿真，識別引致擁堵的瓶頸，通過重新調度住院病人檢查時間、調整資源配備等手段對服務流程進行優化。

1.4.2 研究方法

（1）文獻研究法

本研究對服務接觸、醫患關係質量相關理論進行了系統、全面的收集、整理與分析，總結已有研究的重要發現，識別現有研究的不足，從而找到本研究的切入點及擬解決的關鍵問題，找到適合本研究的理論體系，形成本研究的理論分析框架，明確了本研究的研究思路和技術路線。

（2）關鍵事件法

本研究通過關鍵事件法收集影響患者滿意與不滿的關鍵事件，並對這

些事件進行編碼分析，從而識別影響醫患關係質量的因素。同時，關鍵事件法獲得的數據，也是構建門診服務接觸質量測量量表的題項來源。

（3）內容分析法

我們通過開放式問卷調查對醫院各級工作人員進行了深入調查，以從醫院視角探究醫患關係質量驅動因素。內容分析法用來對開放式問卷搜集的數據進行編碼、分析，從而從制度、醫院、患者、社會等層面明晰影響醫患關係質量的因素。

（4）專家法

我們邀請了醫院管理方面的理論專家和實踐專家，對門診服務接觸質量測量題項庫中的題項進行分析，實現對測量題項的描述方式的優化以及題項的初步淨化。

（5）問卷調查法

本研究遵循問卷設計的基本原則和程序，以研究的理論框架為指導，編製門診患者就醫體驗調查問卷，確保問卷具有較高的信度與效度。問卷調查得到的數據用於識別門診服務接觸質量魅力要素，以及驗證門診服務接觸質量對醫患關係質量的驅動機理。

（6）現場調查法與訪談法

本研究採用現場調查法與訪談法，識別案例醫院——成都某醫院門診部服務接觸質量中的瓶頸，確定研究對象。通過搜集超聲科的患者數據和資源數據，形成離散事件系統仿真與優化的基礎數據，從流程再造與資源配置優化的視角探究醫患關係質量提升策略。

（7）數據分析法

本研究中使用到的統計分析技術主要包括信度分析、驗證性因子分析、迴歸分析、方差分析等，主要採用的統計分析軟件是 SPSS12.0 和 AMOS12.0。

1.5 技術路線和結構安排

本研究的技術路線如圖1-1所示。

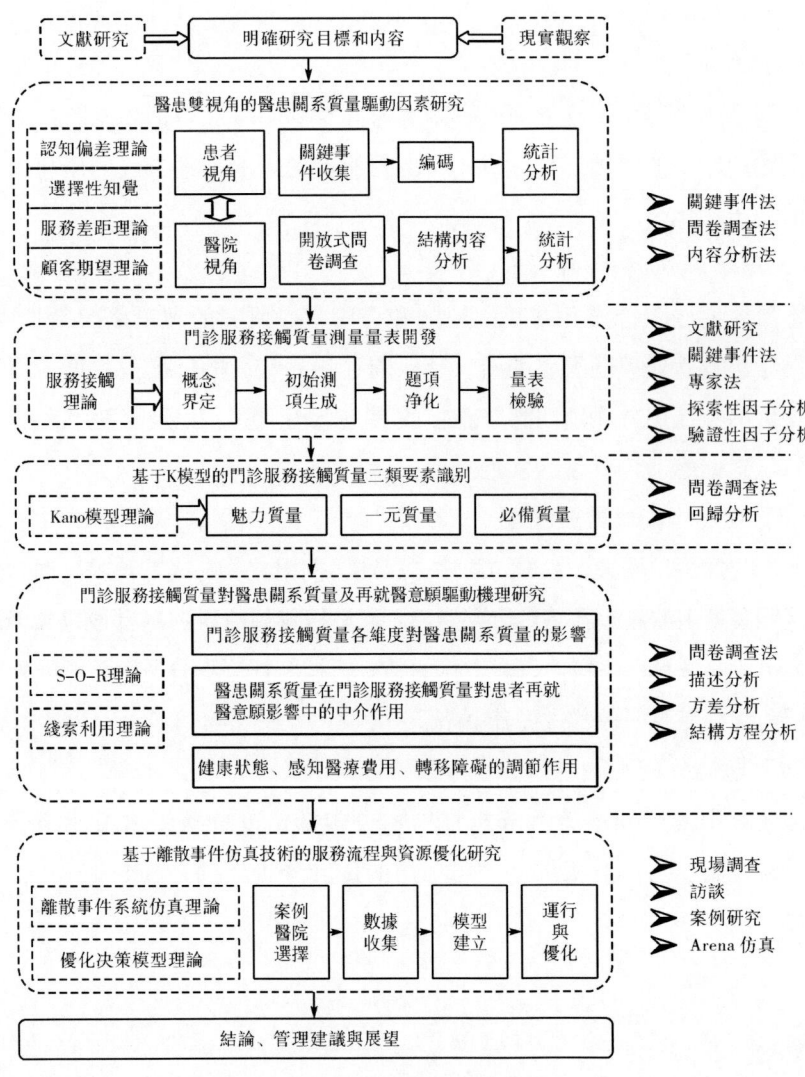

圖1-1 研究技術路線圖

本研究的結構安排如圖 1-2 所示。

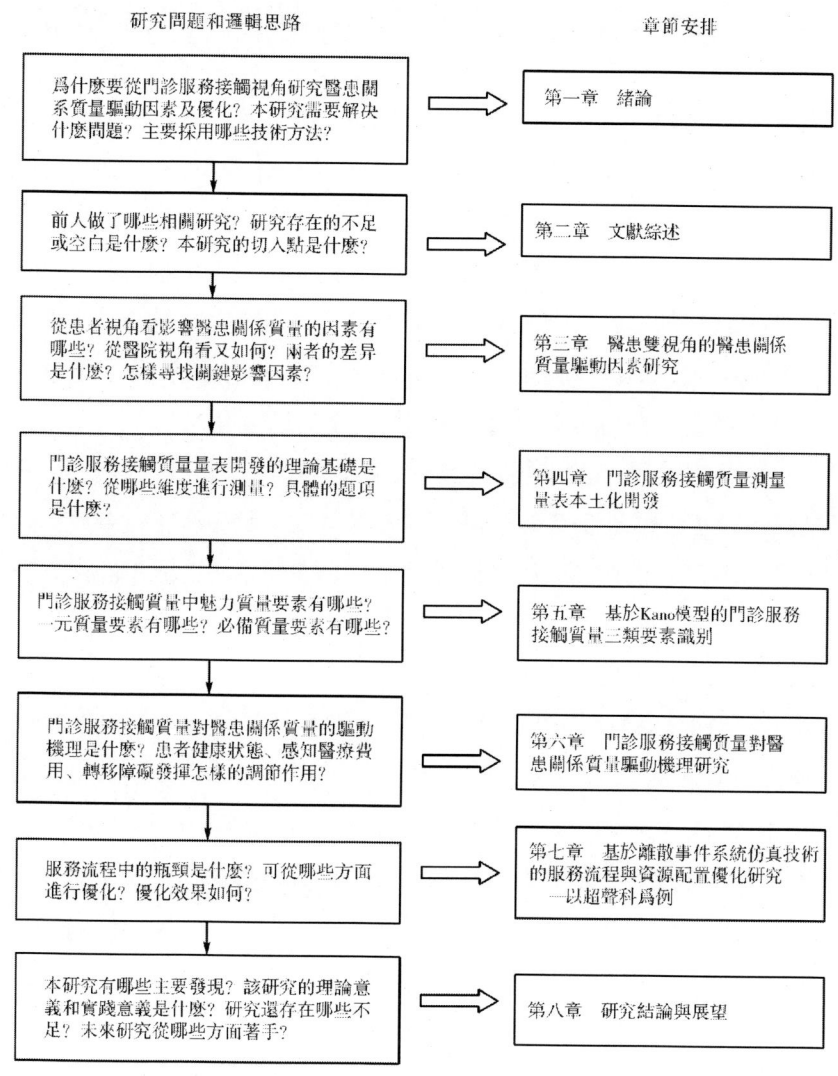

圖 1-2　結構安排

第一章為緒論。主要介紹研究背景、核心理論介紹與核心概念界定、研究目的與研究意義、研究內容、研究方法、技術路線、結構安排及其創新點。

第二章為文獻綜述。主要圍繞國內外醫患關係質量及醫療服務接觸質量的研究現狀進行了相關概念內涵、測量維度、前因變量、結果效應等方面的系統梳理、總結與評述，指出了現有研究中尚待解決的問題，並進一

步確定了研究切入點。

第三章為醫患雙視角的醫患關係質量驅動因素研究。首先，採用患者視角，運用關鍵事件法，立足於醫患關係質量的患者滿意層面，從患者體驗角度探究醫患關係質量驅動因素及其不滿的患者的行為反應。其次，採用醫院視角，綜合運用開放式問卷調查法和內容分析法，從制度、醫院、患者、社會方面探究醫患關係質量驅動因素，明晰從醫院方面觀測到不滿患者的行為反應。最後，對醫患雙方關於以上問題的認知進行對比分析。

第四章為門診服務接觸質量測量量表的本土化開發。基於服務接觸理論，我們綜合運用文獻研究法、關鍵事件法、專家法，遵循量表開發的規範性程序，構建中國情境下門診服務接觸質量測量量表。

第五章為基於 Kano 模型的門診服務接觸質量三類要素識別。由於不同類型質量要素對醫患關係質量滿意維度提升的貢獻程度存在差異，該研究將以第四章開發的門診服務接觸質量測量量表為基礎，運用問卷調查法搜集患者感知數據，通過調節迴歸分析方法，識別門診服務接觸質量中的魅力質量要素、一元質量要素和必備質量要素。

第六章為門診服務接觸質量對醫患關係質量驅動機理研究。我們以 S-O-R 理論和線索利用理論為基礎，構建門診服務接觸質量對醫患關係質量驅動機理模型，通過問卷調查、結構方程分析、迴歸分析，驗證門診服務接觸質量各維度，包括有形環境接觸、醫務人員接觸、服務系統接觸對醫患關係質量和患者再就醫意願的影響路徑及患者健康狀態、感知醫療費用和轉移障礙在其中發揮的調節作用。

第七章為基於離散事件系統仿真技術的服務流程與資源配置優化研究——以超聲科為例。我們以成都某醫院超聲科為研究對象，基於離散事件系統仿真技術，以資源優化模型理論為基礎，通過 Arena 仿真軟件，對超聲科患者就診流程及等待時間進行仿真，從住院患者檢查時間調整、資源優化角度提出相應的對策建議。

第八章為研究結論和展望。主要對本研究的重要研究結論進行總結，討論研究結論的理論貢獻和實踐啟示，同時提出本研究的局限性和未來研究展望。

1.6　研究的創新點

本研究的創新之處主要體現在以下五個方面：

（1）整合醫患雙視角，系統探究醫患關係質量驅動因素，突破了已有研究從單一視角分析的局限性

本研究首先採用患者視角，基於患者的就醫體驗，以醫患關係質量中的患者滿意為切入點，從服務質量和醫療費用角度分析醫患關係質量驅動因素。另外，採用醫院視角，歸納出影響醫患關係質量的制度因素、醫院因素、患者因素和社會因素。在此基礎上，剖析醫患之間認知的差異，識別出服務接觸質量是影響醫患關係質量的關鍵因素，對已有研究進行有效補充。

（2）根據中國醫療服務特徵，開發了本土化的門診服務接觸質量測量量表

科學有效的門診服務接觸質量測量量表是識別門診服務接觸質量魅力要素及探究門診服務接觸質量對醫患關係質量驅動機理的基礎。雖然印度學者開發了門診服務接觸質量測量量表，但由於服務情境的差異，不能直接引用，需要進行本土化開發。本研究以服務接觸理論為基礎，運用文獻研究法、關鍵事件法、專家法，嚴格遵循量表開發的程序，形成了包含有形環境接觸、醫務人員接觸、服務系統接觸三個維度的本土化的門診服務接觸質量測量量表。

（3）將 Kano 模型的思想引入門診服務領域，識別了服務接觸質量三類要素

Kano 模型在一般服務領域被廣泛使用，而在醫療服務領域的運用較少，雖然中國已有學者嘗試將其運用至中國的門診服務中，然而由於其採用分析方法的局限性，影響了研究結論的有效性。本研究以自行開發的門診服務接觸質量量表為基礎，採用調節迴歸方法，識別魅力質量要素、一元質量要素和必備質量要素，為優化門診服務接觸質量奠定了基礎。

（4）突破以往研究從患者滿意或患者信任單視角探究門診服務接觸質量對醫患關係質量影響的局限性，整合患者滿意或患者信任雙維度進行系統研究

已有研究重點關注醫療服務質量對患者滿意的影響，而患者信任在決定患者行為方面亦發揮著重要作用。本研究整合患者滿意和患者信任雙維度，以門診服務為研究對象，基於 S-O-R 理論、線索利用理論，構建門診服務質量對醫患關係質量的驅動機理模型，剖析門診服務接觸各維度（有形環境接觸、醫務人員接觸、服務系統接觸）對醫患關係質量及再就醫意願的作用路徑，探究患者健康狀態、感知醫療費用、轉移障礙的調節作用。彌補了現有研究過度關注患者滿意而忽略醫患關係質量中的信任要素的不足。

（5）運用離散事件系統仿真技術，以優化服務流程與資源配置為突破口，提出醫患關係質量優化策略

本研究引入離散事件系統仿真技術及資源優化理論，以成都某醫院超聲科為研究對象，運用 Arena 軟件對超聲科就診流程進行仿真，識別服務流程中的瓶頸，並從住院患者檢查時間調整、資源優化配置角度提出策略建議，對其他醫院醫技科室進行服務流程再造具有借鑑意義。

2 文獻綜述

本章將對醫療服務接觸和醫患關係質量領域的國內外研究成果進行系統梳理與總結，主要包括對醫療服務特徵和門診服務特殊性的梳理、醫療服務接觸質量的測量研究、醫患關係質量的影響因素研究、醫患關係質量的效應研究。然後，從研究內容、研究視角等角度對國內外研究現狀進行評價，指出已有研究尚未解決的問題及其存在的局限性，從而引出本研究的切入點。

2.1 醫療服務概述

2.1.1 服務與醫療服務的界定

服務和商品（有形商品）最本質的區別在於「商品是一種物品、一種器械或一樣東西」，而服務是「一種活動、一次表演或一項努力」（Berry，1980）。Gronroos（2000）對服務進行了詳盡而深入的表述，認為服務是由一系列無形性的活動構成的過程，該過程包含顧客與雇員、有形資源的互動，這些有形的資源（或是有形產品、有形系統）被作為解決顧客問題的方案提供給客戶。

醫療服務是服務的特殊形式，中國學者黃敏（2003）將其界定為：醫

療服務是醫療服務機構以患者及特定的社會人群為主要服務對象，以醫學技術為基本服務手段，提供滿足患者需要的醫療保健，從而產生實際利益的醫療產出和非物質形態的服務。

2.1.2 醫療服務特徵

與其他類型的服務一樣，醫療服務具有無形性、難以分離性、可變性和易逝性等基本特性。但由於醫療服務的特殊性，除了具備以上四個共性之外，醫療服務還具有獨特性，主要表現為以下七個方面：醫療服務的專業性和複雜性、醫患信息的不對稱性、醫療服務的高風險性、醫療服務的高接觸性、服務需求的差異性、服務對象的負向情緒性、服務對象的高期望性。

（1）無形性

Shostack（1977）根據有形產品和無形服務的結合程度將產品分為四種類型：①純粹的有形產品（如水果、杯子），該類型的產品不帶任何附加服務；②附加一定服務的有形產品（如冰箱、電視），銷售的標的物雖然是有形產品，但企業會提供送貨和安裝服務；③附帶實體產品的服務，雖然所提供的服務附帶一些有形服務，但銷售的標的物主要是無形服務，如醫療服務、航空旅行等；④純粹的服務，所提供的無形服務中不附帶任何有形產品，如信息服務、金融服務。根據 Shostack 的分類標準，醫療服務是典型的附帶實體產品的服務。在醫療服務中，以無形服務為主，包括準確的診斷患者病情，根據病情和病人的身體狀況給出合理的治療方案並開具安全、有效的藥物。醫療服務的無形性表現為患者在接受服務前無法看到服務的效果，但在接受服務的過程中以及接受服務後對其產生感知，服務的效果僅有部分以「客觀形式」存在，如患者感覺到的治療效果以及疾病體徵的變化。

（2）難以分離性

醫療服務的難以分離性體現為病人需要參與到醫療服務的生產過程，生產過程與消費過程具有同步性。因此，患者對醫療服務質量的感知與患者的就醫體驗密切相關。醫療服務包括技術性服務和非技術性服務，技術

性服務體現為診療操作的規範性、專業性及準確性，而非技術性服務體現為醫務人員的服務態度、醫患溝通等方面，往往會對醫患關係產生重要影響。

（3）可變性

醫療服務的可變性很大，針對同樣的病情，不同的醫生給予的治療方案可能存在差異，但治療效果可能相同。即使同一醫務人員、在不同的時間、不同的情境下提供的治療方案也可能存在差異，導致治療效果有所區別。由於患者缺乏醫學專業知識，當他們發現不同醫生給予的治療方案存在差異時，往往會產生焦慮情緒，甚至會質疑醫生的專業水準，由此引發糾紛。

（4）易逝性

醫療服務不能像有形產品那樣被儲存起來，供未來出售或消費。患者每次接受服務都是一次新的體驗，並且會依據最新的體驗對服務質量做出評價。因此，醫院需要管理好患者和醫院各要素接觸的每一個瞬間，真正做到以患者為中心，才能提高患者滿意度。

（5）專業性與複雜性

與其他行業的服務人員不同，醫務人員專業性要求遠遠高於其他行業（Hill & Motes，1995），這是由醫療服務的專業性和複雜性的特徵所決定的。疾病的準確診斷和有效治療依賴於先進的醫療設備、醫務人員高超的醫療技術、豐富的臨床經驗和高尚的醫療道德，以及臨床各環節的良好配合。在此過程中，醫務人員扮演著重要的角色。與其他服務不同的是，醫務人員的成長具有週期性，從一名醫學院學生成長為一名經驗豐富的醫生，需要相當長的培養時間。

（6）信息不對稱性

醫療服務最顯著的特徵之一是醫患雙方的信息不對稱性。由於患者醫療知識缺乏，從而將醫療決策權部分甚至全部交給了醫院和醫生，對醫療服務提供者具有高度的依賴性。另外，患者由於擁有的信息較少，從而迫切渴望獲得病情信息與治療方案信息，因此，對醫務人員的溝通能力提出了更高的要求。

（7）高風險性

Ostrom 和 Lacobucci（1995）曾指出醫療服務具有高風險性。醫療服務的高風險性主要體現為醫療服務損害後果的難以修復性、不可更換性以及醫療效果的不確定性。與餐飲服務等一般服務不同，餐飲服務失敗後，較易進行修復，而醫療服務一旦操作失誤，將導致患者健康進一步受損，甚至威脅生命。另外，由於醫學發展水準尚未達到精準預測和完全控制病情的程度，加之患者個體身體特徵具有差異性，醫務人員很難針對治療效果做出精準預測。而患者往往對醫療技術的局限性以及醫療服務的高風險性認知不足，導致醫療糾紛時有發生。

（8）高接觸性

Lovelock（2001）根據顧客與服務接觸的程度，將服務分為低接觸性服務、中接觸程度和高接觸程度三種類型。服務接觸的程度對服務質量的感知具有顯著影響。首先，在高接觸性的服務中，顧客與服務人員的交互作用是服務得以完成的基礎，服務人員的技巧和服務態度均會影響顧客體驗；其次，接觸程度越高，顧客對服務時間和服務回應的要求越高。而醫療服務具有典型的高接觸性，因此，患者對醫務人員的技術能力、溝通能力、回應能力有更高的要求。

（9）需求差異性

醫療服務與其他服務的一個重要差別在於患者的醫療服務需求存在更大的差異性。患者的疾病嚴重程度不同、身體條件不同、發病不同、個人特徵不同、服務期望等不同，導致即使是同樣的服務，不同患者所感知的服務質量也可能存在差異，從而影響醫患關係。

（10）情緒負向性

醫療服務的對象與其他服務行業的服務對象存在的明顯差異表現在患者的情緒具有明顯的負向性特徵，這種負向情緒與患者自身的健康狀態具有很大相關性。大多數患者會出現憂慮、恐懼、緊張等負面情緒。因此，與一般的顧客不同，患者更希望得到醫務人員的關愛、幫助與尊重。

(11) 高期望性

由於醫療服務的滿足與患者的生命健康息息相關，因此患者對醫療服務的期望遠遠高於其他行業。因此，患者在選擇醫療服務時，會優先考慮技術水準，而抑制其他方面的需求。一旦診療效果達不到預期，患者就會產生不滿情緒，即使診療效果已經超過醫生期望。

2.1.3 門診服務的特殊性

門診服務與住院服務是醫療服務的重要構成部分，門診服務與住院服務相比，其差異點主要體現在以下幾個方面：①門診患者與住院患者相比，病情相對較輕，因此對服務的要求更高；②門診服務流程相對住院流程更加複雜，患者的捲入程度更高，接觸的流程節點更多，因此，門診患者對服務系統接觸質量的要求高於住院患者；③門診患者對就診效率的要求更高。由於大多數門診患者往往是當天看病、當天回家，因此對就診效率的要求更高。

2.2 服務接觸質量研究回顧

2.2.1 服務接觸的內涵

服務的基本特徵表現為生產和消費的同步性。患者，作為特殊的顧客，需要參與醫療服務，通過與醫療服務中各個要素的接觸，形成就醫體驗和判斷醫療服務質量的線索。國內外學者對服務接觸的界定提出了各自的主張，至今尚未達成一致，但可將其歸納為兩種類型：基於人際互動的服務接觸及基於廣義交互的服務接觸（王建玲，等，2008）。

一是基於人際互動的服務接觸。早期服務接觸的研究，主要從人際互動的視角探究顧客及服務提供者之間的交互作用。法國學者 Pierre Eiglier 和 Ericlangeard（1977）在其提出的「服務生產模型」中，將服務接觸界

定為顧客與服務人員之間的交互。Czepiel，Solmon 和 Surprenant（1985）主張服務接觸是服務情景中，服務提供者和服務接受者之間面對面的互動。Surprenant 和 Solomon（1987）認為服務接觸是介於顧客和服務提供者之間的雙向互動。以上學者均將服務接觸局限於顧客和員工間的人際接觸。

　　二是基於廣義交互的服務接觸。Shostack（1985）將服務接觸定義為顧客與服務企業（包括硬件設施以及其他一切有形物）的所有交互。Lewis 和 Entwistle（1990）則將服務接觸分為顧客與服務設施或環境的接觸以及顧客與員工的互動兩個方面。Bitter（1992）的研究指出，服務一般是生產與消費同時進行，顧客通常在組織的實體設施中體驗全過程的服務，強調服務接觸的對象不僅包括顧客與服務提供者之間的人際互動，還應包括企業其他非人為因素。Lockwood 和 Andrew（1994）也認為服務接觸除了人際互動之外，還包括其他有形和無形的因素，如與顧客接觸的員工、實體環境等。顧客與其他顧客的互動關係（Customer-to-Customer Interaction，CCI）經常被忽視，而越來越多的實證研究表明，顧客間的互動廣泛存在於服務行業中（範秀成，1999），顧客間的交互關係極大地影響著顧客對服務體驗的滿意程度，也會影響到顧客對服務的整體評價。

2.2.2　服務接觸的主要模型

　　服務接觸的理論研究起步於 20 世紀 80 年代，國內外學者們逐步對服務接觸理論進行了深化與擴展，形成了 5 大服務接觸理論模型，分別為服務劇場理論、服務角色理論、服務接觸三元模型、服務生產系統模型和服務接觸擴展模型。

　　（1）服務劇場理論

　　Grove 和 Fisk（1983）提出了服務劇場模型，並對服務接觸進行了形象的解釋，將服務的提供比喻為戲劇表演，而演員（服務主體——員工）、觀眾（體驗主體——顧客）、舞臺設計（服務環境、服務設施等）及前後臺互動的結果則綜合影響整體效果，如圖 2-1 所示。服務劇場模型生動形象地展示了服務過程的基本特徵，指出了服務互動過程中的要素，但僅強

調了服務主體與顧客之間的互動,而忽略了其他重要因素所產生的影響。

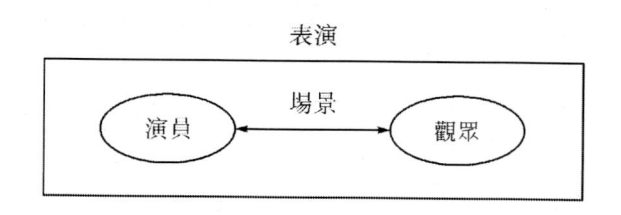

```
         表演
    ┌─────────────────┐
    │        場景      │
    │  演員  ←───→  觀眾 │
    │                  │
    └─────────────────┘
```

圖 2-1　服務劇場模型

（2）服務角色理論

美國學者 Solomon 等於 1985 年提出了服務角色理論,認為服務的顯著性特徵是其目的性和任務導向性,即每次交易都要達成特定的目標,並且各方都要扮演不同的角色。在服務場景中,角色一致性對顧客滿意具有決定作用。角色理論包括角色期望和角色制定兩個方面：角色制定者告訴角色扮演者應扮演什麼角色和如何扮演,上司和顧客都會成為角色制定者。在服務體驗中,角色扮演者的行為方式與周圍人對該角色的期望匹配程度成為判斷服務質量的重要線索。在醫療服務中,患者期望醫生能詳細解釋病情,給出合理的治療方案。如果由於患者多,醫生無暇顧及,匆匆給出診斷結論,患者將會感到失落,對服務質量的感知會相應降低,容易產生不滿情緒。

（3）服務接觸三元模型

Bateson（1985）對服務場景概念進行了拓展,提出了服務組織的概念,並將其納入服務系統之中,構建了服務接觸三元模型。Bateson（1985）認為服務接觸由三個要素構成,即顧客、與顧客接觸的員工以及服務組織,其中,服務組織提供顧客所需要的資源及有形環境,以上三個要素相互影響和相互制約,存在協同效應,如圖 2-2 所示。有效的服務接觸既需要滿足顧客的需要,以提高顧客滿意度；又需要考慮員工的需要,以提升員工的滿意度；還應符合組織目標,提高服務效率,降低營運成本。當三方協同時,才能提升組織的競爭力。

图 2-2 服务接触的三元模型

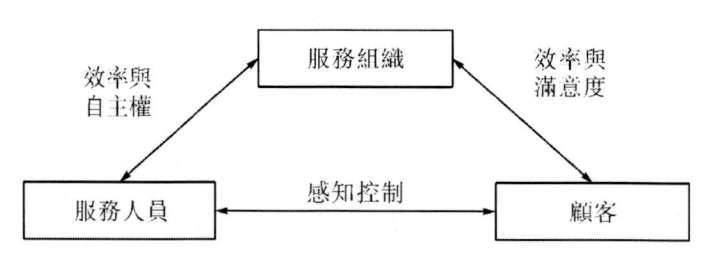

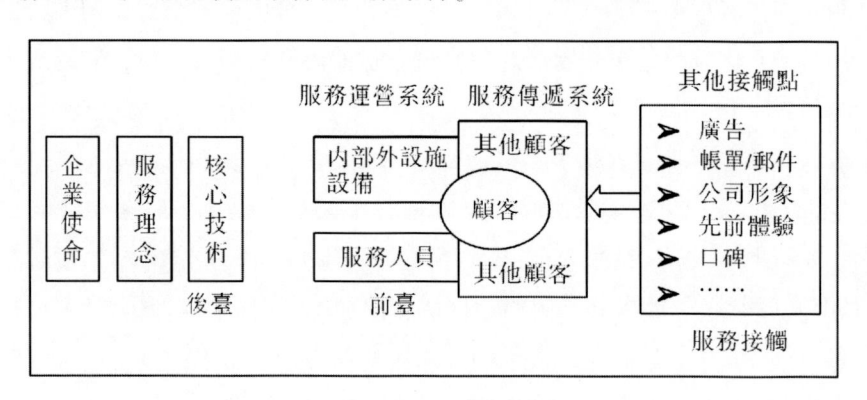

（4）服务生产系统模型

Gronroos 于 1990 年提出了服务生产系统模型，将企业使命和服务理念纳入服务设计的范畴，亦考虑了顾客期望对接触系统体验的影响，是迄今为止对服务接触研究最为深入和详尽的模型，如图 2-3 所示。Gronroos（1990）认为服务传递系统包括前台、后台、服务接触三个部分：前台是指顾客可视部分，包括服务人员、设备、设施等；后台是顾客不可见部分，包括企业使命、服务理念、核心技术和后勤服务系统；服务接触是指前台中，与顾客进行直接互动的部分。服务传递过程中，前台和后台的交互作用形成了服务接触中各种互动事件。

图 2-3 服务生产系统模型

（5）服务接触扩展模型

基于以上学者的研究，中国学者范秀成（1999）提出了扩展的服务接触模型，认为服务过程中，顾客除了与服务人员以及设备设施存在交互作用外，还与其他顾客之间存在交互作用，从而将服务接触分为七种类型，

包括：顧客與服務人員的接觸、顧客與服務系統的接觸、顧客與服務環境的接觸、服務人員與系統的接觸、服務人員與環境的接觸、服務系統與服務環境的接觸、顧客與顧客之間的接觸。在以上交互作用中，人際交互的意義更為突出。由於參與交互的要素的作用不盡相同，有的服務交互中，服務組織占主導地位，有的是服務人員占主導地位，也有的是顧客占主導地位。該模型綜合考慮了眾多主要交互要素與交互作用，引起了國內外學者的關注。

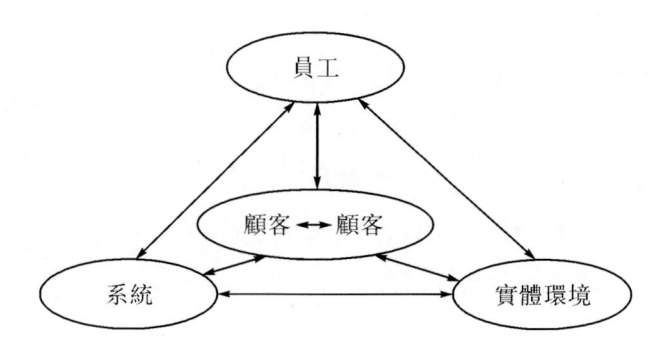

圖 2-4　服務接觸擴展模型

2.2.3　服務接觸質量與服務質量的關係

2.2.3.1　服務質量與醫療服務質量的內涵

服務質量的研究始於 20 世紀 80 年代初，服務管理北歐學派代表學者 Gronroos（1982）以認知心理學作為理論基礎，提出顧客感知服務質量的概念，將其定義為服務期望（Expectation）與感知實際服務績效（（perceived performance）之間的比較，只有當感知實際服務績效大於服務期望時，顧客感知服務質量才好。服務管理北美學派代表學者 Parasuraman, Zeithaml 和 Berry（1985，簡稱 PZB）將感知服務質量界定為「有關服務優勢的總體判斷或態度」，並將感知「服務績效」修正為「感知服務」（perceived service）。但 Robert 等（1998）認為，服務績效（service performance）與顧客對該服務績效的感知（perceptions）存在差異，倡導學者們對績效與感知之間的關係進行探究。如今，學者們往往將「服務績效」與「服務期望」進行比較，

判斷顧客感知服務質量的水準。

由於醫療服務行業的特殊性，目前學術界對於醫療服務質量的界定尚未達成一致。美國 OTA（Office of Technology Assessment）於 1988 年提出：「醫療服務質量是指利用醫學即知識和技術，在現有條件下，醫療服務過程增加患者期望結果和減少非期望結果的程度。」Donabedian 在 1988 年提出：「醫療服務質量是指利用合理的方法實現期望目標（恢復患者身心健康和令人滿意）的能力。」美國國家醫學會對衛生服務質量的定義為：在目前的專業技術水準下，對個人和社會提供衛生服務時，所能夠達到的盡可能理想的健康產出的程度。以上三個概念得到了廣泛的認可，雖然表述不同，但均反應了患者導向的服務理念，突出了患者感知的重要性。

2.2.3.2 服務質量構成維度與評價體系

以 Gronroos 為代表的「北歐」觀點，認為服務質量由功能質量和技術質量兩個維度組成，服務的技術質量指服務結果的質量，即服務本身的質量標準、環境條件、網點設置、服務設備以及服務項目、服務時間等是否適應和方便顧客需要；服務的功能質量是指服務過程質量，指在服務過程中服務人員的儀表儀態、服務態度、服務程序及服務行為等是否滿足顧客需求。Lehtinen（1982）也把它們稱為過程質量和結果質量；Parasuraman 等（1988）為代表的「美國」觀點，基於服務屬性視角，提出服務質量由可靠性、回應性、移情性、保證性和有形性組成。Rust 和 Oliver（1994）提出服務質量三因素模型，認為服務質量涉及服務產品、服務傳遞和服務環境三個因素。在 Gronroos 提出的模型基礎上，Michael K. Brady 和 J. Joseph Cronin Jr.（2001）提出了一個新整合的服務質量概念模型。此模型分三級維度，整體服務質量的一級維度分別是交互質量、有形環境質量和結果質量，交互質量的子維度分別是員工態度、行為和專業技能，有形環境質量的子維度是周邊條件、設計和社會因素，結果質量的子維度是等待時間、效用和有形物。

由於醫療服務行業具有特殊性，大量學者根據醫療服務行業特徵，對醫療服務質量評價體系進行了探究，本研究對此進行了梳理，如表 2-1 所示。由表 2-1 可以看出，國內外關於醫療服務質量評價體系研究主要集中

於醫院整體服務或住院服務，對門診服務的關注相對較少，且多從醫療服務屬性視角對服務質量進行評價。

表 2-1　　　　　　　　　醫療服務質量評價體系梳理

評價主體	範疇	評價維度	作者
醫院	醫院整體服務	要素質量、環節質量和終末質量	馬駿，1986
衛生管理部門	醫院整體服務	醫院工作質量、醫療環節質量和醫療服務終末質量	中國質量協會、國家標準化協會企業標準化專業委員會
醫院	醫院整體服務	測定衛生目標、簡單描述目標取得的進展、測量與判斷目標所取得的效果、衡量目標所取得的社會與經濟效益、對今後的工作提出建議	美國公共衛生學會
醫院	醫院整體服務	平等性指標；改善健康、減少疾病及其後果的指標；促進健康的生活方式的指標；保證健康的生活環境的指標；適當的醫療保健指標；知識的發展和其他指標	世界衛生組織歐洲辦事處
患者	醫院整體服務	搜索（Search Attribute）、信任（Confidence Attribute）、經驗（Experience Attribute）	StephenJ. O Connor，等，2000
患者	醫院整體服務	有形性、可靠性、回應性、保證性、移情性	Emin Babakus and W Glynn Mangold，1992
患者	醫院整體服務	反應性、保證性、溝通性、紀律性和醫護人員受賄情況	Syed Saad Andaleeb，2001
患者	醫院整體服務	關心與尊重、效果與連續性、適宜性、信息、效率、飲食、第一印象、配送	Victor Sowe，2001
醫院	醫院整體服務	醫療服務組織的基礎設施、醫療服務組織藥品質量及管理質量、技術質量、醫務人員的責任心、對醫療服務組織的信任感	浙江大學管理學院《醫療服務質量及其評估研究》課題組
醫院、患者	醫院整體服務	運用模糊綜合評估方法，從醫院整體環境、醫院服務態度、醫療安全性、醫院行政服務措施四個維度對醫療服務質量進行評價	王恕，汪定偉，2004
患者	住院服務	醫療結構、醫療過程、醫療結果	Donabedian，1978

表2-1(續)

評價主體	範疇	評價維度	作者
患者	住院服務	對患者的服務（Output）、服務過程（Process）和結果（Outcome）	倉田正一
患者	住院服務	准入性、護理和日常生活的照顧情況、醫療服務、信息和醫院環境	Phi Linh Nguyen Thi, 2002
患者	住院服務	入院流程、護理服務、醫生服務、員工服務、飲食、房間	Koichiro Otani, 等, 2010
患者	住院服務	有形性、可靠性、回應性、保證性、移情性	陳學濤, 2009; 張磊, 2010
患者	住院服務	有形性、可靠性、回應性、保證性、移情性、經濟性、信任性	牛宏俐, 2006
患者	住院服務	有形性、可靠性、回應性、保證性、移情性、經濟性、廉潔性	任繼樹, 2006
醫院、患者	住院服務	醫務人員、醫院設備與環境、醫院管理與醫療過程	薛培, 2009
患者	門診服務	拜訪時間信息、準時看診、員工的專業性、員工的服務意識、檢查及結果信息、診療及效果信息、診療方案選擇信息、疾病可能的結果信息、隱私保護、檢查及治療效果、總體感受	Hannele Hiidenhovi, 等, 2001
醫院	門診服務	門診醫療服務過程質量（包括病史採集、體格檢查、實驗室檢查與輔助檢查、診斷、處理、與患者的溝通能力和病史書寫總體質量）、就診時間、醫療費用和患者滿意率	李霞, 薛迪, 丁瑾瑜, 等, 2003
患者	口腔醫療服務	時間性、安全性、有效性、經濟性、社會性、保密性	陳民棟, 陳水易, 盧向南, 2002
患者	門診服務	有形性、善意性、專業性、回應性、經濟性	黃靜宜, 2010
患者	門診服務	掛號質量、診斷質量、繳費質量、取藥質量	凌娟, 2011
患者	門診服務	醫生質量、檢查、檢驗人員質量、前臺工作人員質量、等候時間	Nandakumar Mekoth, 2011
患者	未區分住院和門診	有形性、可靠性、回應性、安全性、移情性	Laith Alrubaiee, Feras Alkaa'ida, 2011

2.2.3.3 服務接觸質量與服務質量的關係

通過分析服務質量的內涵以及服務質量的構成層面,我們可以發現,服務接觸質量與服務質量是一對密切相關的概念,服務接觸質量強調的是過程,服務質量既強調過程又注重結果,顧客對服務質量的感知有賴於其對服務接觸質量的體驗,具體表現為兩個方面:一方面服務質量包含對服務接觸要素的評價;另一方面顧客對服務質量的感知依賴於服務接觸點的體驗。

(1) 服務質量包含對服務接觸的評價

通過服務質量的構成研究綜述可以看出,以 Gronroos 為代表的「北歐」觀點,強調服務質量的結構性,以 Parasuraman 等為代表的「美國」觀點,強調服務質量的屬性與特徵。雖然兩者強調的重點有所區別,但服務質量構成要素中均包含了對服務接觸質量的評價。且 Gronroos 特別指出過程質量即服務接觸質量在服務質量感知形成過程中扮演的重要角色,甚至不少學者僅僅測量了過程質量,而忽略了結果質量。

(2) 顧客對服務質量的感知依賴於服務接觸點的體驗

有形產品與無形服務的最大區別在於:對於有形產品而言,顧客無法參與產品的生產製造過程,通過產品的外在屬性和內在屬性進行產品質量判斷;而對於無形服務,由於生產和消費的同步性,顧客必須參與到無形服務的生產製造過程中,顧客對服務產品感知質量的評價在很大程度上源於顧客與服務組織的接觸,成為顧客評價服務質量的重要依據。

2.2.4 醫療服務接觸質量的測量

目前學者們主要從以下三個視角對醫療服務接觸質量進行測量:一是對服務接觸要素質量進行測量,二是基於流程對服務接觸點進行測量,三是對服務接觸過程中的服務屬性進行測量。本研究對此進行了系統梳理,如表 2-2 所示。

2.2.4.1 基於服務接觸要素的測量

Koichiro Otani 等(2010)以住院服務為研究對象,從入院流程、護理服務、醫生服務、員工服務、飲食、房間六個方面對醫療服務接觸質量進

行測量。Nandakumar Mekoth（2011）以印度門診服務為研究對象，從醫生接觸、檢查檢驗接觸、前臺工作人員接觸、等候時間四個方面構建了醫療服務接觸質量測量量表。中國學者薛培（2009）提出從醫務人員、醫院設備與環境、醫院管理與醫療過程三個方面對住院服務接觸質量進行測量。

2.2.4.2 基於服務流程中的接觸點的測量

凌娟（2011）基於門診服務流程中的接觸點，構建了包含掛號、診斷、繳費、取藥四個接觸點的門診服務接觸質量測量量表，但遺憾的是未對量表的信度、效度檢驗結果進行說明。

2.2.4.3 基於服務接觸中服務屬性感知的測量

Emin Babakus 和 W Glynn Mangold（1992）以醫院整體服務為研究對象，從有形性、可靠性、回應性、保證性和移情性對醫療服務接觸質量進行了測量。Laith Alrubaiee 等（2011）從有形性、可靠性、回應性、安全性、移情性五個方面對醫療服務質量進行測量，其中安全性的內涵與保證性類似。中國學者陳民棟等基於 PZB 理論，提出了從時間性、安全性、有效性、經濟性、社會性、保密性六個方面對服務接觸質量進行測量的觀點，但未系統構建測量量表。陳學濤（2009）、張磊（2010）等基於 Emin Babakus 等的研究，針對中國住院服務的特徵，對包含以上五個屬性的服務接觸質量進行了修正，並驗證了量表的有效性。黃靜宜（2010）從有形性、善意性、專業性、回應性、經濟性五個方面對門診服務接觸質量進行了測量。

服務接觸質量測量研究梳理情況見表 2-2。

表 2-2　　　　　　　　服務接觸質量測量研究梳理

研究視角	範疇	評價維度	作者
服務接觸要素	住院服務	入院流程、護理服務、醫生服務、員工服務、飲食、房間	Koichiro Otani, 等, 2010
	門診服務	醫生質量、檢查、檢驗人員質量、前臺工作人員質量，等候時間	Nandakumar Mekoth, 2011
	住院服務	醫務人員、醫院設備與環境、醫院管理與醫療過程	薛培, 2009

表2-2(續)

研究視角	範疇	評價維度	作者
服務過程中的接觸點	門診服務	掛號質量、診斷質量、繳費質量、取藥質量	凌娟，2011
服務接觸屬性	醫院整體服務	有形性、可靠性、回應性、保證性、移情性	Emin Babakus & W Glynn Mangold, 1992
	住院服務	有形性、可靠性、回應性、保證性、移情性	陳學濤，2009；張磊，2010
	住院服務	有形性、可靠性、回應性、保證性、移情性、經濟性、信任性	牛宏俐，2006
	住院服務	有形性、可靠性、回應性、保證性、移情性、經濟性、廉潔性	任繼樹，2006
	口腔醫療服務	時間性、安全性、有效性、經濟性、社會性、保密性	陳民棟，陳水易，盧向南，2002
	門診服務	有形性、善意性、專業性、回應性、經濟性	黃靜宜，2010
	未區分住院和門診	有形性、可靠性、回應性、安全性、移情性	Laith Alrubaiee & Feras Alkaa'ida, 2011

2.3 醫患關係質量研究回顧

2.3.1 醫患關係質量內涵

2.2.4.1 醫患關係內涵

著名的醫史學家亨利·西格里斯提出，醫學的目的是社會的，其目的不僅僅是治療疾病、促使某個機體康復，還要幫助這些人調整以適應他的環境，作為社會的一份子，其行為始終涉及兩類當事人：醫生和病人或者更廣泛的醫學和社會團體，醫學無非就是這兩群人之間的關係。醫患關係是以醫療實踐為基礎，以道德為核心，並在醫療實踐中產生和發展的一種人際關係。它是以增進健康、消除疾病為目的，以醫生為主體的人群與以

求醫患者為主體的人群之間的一種特定人際關係（李本富，2004）。學者們從狹義和廣義兩個視角對醫患關係進行了界定，狹義的醫患關係就是指醫生和患者之間的關係；廣義的醫患關係是指以醫生為主體的群體和以患者為主體的群體在診療疾病和預防保健康復中所建立的一種相互關係。隨著現代醫學的快速發展，醫患關係的內涵也隨之擴展，「醫」已由單純醫生、醫學團體擴展為參與醫療活動的醫院全體職工；「患」也由單純求醫者、病人擴展為與之相聯繫的社會關係比如家屬、單位甚至朋友。

2.2.4.2 醫患關係質量內涵

　　Gummesson（1987）是早期研究關係質量的學者，其研究背景為工業品行銷，認為關係質量是企業與客戶互動關係的質量，是客戶感知質量的構成部分，高關係質量帶來客戶對產品質量的正向感知，並有利於構建長期的合作關係。Crosby，Evans 和 Cowles 基於 Gummesson 的研究，於 1990 年正式提出關係質量的概念，他們以人壽保險行業為研究背景，從人際關係視角對關係質量進行了研究，認為關係質量是服務人員降低顧客感知不確定性的能力。關係質量越高，意味著顧客對服務人員越信任，並且由於顧客對服務人員以往的表現滿意從而對未來充滿信心。隨後 Legace，Dahlstrom 和 Gassenheimer 等（1991）對 Crosby 提出的關係質量內涵進行了修正，並運用至藥品業務員和藥師行為研究中，認為「關係質量是顧客對銷售人員的信任及其對交易關係的滿意程度」。

　　Liljander 和 Strandvik（1995）從顧客感知的視角對關係質量進行了界定，認為服務行業中的關係質量是顧客將其在關係中所感知的服務與某些內在或外在質量進行比較後所形成的認知與評價。Gronroos（2002）從關係互動視角對關係質量進行了界定，認為關係質量是顧客與服務提供者在長期的互動關係中所形成的動態的質量感知，是顧客對服務質量連續的、長期的感知過程。Henningthurau 等（2006）主張，在界定關係質量時，必須將交互的有效性、交易成本的降低、社會需求的滿足等要素考慮其中，認為關係質量是關係滿足顧客需求的程度。

　　中國不少學者也對關係質量進行了探究，並形成了各自的觀點。汪純孝等（1998）認為關係質量是顧客對企業及其員工的信任感，以及顧客對

買賣雙方關係的滿意感。劉曉峰（2006）認為關係質量是顧客對買賣雙方關係強度的整體衡量與評價，並且反應了關係滿足雙方需求、達到雙方期望的程度。楊雪蓮（2012）認為關係質量是通過重複交易建立起來的，能夠為雙方帶來關係利益，通過企業－顧客關係水準指標來衡量。劉人懷等（2005）綜合了國內外眾多學者的觀點，認為關係質量是感知總質量的一部分，是關係主體依據一定的標準對關係滿足各方需求程度的共同認知和評價，其貢獻體現為增加顧客對企業提供的產品或服務的價值，提高雙方的信任與承諾，從而使雙方的關係具有長期性和持續性。

基於國內外學者對關係質量的內涵研究，結合醫療服務的特徵，本研究認為醫患關係質量是患者通過與醫院及其各構成要素進行互動，對醫院及其醫務人員形成的信任感，以及患者對醫患雙方關係的滿意感。

2.3.2 關係質量構成維度

由於不同學者對關係質量的內涵界定存在分歧，關係質量構成維度亦未達成一致意見。學者們主要從 B2C 和 B2B 兩個視角對關係質量構成維度開展研究。

（1）基於 B2C 視角的研究

Crosby 等（1990）認為關係質量包括信任和滿意兩個方面，其中信任是指顧客對銷售人員的信任，滿意是指顧客對銷售人員及整體情況感到滿意。基於 Crosby 等的研究，Storbacka、Strandvik 和 Gronroos（1994）運用新古典經濟學及交易成本理論，構建了包含服務質量、顧客滿意、關係力量、關係長度與關係利益等變量的關係質量動態模型，旨在從動態的角度探究關係質量對企業績效的作用，並提出關係質量包含滿意、承諾、溝通和聯繫四個方面。Palmer 和 Bejou（1994）根據投資服務行業的特徵，提出關係質量包含關係滿意、關係信任、顧客導向、銷售導向、銷售技能與銷售道德等要素。Smith（1998）認為過多的維度劃分會影響人們對關係質量本質的認知，並將其減少至信任、滿意和承諾三個維度。Wong 和 Sohal（2002）在後續的研究中，認為關係質量包括信任和承諾兩個方面。Roberts 等（2003）在對前人研究進行深入、綜合分析的基礎上提出關係

質量包含滿意、信任、承諾、衝突四個方面。Hsieh 和 Hiang（2004）則通過實證研究驗證了 Crosby 的觀點，即關係質量由信任和滿意兩個維度構成。中國學者韓小蕓和汪純孝（2003）提出服務行業的關係質量包括顧客滿意感、顧客信任感、承諾和持續性歸屬感、商業友誼、情感歸屬感五個方面。由此可見，在 B2C 的背景下，關係質量的構成維度主要包括關係信任、關係滿意和關係承諾三個方面。

（2）基於 B2B 視角的研究

在 B2B 的背景下，學者們均認為關係質量除了包含信任和承諾外，還包含其他維度的要素。Mohr 和 Spekman（1994）認為關係質量應該從信任、承諾、合作、溝通和共同解決問題五個維度進行衡量。Hennig-Thurau 和 Klee（1997）在對關係質量內涵進行研究的基礎上，提出關係質量應包括顧客感知總質量、信任和承諾三個維度，其中感知總質量是由產品質量與服務質量所組成的整體感知質量。Pete Naude 和 Francis Buttle（2000）認為關係質量的好壞程度可以通過以下方面進行衡量，包括滿意、信任、合作性、銷售人員的能力以及購銷雙方各方得到的利益。Ario，Torre 和 Ring（2001）從社會交往和關係生命週期視角提出戰略聯盟成員間的關係質量包括關係的啟動條件、關係的協商過程、夥伴互動及其外部事件等多個方面。Parsons（2002）提出企業間的關係質量維度包含承諾、共同目標及關係利益三個方面。Fynes 等（2004）以軟件行業為研究背景，提出除承諾和信任外，關係質量還應包括合作和溝通。Woo 和 Ennew（2004）基於 IMP 的交互模型，提出 B2B 背景下的關係質量包括合作、適應和交互氛圍三個方面。中國學者朱曉天（2008）認為企業間關係質量的核心維度除了信任、承諾和衝突外，還應包括寬容。阮平南和姜寧（2009）基於前人的研究，從社會交往的角度提出適用於組織合作的關係質量評價模型，認為關係質量包含經濟、心理、溝通、管理等維度。許勁（2010）以建設工程項目為研究背景，經過實證研究提出關係質量包括信任、承諾、交流、合作以及公平五個關鍵架構。

目前有不少學者對醫患關係質量展開研究，而深入醫患關係質量維度的研究相對較少，表 2-3 是對醫患關係質量結構的梳理。由於醫患關係的

特殊性，劉迎華（2009）在對中美醫患關係進行比較研究時，並未將患者承諾納入醫患關係質量分析中，僅從患者滿意度和信任度兩個維度進行了分析。中國學者唐莊菊、汪純孝、岑成德（1999）提出將患者信任分為兩個層次，一個層次是針對醫生，另外一個層次是針對醫院。

表 2-3　　　　　　　　　　關係質量構成維度梳理

研究視角	學者	滿意	信任	承諾	衝突	合作	溝通	寬容	適應	公平	聯繫	參與	感知質量	關係利益	銷售能力	銷售道德	共同目標	關係持續	商業友誼	交互氛圍	情感歸屬
B2C	Crosby, 等（1990）	√	√																		
	Storbacka, Strandvik, Gronroos（1994）	√		√			√			√											
	Palmer & Bejou（1994）	√	√	√																	
	Wong & Sohal（2002）	√	√												√	√					
	Roberts, 等（2003）	√	√	√	√																
	Hsieh & Hiang（2004）	√	√																		
	韓小蕓, 汪純孝（2003）	√	√																√		√
	劉迎華（2009）	√	√																		
B2B	Mohr & Spekman（1994）			√		√	√				√										
	Hennig-Thurau & Klee（1997）		√	√									√								
	Pete Naude & Francis Buttle（2000）	√	√			√							√	√							
	Parsons（2002）		√											√			√				
	Fynes, 等（2004）		√	√	√																
	Woo & Ennew（2004）					√		√												√	
	朱曉天（2008）		√	√	√		√														
	許勁（2010）		√	√		√		√													

2.3.3　醫患關係質量驅動因素研究——患者滿意視角

2.3.3.1　滿意的內涵

Cardozo 於 1965 年率先將顧客滿意度引入市場研究，其後大量學者就顧客滿意內涵提出各自的觀點，然而時至今日，關於顧客滿意的界定學術界尚未達成一致意見。本研究通過系統梳理顧客滿意研究發展過程中學者們的代表性觀點，發現學者們主要從公平理論和期望-認知理論兩大視角對滿意度內涵進行了界定。

（1）基於公平理論的滿意界定

Howard（1969）以公平理論為基礎，提出滿意度是指顧客通過對其所獲得的報償與其所做的犧牲進行比較，對其公平與否的一種認知狀態。Churehin 和 Suprenant（1982）認為顧客滿意程度取決於顧客對購買產品所獲的收益及其所付出的成本（包括金錢、時間、精力等）所做的成本收益比較，其實質是購買後的結果。Parasuraman 等（1994）將顧客購買後的收益具體化，提出顧客滿意是服務質量、產品質量以及價格的函數。Ostromct 等（1995）認為滿意與不滿是一種相對的判斷，需要綜合考慮顧客通過消費獲得的質量與利益，以及為了達成該交易所付出的成本和努力。

（2）基於期望-認知理論的滿意界定

Olson 和 Dover（1976）在期望-認知理論的基礎上，提出顧客滿意度是期望狀態與實際感知狀態之間的差距。Oliver 和 Linda（1980）在 Olson 和 Dover 的基礎上對滿意的內涵進行了深化，認為滿意是針對特定交易的情緒性反應，滿意與否取決於實際的產品或服務利益與預期利益之間的一致性程度，其一致性程度越高，顧客滿意度越高。Tes 和 Wiiton（1988）強調了感知的重要性，認為顧客滿意度是顧客對於購買前預期與實際績效之間感知差距的評估反應。Westbrook 和 Oliver（1991）提出滿意不僅是認知反應，也是購買後的情感反應，包括正面情感和負面情感，將直接影響顧客對滿意的評估。Engelet 等（1993）認為顧客滿意是顧客消費後的體驗，即選擇方案至少比期望更好時，顧客才會滿意。Kotier（2000）認為滿意是一種情緒狀態，是顧客通過比較感知的產品實際效果與預期效果所獲得的愉悅或失落的狀態。Oliver（1997）在自己以往研究的基礎上，提出了滿意形成的階段，認為顧客可以在每一個交易階段評估滿意度，也可以在最後結束階段進行整體性評估。階段性評價將會影響到滿意度的最終整體評價。

患者是特殊的顧客，患者滿意是患者對醫療服務質量的主觀判斷，是患者通過比較醫療服務的期望和實際感知後，產生的一種認識與情緒反應（Johansson，等，2002）。影響患者滿意度，以及是否選擇和是否會向他人推薦該醫院（Koichiro Otani, Richard S. Kurz, Lisa E. Harris, 2005；Zaslavsky，等，2000；修燕，2013）。

2.3.3.2 患者滿意影響因素研究

（1）個人特徵

Baker 和 Crompton（2000）認為顧客滿意會受到一些外部事件的影響，如顧客固有的情緒、性格以及需求等，而這些因素通常都不會受服務提供者的服務影響。在醫療服務領域，學者們的研究表明，年齡、性別、種族、教育水準均會對滿意度產生影響（Andersen, Kravits, Anderson，1971；Apostle & Oder，1967；Bertakis, Roter, Putnam，1991；Dolinsky，1997；Dolinsky & Caputo，1990；Fox & Storms，1981；Hulka，等，1975；Kaim-Caudle & Marsh，1975；Linn，1975；Meng，等，1997；Sullivan，1984）。Otani 等（2012）的研究表明，患者健康狀態對滿意度感知具有調節作用。

（2）顧客期望

在滿意度理論研究中，期望-認知理論是主流觀點，在行銷實踐中廣為運用。Oliver（1980）對此曾進行系統論述，並提出期望不一致模型，用以解釋顧客滿意的心理形成機制。該模型認為顧客期望與感知績效是影響顧客滿意的關鍵要素，當顧客期望超過實際感知績效時，顧客就會不滿意；當顧客期望與實際感知績效一致時，顧客即不會不滿意，也不會滿意；而只有當感知績效超過預期時，顧客才會產生滿意感。

在其後提出的經典滿意度模型中，包括瑞典顧客滿意晴雨表（SCSB）、美國顧客滿意指數（ACSI）、歐洲顧客滿意指數（ECSI）、中國顧客滿意指數（CCSI）、挪威新顧客滿意度指數 NCSB）五個經典模型，均將顧客期望作為影響顧客滿意的重要前因變量。

（3）醫療服務質量

Oliver（1980）認為無論是顧客期望還是實際績效均會對顧客滿意度產生影響，並且兩者之間比較的差異影響顧客滿意。而 Churchin 和 Surperenant（1982）的觀點卻相反，他們認為顧客滿意度僅受績效的影響，而與期望無關。Gronroos（2000）提出，服務質量是影響顧客滿意和不滿的重要前置變量，顧客首先對服務質量進行感知，其次再對服務產品形成滿意或不滿的評價。

在醫療服務領域，也有不少學者探究了服務質量與滿意度之間的關係，且認為服務質量是影響患者滿意的重要前因變量，但在服務質量與患者滿意的關係特徵方面存在分歧。目前，關於服務質量與滿意度的研究多探討服務質量與患者滿意的線性關係。例如，已有一些學者分析醫療服務屬性，如護理服務、醫生診療、入院流程、出院流程對患者滿意度的作用，以識別哪些屬性對整體滿意度產生影響（Dansky & Brannon, 1996；Oswald, 等, 1998；Ross, Steward, Sinacore, 1993；Ware, Snyder, Wright, 1976；Ware, 等, 1978；Koichiro Otan, Brian Waterman, Kelly M. Faulkner, 等, 2010）。Dawn Bendall-Lyon 和 Thomas L. Powers（2004）對 635 名患者進行了問卷調查。研究結果顯示，結構質量（structure）和過程質量（process）對患者總體滿意具有顯著影響，且影響程度相當，其研究結論與 Cohen（1996）和 Ross 等（1993）的早期研究存在矛盾。Cohen（1996）和 Ross 等（1993）的研究均發現過程質量對患者滿意的影響大於結構質量。

Nandakumar Mekoth 等（2011）基於服務接觸質量，以印度醫療服務市場為研究情境，識別出了過程質量中的醫生質量和實驗室質量與患者滿意顯著相關，而掛號處及門診員工的態度以及感知的等待時間長度與患者滿意沒有顯著相關性。Laith Alrubaiee 和 Feras Alkaa'ida（2011）基於 SERVQUAL 模型對醫療服務質量進行測量，並驗證了醫療服務質量對患者滿意具有顯著正向作用。Brian J. Chan 和 MD 等（2017）以眼科急診患者為研究對象，發現等待時間負向影響患者滿意。中國學者陳學濤（2009）、周綠林（2014）的研究亦表明，服務質量屬性對患者滿意具有顯著正向影響。譚華偉等（2015）發現住院患者感知的醫療服務質量各維度與總體滿意度呈強正相關關係。張建潔等（2018）研究表明，患者就醫體驗過程中的就醫環境舒適性、就醫費用合理性、服務態度友善性及診療過程質量的規範性都會對患者的整體滿意評價有積極的促進作用，而患者就醫等待時間體驗對患者滿意評價影響不顯著。

另外一些學者探究了醫療服務屬性與總體滿意度之間的非線性關係。Kano（1979）將赫茲伯格（1959）的激勵-保健雙因素理論引入質量管理

領域，提出質量的激勵和保健要素。1984年，基於顧客感知與經驗，Kano提出質量認知二維模式。根據質量要素的充足程度與顧客滿意度之間的關係，Kano將產品（服務）的質量特性分為魅力質量、一維質量、必備質量、無差異質量和逆向質量。

已有研究顯示降低負面效用的干預措施對滿意度的提升比正面效用更有效（Otani, Harris, Tierney, 2003；Otani, 等, 2003；Otni & Harris, 2004；Otani & Kurz, 2004）。Koichiro Otani 等（2009）認為醫療服務機構應當關注哪些服務屬性導致患者高度滿意，通過 logistic 迴歸分析識別出人員服務和護理服務對患者滿意貢獻最大。

（4）感知價值

關於感知價值的界定分為「得失說」「多要素說」和「綜合評價說」（白琳，2009）。以 Zeithaml 為代表的學者基於「得失說」視角對顧客感知價值進行了界定，「認為顧客感知價值是基於所得（Benefits）與所失（Sacrifices）的感知對產品效用所做的總體評價」（Zeithaml, Parasurama, Berry, 1990；Monroe, 1991），並對感知價值進行了細化，分為四個層次：①價值就是低價格，②價值是從產品或服務中滿足需要，③價值是質量與顧客所支付的價格相稱，④價值是收益與付出相稱。「多要素說」認為把顧客感知價值僅僅看作是質量和價格之間的權衡就過於簡單化了（Sheth, 1991），並提出任何產品或服務所提供的價值都包括功能性價值、社會性價值、情感性價值、認知價值和情景價值（Sheth, Gross, Newman, 1991）。Sweeney 和 Soutar（2001）通過實證研究提出了四種價值維度：一是情感價值，指顧客從商品消費的感覺和情感狀態中所得到的效用；二是社會價值，指產品提高社會自我概念給顧客帶來的效用；三是質量價值，指顧客從產品感知質量和期望績效比較中所得到的效用；四是價格價值，指短期和長期感知成本的降低給顧客帶來的效用。Pura（2005）研究顧客感知價值與顧客忠誠度之間的關係時，將感知價值分為貨幣價值、便利價值、社交價值、情感價值、認知價值。「綜合評價說」則認為感知價值是顧客對產品的某些屬性、屬性的性能以及在具體情形中有助於（或有礙於）達到其目標和意圖的產品使用結果的感知偏好與評價（Flint,

Woodruf, Gardial, 1997)。James F. Petrick（2002）提出感知價值包括行為成本、貨幣成本、情感反應、質量和聲譽五個維度。

大量研究證明顧客感知價值對顧客滿意存在直接影響（Patterson & Spreng, 1997；Bolton, 1998；Oliver, 1999；Bernhardt, Donthu, Kennett, 2000；Gronin, Brady, Hult, 2000；Jackie L. M. Tam, 2004；Wahyuningsih, 2005；Choong-Ki Lee, 2006；劉敬嚴，2007）。以醫院為研究對象，探究患者感知價值對滿意度影響的研究較少。Albert Caruana 和 Noel Fenech（2005）以牙科患者為研究對象驗證了患者感知價值對患者滿意度的正向影響作用，這在整個醫療服務行業中是否全部適用，還有待於繼續探討。修燕等（2014）通過對6家醫院706位門診和住院患者問卷調查，發現患者感知價值對患者滿意度產生正向影響。越麗霞等（2014）的研究結果也得出了相同的結論。

(5) 組織文化

在醫療服務領域，亦有學者探究組織文化對患者滿意產生的影響。Meterko 等（2004）的研究表明醫院團隊文化與患者滿意之間存在正相關關係。其作用機理體現為醫院團隊文化會對醫院員工行為產生影響，並通過與患者的互動，將醫院文化傳遞出來，從而對患者滿意度產生影響。

(6) 消費情感

Dube 和 Menon（2000）構建了顧客感知績效、消費情感和顧客滿意的關係模型，探究了消費情感與顧客滿意之間的內在關係。研究表明顧客在滿意形成過程中，不僅關注預期目標的實現程度，還會通過目標實現過程中消費情感變量對滿意度進行影響。Krampt 等（2003）通過實證研究，證實了感知質量和情感對顧客滿意都起作用的觀點：①感知質量越高，情感對顧客滿意的解釋能力越強；②低感知的服務中，感知質量對顧客滿意的影響比情感的影響大。中國學者蘇秦、崔豔武、張弛（2008）、劉清峰（2006）、溫碧燕等（2004）也開始研究消費情感和顧客滿意的關係。Laurette Dube, Marie-Claude Belanger 和 Elyse Trudeau（1996）將患者情緒分為積極情緒、消極情緒，其中消極情緒又包括情境性消極情緒與其他歸因的消極情緒。研究顯示，患者情緒影響患者滿意，其中消極情緒對患者

滿意具有破壞作用。

（7）患者參與

顧客參與是指在產品和服務提供過程中，顧客在物質和精神上的努力和捲入（involvement）的程度，包括顧客精神上、體力上、智力上、情緒上的努力與投入（Germak, File, Prince, 1994；Silpait & Fisk, 1985）。耿先鋒（2008）的研究表明事前的信息搜索和事中的服務體驗都會增進顧客的感知控制，而顧客參與和信息搜索又通過增加感知控制來提升顧客滿意。

（8）患者健康認知

張建潔等（2018）將健康體檢頻次作為健康認知程度的體現方式，探討患者健康認知與患者滿意之間的關係。研究結果表明，患者的健康認知會影響患者的滿意評價，對於健康認知程度高的患者，其就醫體驗後的滿意評價也高，而對於健康認知程度低的患者，其就醫體驗後的滿意評價相對較低。因此，需要有效提升患者的健康認知，差異化管理不同健康認知程度的患者，提高醫療服務的有效傳遞，以此實現醫患之間的共同滿意。

2.3.4 醫患關係質量驅動因素研究——患者信任視角

2.3.4.1 信任的內涵

20世紀70年代，國外掀起了信任研究的熱潮，然而時至今日關於信任的定義尚未達成共識（Hosmer, 1995）。學者們主要從社會心理學、社會學、經濟學和行銷學等視角對信任進行了界定。

（1）基於社會心理學視角的研究

Deusch（1958）是早期研究信任的學者，認為信任是由外界刺激決定，信任程度會隨著刺激條件的變化而變化。Rotter（1967）認為信任是個體認為他人的言辭、承諾、口頭或書面的陳述比較可靠，從而形成概括性期望。Bhattaeharya等（1998）在此基礎上提出，信任是在不確定交往的情境下，對另一方的行為能使自己獲得積極結果的期望。Wrightsman（1992）則認為信任是個體所有的，是構成個體部分特質的信念，與動機和人格相關，認為大部分都是誠意、善良和信任他人的。Sabel（1993）認

為信任是一方確信另一方不會利用自己的弱點獲取利益。Hosmer（1995）則認為信任是一種非理性選擇行為，由個人預期、人際關係、經濟交易和社會結構四個層面構成。Dyer 和 Chu（2003）認為信任是一方對另一方誠信、能力及善意的可覺察程度的把握。

（2）基於社會學視角的研究

亦有一些學者從社會學視角對信任的內涵進行了界定。韋伯將信任分為特殊信任和一般信任，前者以血緣關係為基礎，後者以信任共同體為基礎。盧曼（1988）認為信任是對外部風險做的一種純粹的內心估價，將信任分為人際信任和制度信任。科爾曼（1990）將人際信任關係納入社會系統進行分析，認為：①人際信任以人際互動為基礎；②信任關係是平等交換的前提；③信任關係的延續取決於個人與他人互動過程中的收益與損失比較；④信任關係是社會資本的形式之一，能減少監督和懲罰的成本。

（3）基於經濟學視角的研究

諾斯（1994）從經濟學的視角對信任的內涵進行界定，認為在信息和計算能力有限的情況下，信任降低了彼此之間相互作用的交易成本。威康姆森（1993）對信任的類型進行了細化，分為計算信任、個體信任及制度信任。

（4）基於行銷學視角的研究

信任的定義起源於心理學，由於行銷學中的消費行為研究起源於心理學，因此，行銷界學者在對信任進行界定時，往往會提到信念和信心。Anderson 和 Narus（1990）認為在企業間互動的情境下，信任是一個企業對另一個企業的行為將會導致積極結果的信念。Walter 等（2000）則認為在企業與供應商互動的情景下，信任是一方對供應商善意、誠實，並有能力做出最有益於關係持續的行為的信念。Crosby 等（1990）以顧客與銷售人員互動為研究情境，認為信任是顧客對銷售人員能夠考慮顧客長期利益並按其行事的信念。Morgan 和 Hunt（1994）對信任的內涵進行了界定，認為信任是對交換的另一方的可靠性（reliability）和正直（integrity）的信心。Ring 等（1992）指出信任為信任者對被信任者的誠實正直以及對他實現諾言與義務之意願與能力的信心。

表 2-4 是不同學科視角對信任的定義。

表 2-4 不同學科視角對信任的定義

學科視角	作者	定義
社會心理學	Rotter（1967）	信任是個體認為他人的言辭、承諾、口頭或書面的陳述比較可靠，形成概括性期望
	Wrightsman（1992）	信任是個體所有的，是構成個體部分特質的信念，與動機和人格相關，認為大部分人都是誠意的、善良的和信任他人的
	Sabel（1993）	信任是一方確信另一方不會利用自己的弱點獲取利益
	Hosmer（1995）	信任是一種非理性選擇行為，由個人預期、人際關係、經濟交易和社會結構四個層面構成
	Deusch（1958）	信任是由外界刺激決定，信任程度會隨著刺激條件的變化而變化
	Bhattaeharya，等（1998）	信任是在不確定交往的情境下，對另一方的行為能夠使自己獲得積極結果的期望
	Dyer & Chu（2003）	信任是一方對另一方誠信、能力及善意的可覺察程度的把握
社會學	韋伯	將信任分為特殊信任和一般信任，前者以血緣關係為基礎，後者以信任共同體為基礎
	盧曼（1988）	信任是對外部風險做的一種純粹的內心估價，將信任分為人際信任和制度信任
	科爾曼（1990）	將人際信任關係納入社會系統進行分析，認為：人際信任關係以人際互動為基礎；信任關係是平等交換的前提；信任關係的延續取決於個人與他人互動過程中的收益與損失比較；信任關係是社會資本的一種形式，能減少監督成本和懲罰成本
經濟學	諾斯（1994）	在信息和計算能力有限的條件下，信任降低了彼此之間相互作用的交易成本
	威康姆森（1993）	將信任分為計算信任、個體信任及制度信任

表2-4(續)

學科視角	作者	定義
行銷學	Anderson & Narus (1990)	信任是一個企業對另一個企業的行為將會導致積極結果的信念
	Walter，等（2000）	信任是一方對供應商善意、誠實，並有能力做出最有益於關係持續的行為的信念
	Crosby，等（1990）	信任是顧客對銷售人員能夠考慮顧客長期利益並按其行事的信念
	Morgan & Hunt（1994）	信任是對交換的另一方的可靠性（reliability）和正直（integrity）的信心
	Ring，等（1992）	信任為信任者對被信任者的誠實正直以及對他實現諾言與義務之意願與能力的信心

2.3.4.2 患者信任影響因素研究

（1）顧客信任影響因素研究

　　Crosby，Evans 和 Cowles（1990）以人壽保險行業的顧客為研究對象，探究了關係質量影響因素及其與顧客忠誠的關係，用顧客滿意和顧客信任來測量關係質量，並構建了關係質量模型。研究結果顯示：影響關係質量中顧客滿意和顧客信任的因素包括相似性、專業知識和關係消費行為。Morgan 和 Hunt（1994）提出了承諾-信任關鍵仲介變量模型（Key Mediated Variable Model），認為價值觀、溝通、投機行為、合作、衝突和不確定性均會對信任產生影響。Hennig-Thurau 和 Klee（1997）提出了關係質量基礎模型，認為在關係質量內部，顧客滿意會對顧客信任產生積極影響。Anja Geigenmüller 和 Larissa Greschuchna（2011）以諮詢行業為研究背景，提出組織聲譽、服務溝通在顧客信任形成過程中具有顯著作用。中國學者對顧客信任的影響因素也做了大量研究，具有代表性的研究成果如下：蔡蓉、周潔如（2007）基於前人研究成果，從服務行銷環境、B2B 行銷環境和關係行銷環境三個方面探討了決定企業與客戶關係質量的關鍵要素，其中關係質量包括信任和滿意兩個維度，將影響要素歸納為人際變量、環境變量和關係變量三大類，其中人際變量包括銷售人員特點、關係行為，環境變量包括物質環境和顧客環境，關係變量包括共同目標、社會紐帶、關

係收益。田陽、王海忠等（2009）以礦泉水行業為研究對象，實證檢驗結果顯示公司形象和社會責任對顧客信任具有顯著正向影響。

在醫療服務領域，國內外學者逐步開展關於醫患關係質量中信任維度影響要素的研究，研究視角可分為微觀和宏觀兩個方面。

（2）患者信任影響因素研究——微觀視角

Liyang Tang（2011）對中國17個省份的3,424位居民進行了調查。結果顯示，影響患者信任的因素包括疾病嚴重程度、疾病的發展階段、診療效果、醫療費用。Peter J. Cunningham（2009）在隨機抽取了家庭橫斷面數據的基礎上，對32,210有就醫經歷的成人進行了電話調查和入戶訪談。研究發現醫療費用負擔越重的患者對醫生的信任越低，越不相信醫生會將患者的利益放在首位，認為醫生不會把他們推薦給專家，並且認為醫生會做不必要的檢查；醫療費用負擔重的患者同樣會降低對護理質量的評價；而患者享有的醫療保險類型在醫療費用負擔對患者信任的影響過程中發揮調節作用，即醫療費用負擔相同的情況下，購買私人保險的患者對醫生的信任度顯著低於其他患者。Laith Alrubaiee和Feras Alkaa'ida（2011）基於SERVQUAL模型對醫療服務質量進行測量，並驗證了醫療服務質量對患者信任具有顯著正向作用，患者滿意同時也會影響患者信任。Ommen（2011）通過對德國6家醫院就診的患者進行問卷調查，發現信息支持、情感支持、共同參與決策等因素對醫患信任具有一定程度的影響。該研究結論也得到了中國學者陳瑋（2017）的證實。

劉威（2010）研究發現學習、知識和反饋能夠顯著地影響患者信任，同時也受到信任水準的影響，對雙方關係的穩定發展產生重要的影響；醫師的行為能夠影響患者的認知，進而影響信任程度。陳燕凌等（2012）通過對醫生和患者的結構性訪談發現影響醫患關係質量的因素中醫療質量、醫患溝通程度和工作態度所占比例最高，其次是費用、門診和住院的便利以及醫院對患者的人文關懷。歐陽英林（2012）整合倫理學、法學和經濟學的理論，以醫患雙方各自的資源、權力和利益為研究視角，提出過度醫療會影響醫患信任，且醫患雙方信任存在明顯的不對稱性，即患者對醫生的不信任感要高於醫生對患者的不信任感，醫生更容易與具有相似社會地

位的患者建立互信關係。陳武朝等（2014）對住院腫瘤患者對醫生的信任度及其影響因素的調查研究發現，患者對醫技和效果的滿意度和對護士的滿意度更能影響其對醫生的信任度。

（3）患者信任影響因素研究——社會與制度視角

楊陽（2009）在剖析中國與新西蘭的醫患信任狀況差異時，認為醫療機構資金來源、醫生的激勵機制、醫療信息公開化和行業監管等社會與制度因素在其中發揮著重要作用。劉俊香等（2011）認為患者信任的主導因素是道德因素和制度因素。修燕、王軍（2013）提出社會與制度是影響醫患關係質量的根源。王偉杰（2009）等從法律制度視角，提出影響醫患關係信任的法律制度因素主要包括醫患權利保護、醫療服務質量保障、醫療糾紛與事故的處理、患者權利損害的賠償。而研究發現，中國雖然已經構建了促進醫患關係和諧、增進醫患信任的法律制度，但制度設計、實施還存在著一些缺陷。莫軍成（2011）從經濟學的視角提出醫患之間的信任危機的根源是利益衝突，由於醫患之間存在信息不對稱，加之缺乏有效的制度約束，就會出現醫療機構利用信息優勢謀取利益的現象，致使患者對醫療服務機構及醫生的信任度降低。劉伶俐等（2013）提出網絡輿論對醫患關係的負面影響表現為以偏概全、醜化醫生群體形象、先入為主，這些都削弱了醫患之間的信任，加劇了醫患之間的衝突。

2.3.5 醫患關係質量的效應研究

Crosby，Evans 和 Cowles（1990）以人壽保險行業的顧客為研究對象，探究了關係質量影響因素及其與顧客忠誠的關係，構建了關係質量模型。研究結果表明：關係質量對銷售效果、顧客忠誠度及未來互動的預期均具有正向影響作用。Hennig-Thurau 和 Klee（1997）提出的關係質量基礎模型中探究了關係質量與顧客保留之間的關係，認為關係質量對顧客保留具有正向影響。中國學者蔡蓉、周潔如（2007）基於前人的研究成果，從服務行銷環境、B2B 行銷環境和關係行銷環境三個方面探討了決定企業與客戶關係質量的關鍵要素，將再購買意圖、顧客忠誠、口碑和市場份額作為關係質量的結果變量。

自20世紀70年代末以來，關於患者信任的研究急遽增加。信任是醫患關係質量中的重要構成要素。研究顯示患者信任至少和患者滿意一樣，能預測醫療服務的使用、依從度和參與度。Sirdeshmukh等（2002）指出，信任是顧客相信服務提供者「能夠提供他們承諾的服務」的期望。Hall（2002）指出：「信任是所有關係中最為基礎的屬性，對行為、結果和態度具有普遍的影響。在對醫生與患者關係的闡述中，信任是最為重要的屬性，是影響行為和結果的媒介（mediation）。」一旦信任建立，雙方將更重視情感的投入，而更少關注關係成本（Wetzls，等，1998）。

在醫療服務領域，醫患間信任的缺失將產生無法預料的後果。在高醫患信任關係質量下，患者更容易尋求護理，遵從醫生的建議，進行連續的治療。改善醫患信任關係，有助於降低不公平感、提高就醫意願、提升結果質量。David Thom等（1999）研究發現，對醫生高度信任的患者中，按處方用藥、接受醫生建議的占總體的62%，而對醫生低度信任的患者，比例僅為14%。與之類似，Dana Safran等（2001）的研究顯示，對醫生越信任的患者越容易遵循醫生建議的健康行為，包括鍛煉身體、戒菸等；醫患信任同樣可預測患者參與新的治療方案的意願。

信任同樣能預測患者的忠誠度。例如，Thom和colleagues（1999）發現在高醫患信任的患者中，僅有3%的患者更換了醫生，而對於低醫患信任的患者，比例達到24%。其他研究也得到相似的結論，即信任與醫生或醫療機構轉換具有很強的相關性（D. G. Safran，等，2001）。醫患關係質量對患者不良就醫行為亦具有抑製作用（李家偉，等，2012）。

醫患關係質量不但對患者產生影響，亦影響醫務人員的態度和行為。莫秀婷等（2015）研究發現，醫務人員感知醫患關係顯著負向影響離職意願、積極影響工作滿意度，醫務人員的工作滿意度不僅顯著負向影響離職意向，而且在感知醫患關係與離職意向之間起部分仲介作用。孟德昕等（2014）研究發現醫患互動關係會正向影響醫生的工作狀態。

2.4 現狀述評與本研究切入點

2.4.1 醫療服務接觸質量研究述評

從研究對象看，關於醫療服務接觸質量的評價研究多集中於住院服務（Koichiro Otani，等，2010；薛培，2009；陳學濤，2009；張磊，2010；牛宏俐，2006；任繼樹，2006），而專門針對門診服務的研究相對較少。雖然 Hannele Hiidenhovi 等（2001）針對門診服務開發了包含 12 個指標的測量量表，但由於中外醫療服務提供方式的差異性，不能直接引入國內。另外，該量表針對每一個接觸環節，只有一個測項，其效度有待進一步驗證。中國學者李霞、薛迪、丁瑾瑜從門診患者視角、醫生視角研究門診服務過程質量評價方法，但未形成完整的門診服務患者感知質量測量量表。凌娟（2011）雖然從服務接觸視角針對門診服務設計了服務質量測量量表，但未涵蓋接觸的檢查、檢驗環節，未涉及環境接觸。印度學者 Nandakumar Mekoth（2011）的研究雖然涵蓋了檢查、檢驗環境，但並未對前臺員工的身分進行區別。因此，需要從服務接觸的視角，對門診服務接觸質量測量量表進行進一步修正，以符合中國醫院門診服務特色。

從研究視角看，已有學者主要從服務接觸要素（Koichiro Otani，等，2010；Nandakumar Mekoth，2011；薛培，2009）、服務過程中的接觸點（凌娟，2011）、服務接觸的屬性（Emin Babakus，等，1992；陳學濤，2009；張磊，2010；牛宏俐，2006；任繼樹，2006；陳民棟，等，2002；黃靜宜，2010；Laith Alrubaiee，等，2011）三種視角對醫療服務接觸質量評價進行研究。從已有研究看，現有的研究視角主要基於服務接觸屬性，但這種評價方法不能有效揭示出現質量問題的具體要素和環節。為了有效評價各個服務接觸要素的質量以及存在的質量缺陷，本研究欲從服務接觸要素視角對門診服務接觸質量評價開展研究。現有研究已經對此進行了探

索，雖然 Koichiro Otani 等的醫療服務接觸質量測量量表被權威文獻引用，並且具有良好的信度和效度，但該研究主要針對住院服務。中國學者薛培亦對基於服務接觸要素的服務接觸質量評價進行了探索，但未形成定量的指標體系，且也是針對住院服務。印度學者 Nandakumar Mekoth 基於印度醫療市場的特徵，針對門診服務，開發了服務接觸質量測量量表，但由於中國醫療市場與印度醫療市場存在差異，不能將該量表直接引入中國。因此，我們需要根據中國門診服務特徵，以已有研究為基礎，探究具有中國門診服務特色的門診服務接觸質量測量量表。

2.4.2 醫患關係質量影響因素及效應研究述評

已有研究從患者滿意和患者信任視角，分別從宏觀層面和微觀層面對醫患關係質量影響因素進行了探究，並探討了醫患關係質量的效應，即醫患關係質量對患者就醫行為的作用。本研究對此進行了系統梳理，以探尋研究切入點，如表 2-5 所示。

（1）醫患關係質量影響因素研究——宏觀層面

本研究通過文獻梳理，對影響醫患關係質量的因素進行了歸納，包括社會制度因素、社會道德因素以及法律制度因素。社會制度因素包括醫療機構資金來源、醫生的激勵機制、醫療信息公開化、行業監管、制度約束。法律制度因素包括醫患權利保護、醫療服務質量保障、醫療糾紛與事故的處理、患者權利損害的賠償。然而，已有研究主要從定性的視角進行了探究，在諸多因素中，從醫院視角看哪些是關鍵因素，尚未提及。另外，醫患雙方對影響醫患關係質量的因素的認知是否一致，已有研究尚未進行對比分析。因此，從醫患雙重視角探究醫患關係質量影響因素及其患者不滿後的行為反應，並進行對比分析是本研究的第一大切入點。

（2）醫患關係質量影響因素研究——微觀層面

已有研究分別從患者滿意和患者信任視角探究醫患關係質量影響因素，本研究系統歸納了影響患者滿意和患者信任的因素。影響患者滿意的因素包括：患者個人特徵（年齡、性別、種族、教育程度、健康狀態）、顧客期望、醫療服務質量、感知價值、組織文化、消費情感、患者參與；

表 2-5　門診服務接觸質量測量、醫患關係質量影響因素及效應研究現狀、研究機會和本研究切入點梳理

研究領域	已有研究	代表學者	研究機會	本研究切入點
醫療服務接觸質量測量	服務接觸屬性：有形性、可靠性、回應性、保證性、移情性、經濟性、廉潔性、保密性、社會性、安全性等服務接觸要素：入院流程、護理服務、醫生服務、員工服務、飲食、房間、醫生質量、檢查、檢驗人員質量、等候時間、工作人員質量、醫院設備與環境、醫院管理與醫療過程等服務過程中的接觸點：掛號質量、診斷質量、繳費質量、取藥質量	Koichiro Otani, 等, 2010; Nandakumar Mekoth, 2011; 薛培凌娟, 2011; Emin Babakus 等, 1992; 陳學濤, 2009; 張磊, 2010; 牛宏俐, 2006; 任繼樹, 2006; 陳民棟, 等, 2002; 黃靜宜, 等, 2010; Laith Alrubaiee, 2011	①主要集中於住院服務，對門診服務的研究較少，且目研究視角多為服務屬性視角 ②雖然少數學者從服務接觸要素視角進行探究，但由於中外醫療服務背景的差異，不能直接引入	開發符合中國醫療服務特徵的門診服務接觸質量測量表
醫患關係質量影響因素——宏觀視角	社會制度因素：醫療機構資金來源、醫生的激勵機制、醫療信息公開化、行業監管、制度約束社會道德因素法律制度因素：醫療權利保護，醫患質量保障，醫療糾紛與事故的處理、患者權利損害與賠償	楊陽, 2009; 劉俊香, 等, 2011; 劉王偉成, 2009; 莫軍成, 2011; 劉伶俐等, 2013	①主要從定性的視角探究了影響醫患關係質量的制度因素、道德因素、法律因素。在諸多因素中，哪些是關鍵因素，尚未提及 ②醫患雙方對影響醫患關係質量的因素的認知是否一致，已有研究尚未進行對比分析	①採用醫患雙重視角探究醫患關係質量驅動因素並進行對比分析 ②採用醫患雙重視角探究醫患不滿反應的行為的對比分析

56

表2-5（續）

研究領域	已有研究	代表學者	研究機會	本研究切入點
醫患關係質量影響因素——微觀視角	患者滿意影響因素：個人特徵（年齡、性別、種族、健康狀態）、顧客期望、醫療服務質量、感情感、組織文化、消費情感、患者參與、健康認知、患者信任影響因素：疾病嚴重程度、疾病發展階段、診療效果、醫療費用、患者的學習、知識和反饋、醫患溝通、工作態度、就醫便利性、醫院對患者的人文關懷、過度醫療、服務質量	Baker & Crompton, 2000; Otani, 2012; Oliver, 1980; Gronroos, 2000; Dawn Bendall–Lyon & Thomas L. Powers, 2004; Cohen, 1996; Ross 等, 1993; Nandakumar Mekoth, 等, 2011; Laith Alrubaiee & Feras Alkaa'ida, 2011; Koichiro Otani, 等, 2009; Albert Caruana 等, 2005; Meterko, 2004; Laurette Dube, 等, 1996; 耿先鋒, 2008; Liyang Tang, 2011; Peter J. Cunningham, 2009; 劉威, 等, 2010; 陳燕鈴, 等, 2012; 周綠林, 2014; 歐陽陽 英, 2014; 陳武朝, 等, 2014; 譚華偉, 等, 2015; Brian J. Chan & MD 等, 2017; 張建瑋, 等, 2018	①針對門診服務接觸，哪些是魅力質量，哪些是必備質量，已有研究尚未涉及。②雖然已有研究探討了服務質量對患者滿意或患者信任單個維度進行研究，但尚未將醫患關係質量兩個維度整合起來探索。③集中於住院服務，對門診服務的研究較少，且缺乏本土化的研究。④未探究門診服務接觸質量各維度對醫患關係質量的驅動機理	①基於 Kano 模型，探究門診服務接觸質量中的魅力質量要素。②從患者滿意和患者信任雙重視角，納入醫療費用、轉移障礙、健康狀態、調節變量，系統探究門診服務接觸質量對醫患關係質量的驅動機理
醫患關係質量的效應	影響患者行為、結果和態度；減少關注關係成本、高信任度患者更容易尋求護理、遵從醫生的建議，進行連續的治療，降低不公平感，提高就醫意願，提升結果質量，參與新治療方案，預測患者的忠誠度，降低不良就醫行為，影響醫生態度與行為	David Thom, 等, 1999; Dana Safran, 2001; Thom & colleagues, 1999; D. G. Safran, 等, 2001; 李家偉, 等, 2012; Koichiro Otani 2010; 孟慶昕, 等, 2014; 莫秀婷, 等, 2015	已有研究主要從患者滿意和醫者關係質量這一視角探索醫患關係質量的效應，且未深入探索門診服務情境下，醫患關係質量對患者再就醫意願的影響	③探究門診服務情境下，醫患關係質量對患者再就醫意願的作用機理

影響患者信任的因素包括：疾病嚴重程度、疾病的發展階段、診療效果、醫療費用、患者的學習、知識和反饋、醫師的行為、醫療質量、醫患溝通、工作態度、就醫便利性、醫院對患者的人文關懷、患者滿意、服務質量、過度醫療。從國內外研究現狀看，雖然已有研究探究了服務質量對醫患關係質量的影響，但僅從患者滿意或患者信任單個維度進行研究，尚未將醫患關係質量的兩個維度整合起來進行探索。另外，現有研究多集中於住院服務，對門診服務的關注較少，缺乏本土化的研究，且未探究門診服務接觸質量各維度對醫患關係質量的作用機理。從患者滿意和患者信任雙重視角，納入醫療費用、患者健康狀態、轉移障礙等調節變量，系統探究門診服務接觸質量對醫患關係質量的驅動機理是本研究的第二大切入點。

(3) 醫患關係質量效應研究

國內外學者研究表明，高醫患關係質量帶來的效應包括：減少患者關注關係成本；促進患者更容易尋求護理，遵從醫生的建議，進行連續的治療；降低不公平感，提高就醫意願，提升結果質量；提高參與新治療方案的意願，預測患者的忠誠度，降低不良就醫行為。然而，已有研究主要從患者滿意和患者信任單一視角探究醫患關係質量的效應，且未在門診服務情境下，深入探索醫患關係質量對患者再就醫意願的影響。探究門診服務情境下，醫患關係質量對患者再就醫意願的驅動機理是本研究的第三大切入點。

研究

3 醫患雙視角的醫患關係質量驅動因素

　　明確醫患關係質量關鍵驅動因素，確認服務接觸質量是否為關鍵驅動因素，是開展門診服務接觸質量對醫患關係質量驅動機理研究的基礎。服務差距理論的研究成果顯示，管理者對服務的感知與顧客的期望存在差距，消除感知差距有助於提升顧客感知質量（Parasuraman, Zeithaml, Berry, 1985），從而提升關係質量。對於醫療服務而言，從醫患雙重視角探究醫患關係質量影響因素，探尋兩者之間的認知差距，深入分析差距產生原因，有助於針對性地彌合差距，從而優化醫患關係質量。

　　已有研究集中於從患者單一視角探究醫患關係質量影響因素。雖然陳燕凌等（2012）通過結構性訪談，從醫患雙重視角比較兩者認知的差異，但運用的是封閉式調查方法，且從微觀視角進行研究，調查的樣本具有局限性，尚不能全面揭示影響醫患關係質量的因素，以識別關鍵驅動因素。由於醫患雙方的知識、經驗、立場方面的差異，以及雙方的醫療服務的捲入度的差異，有必要整合醫患雙重視角，採用針對性的方法，探究醫患關係質量驅動因素及不滿的患者的行為反應，以明晰兩者之間認知的差距，探尋彌合差距的策略。

　　本章將以認知偏差理論、選擇性知覺理論、服務差距模型理論、顧客期望理論為依據，整合醫患雙重視角，綜合宏觀和微觀兩個層面，系統分析醫患關係質量驅動因素及不滿的患者的行為反應，比較醫患雙方認知差異，並提出醫患關係質量優化策略。首先，運用關鍵事件技術與內容分析法，立足患者視角，從患者滿意層面歸納出醫患關係質量驅動因素及不滿

的患者的行為反應。其次，運用開放式問卷調查法與內容分析法，以醫方視角為出發點，從宏觀和微觀兩個層面歸納出醫患關係質量驅動因素，以及不滿的患者的行為反應。再次，對比醫患雙方對醫患關係質量驅動因素認知及對不滿的患者的行為反應認知的差異。最後，基於服務差距模型理論及顧客期望理論，提出醫患關係質量優化路徑。本章研究技術路線如圖3-1 所示。

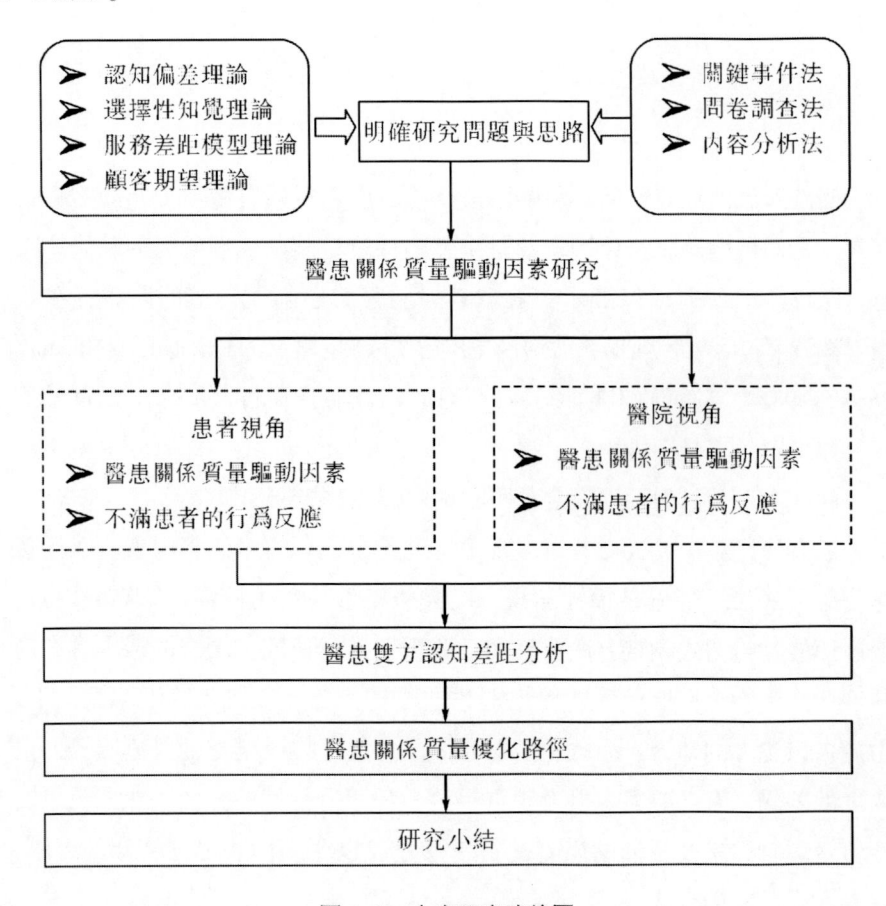

圖 3-1　本章研究路線圖

3.1 理論基礎

3.1.1 認知偏差理論

認知心理學提出，個體的認知過程會受到知識結構和水準、性格、文化背景、環境及情境因素的影響，且這些因素會對個體決策產生直接影響。基於 Simon 的有限理性概念，Kahneman 和 Tversky 等於 20 世紀 70 年代開展了認知偏差方面的研究，認為在不確定的條件下，認知偏差會導致判斷和決策出現以小見大或以偏概全的情況。Kahneman 和 Tversky 總結了三種最典型的認知偏差，包括代表性偏差（Representativeness bias）、可得性偏差（Availability bias）及錨定效應（Anchoring）。代表性偏差是指人們根據傳統或相似的情況，運用簡單類比的方法依據經驗對事件發生的概率進行判斷，而未考慮樣本的規模和代表性。可得性偏差是指當人們進行決策和判斷時，往往依據從大腦裡容易且快速提取的信息，而不進行更深的和更多的信息挖掘。由於人們往往不能從記憶中獲取決策所需的全部信息，導致在信息加工的過程中可得性偏差時常發生。錨定效應是指人們對某個事件進行定量評估時，會將特定的數值作為初始值，就像錨一樣使得估測值落入某一區間，當錨定的方向有誤時，就會出現偏差。

Kahneman 和 Tversky 認為，在面對複雜和模糊問題時，無論經驗豐富與否，均會發生認知偏差，只是偏差的概率及幅度存在差異。中國學者鄭雨明（2007）綜合國內外學者的觀點，認為認知偏差受認知局限和認知風格、感覺機制、加工策略、個體動機及情緒情感等諸多因素的影響。王軍（2009）提出，在涉及經濟行為主體的決策中，認知偏差具有普遍性，且扮演著重要角色。認知偏差的應用研究集中於金融學領域，許多金融學的學者探究認知偏差對個體行為決策的影響。在管理學領域，尤其針對醫療行業，對該理論的應用研究較少，李華君（2012）探究了醫患溝通過程中

認知偏差的原因。由於認知偏差的存在以及醫患雙方認知偏差的不對稱性，將導致醫患雙方對醫患關係質量驅動因素認知及對不滿的患者的行為認知存在差異。但具體存在怎樣的差異？本章將以認知偏差理論為基礎進行系統探究。

3.1.2 選擇性知覺理論

認知心理學將知覺看作是對感覺信息的組織和解釋，是一系列的連續階段的信息加工過程，與個體過去的知識和經驗密切相關（王甦，1992）。Jerome Bnmer 和 Leo Postman（1949）提出了「選擇性知覺」的概念，認為知覺在很大程度上受到自身預期的影響，而這些預期往往基於過去的經驗和情境而形成，且知覺也受到個體意願的影響。由於個人對事物和社會事件的知覺受自身經驗、情感和立場的影響，因此知覺帶有明顯的選擇性（王軍，2009）。由於個體認知能力的有限性、信息的超負載性以及環境的複雜多變性，選擇性知覺成為個體進行自我保護的一種措施。

斯蒂芬·P. 羅賓斯（2004）將影響知覺的因素歸納為三類，分別為知覺者因素、知覺對象因素和情境因素。其中知覺者因素包括知覺者個體的態度、動機、興趣、經驗和期望，知覺對象因素包括知覺對象的新奇性、運動性、聲音、大小、背景、距離等。理查德·L. 達夫特，雷蒙德·A. 諾伊（2003）認為影響知覺的因素包括知覺者特徵、刺激特徵和情境特徵。其中，知覺者特徵包括對刺激的敏感性、學習、情緒和心情、最近的經歷、期望、需要、價值觀和興趣；刺激特徵包括強度、對比度、頻率、新奇、尺寸大小、運動；情境特徵包括首因效應、近因效應和綱要。王軍（2009）綜合前人研究將知覺者因素歸納為預期、暗示、信念和經驗，將情境因素歸納為對比效應、初始效應、遠因效應、刻板印象和暈輪效應，將知覺對象因素歸納為新奇、強度、對比和背景。

基於選擇性知覺理論，醫患雙方作為信息加工的主體，由於雙方的立場、動機、經驗、期望等的差異性以及情境因素的影響，將導致雙方對醫患關係質量驅動因素認知和對不滿的患者行為反應的認知存在差異。

3.1.3 服務質量差距模型

服務質量差距模型由 Parasuraman, Zeithaml 和 Berry（1985）提出，他們通過對多家服務企業的管理人員進行深度訪談，探索服務質量問題產生的原因，建立了服務差距模型，提出了可能存在的 5 個差距及差距產生的原因，如圖 3-2 所示，模型的上半部分與消費者有關，下半部分與服務提供者有關。

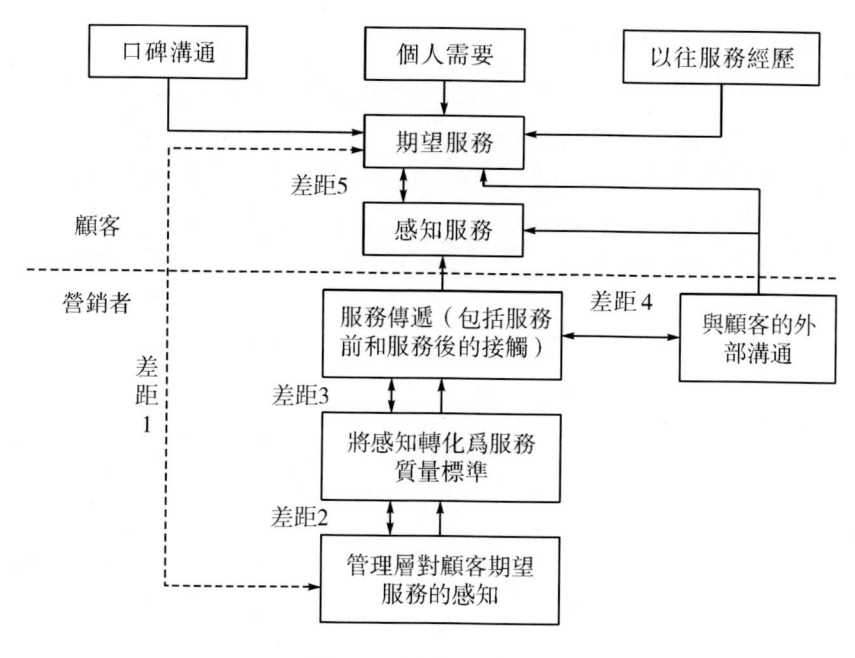

圖 3-2 服務差距模型

差距 1：感知差距，即管理者對服務質量的感知與顧客期望存在差距。產生該差距的原因包括未進行需求分析和市場調研、需求分析信息不準確、管理者對顧客期望的理解不準確、流向管理層的顧客信息不準確或發生變異、管理過多從而阻塞了信息的流動效率。

差距 2：服務質量標準差距，即服務提供者所制定的服務標準與管理層所感知的顧客期望之間存在差距。出現該差距的原因包括資源限制、市場條件和管理的漠視。

差距 3：服務傳遞差距，即未按企業所設定的標準進行服務生產和服

務傳遞。導致該差距的原因是員工未按服務標準進行操作、員工缺乏訓練、服務營運管理水準低、服務技術和系統無法達到標準的要求等。

差距4：市場溝通差距，即市場宣傳中所做出的承諾與企業實際提供的服務不一致。產生該差距的原因是企業做出不切實際的承諾，或企業未按承諾的標準提供服務。

差距5：感知服務質量差距，即顧客接受服務後感受的服務質量與其期望的質量存在差距。產生該差距的原因包括兩個方面，一方面是企業提供的服務差，另一個方面是顧客的期望不合理。

本研究基於服務差距模型理論，探索醫患雙方對醫患關係質量驅動因素的感知是否存在差距以及存在哪些差距，分析差距產生的原因，並以該理論為框架，提出醫患關係質量優化策略。

3.1.4 顧客期望理論

Cardozo（1965）將「滿意」概念引入市場行銷領域後，Olshavssy, Miler 及 Aderson（1973）相繼將顧客對產品的期望與產品實際使用效果進行比較研究，由此引出了「顧客期望」（Customer Expection）的概念。Oliver（1980）對顧客期望的內涵進行了界定，認為顧客期望是顧客在實施購買決策前，所形成的對企業所提供的產品或服務的「事前期待」。Parasuranman, Zeithaml 和 Berry（1993）對期望進行了明確的定義：期望是顧客在購買產品或服務之前所形成的信念或標準，通過與實際績效進行比較，從而對產品或服務的質量進行判斷。他們提出影響顧客期望的因素包括：產品或服務承諾、口碑、顧客個人經驗、顧客需求、服務的可替代性、服務強化、情境等；並提出顧客期望模型，將顧客期望分為兩個層次——理想的服務和可接受的服務，而期望服務與感知服務的差距程度決定了顧客滿意水準，如圖3-3所示。PZB組合（1993）在顧客期望模型中亦提出了「容忍區域」概念，即介於理想服務與可接受服務之間的一段期望區間。研究表明，理想服務是相對穩定的，而可接受服務會根據情境和消費者需求的變化而上下浮動，從而使得顧客期望具有動態性特徵。

圖 3-3　顧客期望模型

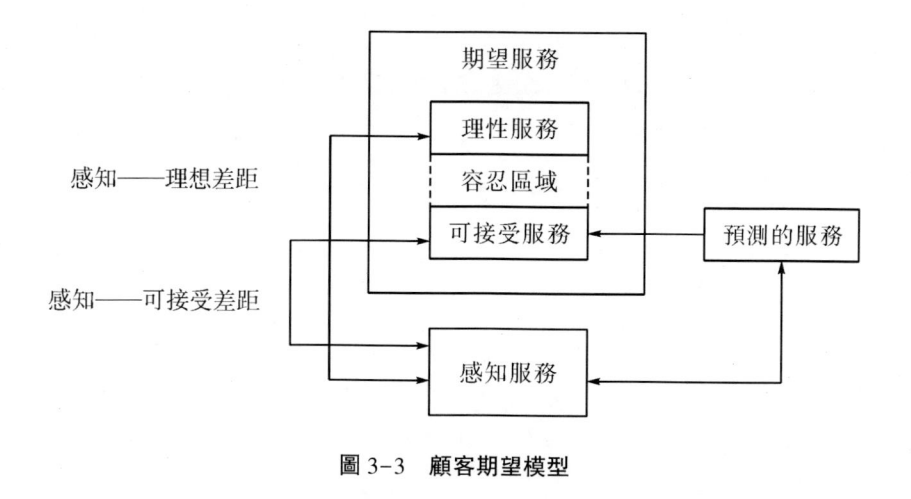

3.2　醫患關係質量驅動因素研究——患者視角

3.2.1　研究設計

3.2.1.1　關鍵事件技術

關鍵事件技術（Critical Incident Technique，簡稱 CIT）是通過搜集故事或關鍵事件，並根據內容進行分類的一種技術，由 Flanagan（1954）最早提出，最初用於調查空軍飛行員在什麼情況下會迷失方向，以及迷失方向的原因，為更好的培訓飛行員提供相應的對策與建議。目前，該方法已被廣泛應用於教育學、心理學和管理學，並擴展至服務管理領域，在服務傳遞、服務接觸、服務質量、服務失敗、服務補救、顧客滿意等問題的研究中扮演著重要角色，也是挖掘服務接觸中顧客滿意和不滿原因的最為合適的方法（Nyquist & Booms，1987）。

CIT 由一系列明確定義的用於觀察人類行為的程序構成，通過對行為進行科學的分類，可以用於解決實踐中的問題（lanagan，1954）。作為分類研究方法，CIT 與其他分類方法，如因子分析、聚類分析和多維量表，

具有同樣的效果（Hunt，1983）。與上述方法的區別在於，CIT 運用的是定性研究技術，即內容分析法，而因子分析、聚類分析和多維量表均屬於定量研究法。通過觀察或訪談，CIT 技術記錄在完成特定任務的過程中導致成功或失敗的事件和行為（Ronan & Latham，1974），這些特定的事件或行為描述就是關鍵事件。

服務是一個過程，由一連串的事件構成，然而並不是所有事件都是關鍵事件，只有那些令顧客記憶深刻，且導致顧客滿意或不滿的事件才是關鍵事件。具體來講，關鍵事件應符合四個標準：首先，包含顧客與員工的互動；其次，從顧客的視角來看，是導致顧客最滿意或最不滿意的事件；再次，是一個具體的事件；最後，包含充足的細節（Biter，1990）。Andersson 和 Nilsson（1964）對關鍵事件分析法的效度和信度進行了研究。研究結果表明，關鍵事件分析法收集到的信息具有有效性和可靠性，該研究結論也得到 Ronan 和 Latham（1974）以及 White 和 Locke（1981）的證實。

該方法可以有效挖掘患者在服務接觸中滿意或不滿的潛在原因，主要表現為兩個方面：第一，關鍵事件技術法捕捉的是服務過程的具體情節（Edvardsson，1992），有利於發現出現問題的具體環節；第二，關鍵事件技術法搜集到的信息不僅包含患者對服務質量的評價，還包含患者的行為，如直接針對醫院或醫生的行為（抱怨、轉移購買）和對第三方的傳遞行為（如向他人建議或警告）。因此，在從患者視角挖掘醫患關係質量驅動因素時，我們選擇採用關鍵事件法。

3.2.1.2 調查方法

針對患者的調查問卷由兩部分構成，一部分為調查對象的個人基本信息，另一部分為主觀問題，要求調查對象回顧過去半年中，在門診就醫過程中親身經歷的最為滿意或最為不滿的一件事，並根據回憶回答下列問題：

（1）它是一個令您最滿意還是最不滿意的經歷？
（2）該事件發生的時間？
（3）該事件發生的醫院的性質？

（4）事件的詳細經過是怎樣的？
（5）該事件涉及了哪些人？
（6）您為什麼對該事件最為滿意或最為不滿意？
（7）如果您自己或家人生病，是否還會選擇該醫院？
（8）如果親戚、朋友有就醫需要，是否向其推薦該醫院？
（9）不滿意後您採取了哪些行動？

研究調查對象為最近半年有門診就醫經歷的患者，開展為期一週的調查，主要通過問卷星和四川大學 MBA 教學平臺發放問卷進行關鍵事件的搜集。本次調查共發放問卷 585 份，為了確保數據的有效性，採用以下標準對問卷進行篩選：①事件描述必須站在患者的角度，情節完整，細節充分，且反應服務提供者與患者（受訪者）之間的直接接觸；②為了防止記憶偏差，剔除事件發生時間超過半年的問卷。最後，獲得有效問卷 446 份，其中滿意事件 122 件，不滿意事件 324 件，最終樣本分佈如表 3-1 所示。

調查對象中男性與女性比例分佈較為合理，其中男性為 201 人，占總體的 45.1%，女性為 245 人，占總體的 54.9%。調查對象中，26~35 歲的樣本較多，占總體的 43.9%；其次是 18~25 歲的患者，占總體的 27.6%；55 歲以上的患者較少，占總體的 0.4%。調查對象中，具有大專或本科學歷的患者較多，占總體的 55.2%，其次是高中或中專學歷的患者，初中或以下學歷的患者最少，占總體的 1.8%。

表 3-1　　　　　　　　　調查對象特徵

年齡	頻數	頻率（%）	文化程度	頻數	頻率（%）	性別	頻數	頻率（%）
18 歲以下	74	16.6	初中及以下	8	1.8	男	201	45.1
18~25 歲	123	27.6	高中或中專	108	24.2			
26~35 歲	196	43.9	大專或本科	246	55.2			
36~45 歲	47	10.5	研究生及以上	84	18.8	女	245	54.9
46~55 歲	4	0.9						
56 歲以上	2	0.4						
合計	446	100		446	100		446	100

3.2.1.3 數據分析方法

本研究中關鍵事件的分類者由四川大學企業管理專業 1 名博士研究生和兩名碩士研究擔任。三位分類者對患者滿意理論均有較為深入的研究。根據比特納（Bitner）的觀點，當新加入的 100 個樣本沒有產生新的類別時，樣本量就達到要求。因此，我們預先將問卷分為兩部分，第一部分有 346 份問卷，剩餘的 100 份作為第二部分問卷，用於檢驗前面所建立的分類框架。

凱文尼（Keaveney）認為，以故事中的「關鍵行為」（Critical behavior）作為分類的最小單位，能最好地保留故事的特徵。因此，本研究以關鍵事件描述中的關鍵行為作為最小的分類單位。例如，「乳腺科醫生好不負責，亂開藥給我，浪費了不少錢。還有做 B 超時，醫生打開窗簾，令我的身體被褻瀆了」，我們將這樣的事件編入兩個分類單位（處方不合理和不注重患者隱私保護）。

斯塔斯（Stauss）指出，關鍵事件分類的類別可以源於理論模型，也可以從樣本中歸納。本研究首先將影響患者滿意和不滿的因素分為兩大類，一類是質量因素，另一類是非質量因素。針對質量因素的細分，本研究綜合 Lehtinen 和 Cronin 的觀點，將服務質量分為過程質量和結果質量。過程質量與服務傳遞、服務環境相關，而結果質量與診療結果有關。

依據 Strauss 和 Corbin（1990）的編碼步驟——開放式編碼、關聯式編碼、核心式編碼，本研究對該方法進行了細化調整：三個研究者通過審閱—開放式分類—關聯編碼—再分類—核心編碼的過程，確立了引起患者滿意及不滿的服務質量的二、三級子類別。

3.2.2 數據分析與結果

3.2.2.1 患者滿意影響因素分析

我們首先將 122 個關鍵事件細分至 161 個最小事件單元，通過上述的編碼定性分析方法對搜集的 161 件引起患者滿意的關鍵事件進行了系統分類和理論抽象，得到了服務質量和醫療費用兩個主類，服務質量又分為過程質量和結果質量兩個子類。具體如圖 3-4 所示。

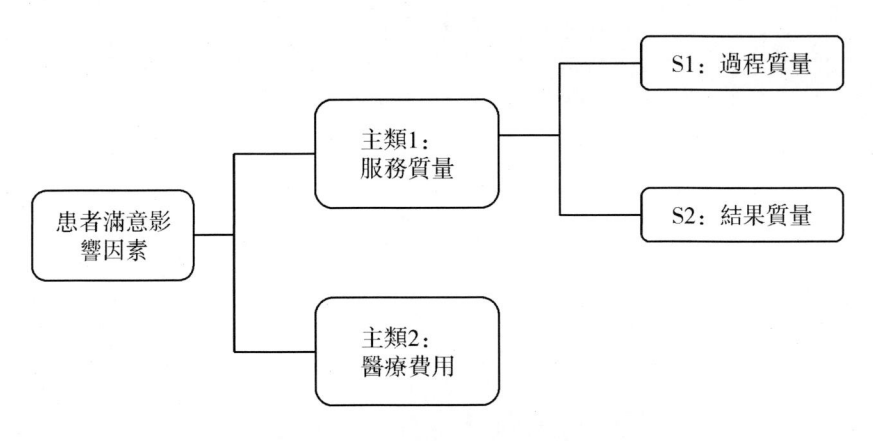

```
                                    ┌── S1：過程質量
                   ┌── 主類1：       │
                   │   服務質量 ─────┤
患者滿意影 ────────┤                 └── S2：結果質量
響因素             │
                   └── 主類2：
                       醫療費用
```

圖 3-4　患者滿意影響因素

引起患者滿意的因素中，與醫療費用主類相關的事件為 4 件，占總體的 2.5%；而與服務質量主類相關的事件為 157 件，占總體的 97.5%。由此可見，引起患者滿意的因素主要是服務質量。

（1）引起患者滿意的服務質量要素

引起患者滿意的服務質量中，過程質量對醫患關係質量的影響高於結果質量的影響。在過程質量中，人員交互質量是促進患者滿意的核心要素，在總事件中占據 77.6% 的比例；其次是就診流程效率，占事件總量的 9.9%；環境質量對患者滿意的影響最小，僅占事件總量的 1.9%。結果質量對患者滿意的影響相對較小，占事件總量的 18.5%。

引起患者滿意的交互質量因素主要包括服務態度好、醫務人員行為表現好和專業技能強三個方面。其中醫務人員行為表現好是引起患者滿意的最重要因素，其次是服務態度好，最後是專業技能強。醫務人員行為表現好主要體現為醫生認真負責、合理用藥、醫患溝通充分、服務周到。有形環境質量因素中引起患者滿意的因素表現為環境設施好、空間佈局合理。結果質量因素中主要涉及治療效果，詳見表 3-2。

表 3-2　　　　　　　　引起患者滿意的服務質量因素分佈

	子類	事件數量（件）	占總事件數量百分比（%）
服務過程質量 （S1：144，91.9%）	S11：人員交互質量		
	S11-A：服務態度好	56	34.8
	S11-B：醫務人員行為表現好	54	33.5
	S11-B1：醫生認真負責	24	14.9
	S11-B2：合理用藥	10	6.2
	S11-B3：醫患溝通充分	10	6.2
	S11-B4：服務周到	9	5.6
	S11-B5：注重隱私保護	1	0.6
	S11-C：專業技能強	15	9.3
	小計	125	77.6
	S12：有形環境質量		
	S12-A：環境設施好	2	1.3
	S12-B：空間佈局合理	1	0.6
	小計	3	1.9
	S13：就診流程效率		
	S13-A：等待時間短	16	9.9
	小計	16	9.9
服務結果質量 （S2：13，8.1%）	S21：結果質量		
	S21-A：診療效果好	13	8.1
	小計	13	8.1
合計		157	97.5

（2）引起患者滿意的醫療費用要素

引起患者滿意的醫療費用因素主要表現為收費合理，該類要素僅占總體的2.5%。本研究主要從以下兩個方面對該現象進行剖析：一方面，說明「看病貴」的問題普遍存在，至今仍未達到患者期望的水準。醫療費用作為醫療服務屬性的重要構成部分，由於該類要素的實際績效值與患者期望相比偏低，因此在調查結果中，這類因素並未成為導致患者滿意的關鍵因素。另一方面，患者雖然對醫療費用敏感，但僅僅因為醫療費用合理，也並不能使患者滿意。

3.2.2.2 患者不滿影響因素分析

運用前面介紹的數據分析方法，我們首先將324個事件細分至462個最小事件單元，然後對462個最小事件單元進行系統分類和理論抽象，得到的主類和子類類別與患者滿意影響因素分析結構相同，如圖3-4所示。

在此次研究中，引起患者不滿的因素中，與醫療費用主類相關的事件單元為39件，占事件總數的8.4%；而與服務質量主類相關的事件單元為423件，占事件總數的91.6%。由此可見，在門診服務接觸中，引起患者不滿的主要因素依然是服務質量。

（1）引起患者不滿的服務質量要素

由表3-3可以看出，服務過程質量因素對患者不滿的影響高於服務結果質量因素。引起患者不滿的因素中，與服務過程質量相關的事件為402件，占與質量相關事件總量的95%；與服務結果質量相關的事件為21件，占與質量相關事件總量的5%。在服務過程質量要素中，人際交互質量是引起患者不滿的關鍵因素，占事件總數的66.9%，其次是就診流程效率，占事件總量的19%；最後是服務環境質量，占事件總量的1.1%。從分析結果看，結果質量並不是引起患者不滿的主要因素，占事件總數的4.5%。

表 3-3　　　　　　影響患者不滿的服務質量因素類別分佈

主類	子類	事件數量（件）	占總事件數量百分比（%）
服務質量過程要素（402，95%）	K11：人際交互質量		
	K11-A：服務態度差	127	27.5
	K11-B：醫務人員行為不當	118	25.5
	K11-B1：不負責任	33	7.1
	K11-B2：醫患溝通不足或缺乏	31	6.7
	K11-B3：處方不合理	22	4.8
	K11-B4：過度檢查	16	3.5
	K11-B5：誇大病情	4	0.9
	K11-B6：收取紅包	3	0.6
	K11-B7：故意延長治療時間	3	0.6
	K11-B8：不注重患者隱私保護	2	0.4
	K11-B9：故意傷害患者	2	0.4
	K11-B10：服務不周到	2	0.4
	K11-C：專業技能差	57	12.3
	K11-D：其他患者行為不當	7	1.5
	小計	309	66.9
	K12：有形環境質量		
	K12-A：環境、設施差	3	0.6
	K12-B：空間佈局不合理	2	0.4
	小計	5	1.1
	K13：就診流程效率		
	K13-A：等待時間長	67	14.5
	K13-B：就醫過程不順利	21	4.5
	小計	88	19
服務質量結果要素（21，5%）	K2：結果質量		
	K21：診療效果未達到預期	21	4.5
	小計	21	4.5
合計		423	91.6

①過程質量之交互質量。

引起患者不滿的交互質量因素包括服務態度差、醫務人員行為不當、

醫務人員專業技能差、其他患者行為不當。醫務人員態度差在不滿事件占比最多，主要表現為醫生、護士態度惡劣、冷漠、對患者缺乏同情心，少部分醫務人員出現辱罵患者的行為，如「服務態度很不好，人家都生病了，護士醫生還大聲吼人，讓人特委屈，現在醫院的素質實在是不行」，「因為工作需要做體檢，按表格內容找科室完成各項，在此過程中，找不到其中一個科室，問路過的醫務人員，人家來一句：不就在前面嗎？沒長眼睛嗎？這事當時我好火啊，可是因為急著辦完事，回公司上班，沒做計較。」

　　醫務人員行為不當不容忽視，我們對涉及醫務人員行為不當的事件進行細分，共分為 9 類，包括：醫務人員不負責任、醫患溝通不足或缺乏、醫生處方不合理（開大處方）、過度檢查、誇大病情、收取紅包、故意延長治療時間、故意傷害患者，其事件數量與頻率分佈如表 3-3 所示。其中醫務人員不負責任是引起患者不滿的最主要因素，主要表現以下幾個方面：醫生上班遲到或中途離開，醫生上班時間做與工作無關的事情，忽視病人，醫生不認真檢查，就給出診斷結論。其次是醫患溝通不足或缺乏，主要包括以下情況：醫生診斷過程中未進行或未詳細進行問診，對患者病情未進行詳細告知，患者諮詢醫務人員問題，不予理睬，押金用完後，護理人員未與患者或家屬溝通，直接停藥，檢查中，設備出現問題不及時與患者溝通，讓患者等候。此類問題發生，易導致患者對診療結果表示懷疑、耽誤治療或造成患者無謂的等候，浪費時間。最後是醫生處方不合理，主要表現為開大處方，導致患者支付更多的醫療費用。

　　專業技術能力差是引起患者不滿的第三大因素，主要表現為診斷不出結果、診斷失誤或護理人員操作技能不熟練，典型事件如：「爺爺因胃潰瘍吐血在醫院住院，治療幾天後本有好轉，有望第二天出院，但照胃鏡時胃被捅傷，造成三個出血口，吐了很多血，導致病危。後來經過手術搶救撿回一條命」；「排隊排了很久，最後好不容易等到醫生了，診斷以後卻沒有給出什麼有建設性的醫治方案，而是讓人拖著，以後再來看」；「第一次帶小孩抽血時，由於是個實習生，沒有經驗，抽得很慢，結果小孩受罪不說，還因為血液凝固了而又抽了第二次。」

其他患者行為不當也易引起患者的不滿。根據服務接觸理論，患者與醫院的接觸包括與醫務工作人員的接觸、與環境、設施的接觸，也包括與其他患者之間的接觸。因此，其他患者的行為也會對服務質量感知與患者滿意度產生影響。其他患者行為不當主要表現為其他患者不按順序排隊或加塞的現象，這類事件占比較少，占總體的1.5%。

②過程質量之就診流程效率。

就診流程效率低是導致患者不滿的第二大過程質量要素，主要包括等候時間長、就診過程不順利，其中等待時間長是最為突出的問題，引致該問題的原因主要包括兩個方面：一方面是就診人數過多，造成難以掛號，等候診斷與等候檢查的時間延長；另一方面是醫院流程設計不合理，造成病人發生擁堵，延長等待時間。

③過程質量之環境、設施質量。

環境設施質量問題對患者不滿的影響最小，在事件總量中占比最低，主要表現為環境設施不齊備、空間佈局不合理，如停車不方便、等候區座椅不足、診室與相關檢查科室、收費處的空間佈局不合理，造成患者耗費額外的體力。

④結果質量。

引起患者不滿的因素中，結果質量的提及率並未如我們事先想像的那麼高。結果質量主要表現為診療效果未達到預期效果。診療效果未達到預期引起的患者不滿事件占事件總數的4.5%。由此可見，診療效果不佳並不是引起患者不滿的最主要的因素。調查顯示，患者對診療效果不滿意，一方面與醫生的專業技能有關，如「拔牙沒有清理乾淨，一個月後竟然傷口處還有一片殘牙」；另一方面與患者對診療效果存在不合理的期望有關，如「鼻炎治療，總是難以根治」。

（2）引起患者不滿的醫療費用因素

「看病貴」依然是引起患者不滿的重要因素，主要體現為藥品價格高和檢查費用高導致的醫療費用增加。醫療費用與服務質量比較起來，服務質量問題導致的患者不滿遠遠高於醫療費用。該現象表明，雖然「看病貴」問題普遍存在，但患者對醫療服務質量的重視程度遠遠高於醫療費

用。此現象與醫療服務產品的特殊性密切相關,醫療服務產品關乎患者的生命、健康及安全,因此設定的服務質量的權重高於醫療費用。

3.2.2.3 滿意患者和不滿患者的行為反應

(1) 滿意患者的行為反應

在關鍵事件收集的問卷調查中,我們要求被試對滿意後的行為意向進行選擇。描述性分析結果顯示:95.4%的滿意患者具有強烈的再就醫意願;92%的滿意患者具有強烈的推薦意願,即向周圍的親戚朋友推薦該醫院。

(2) 不滿患者的行為反應

在關鍵事件收集的問卷調查中,我們要求患者對不滿後的行為反應進行選擇,通過對選擇結果進行描述性分析發現:患者不滿後的行為反應中最集中的是「將不滿經歷告知他人,並勸告他人不去該醫院就醫」,占總體的45.1%;其次是選擇「以後不再來該醫院就醫」,占總體的38.3%;再次是「自認倒霉」,占總體的29%;選擇「向醫務科反應」「電話投訴」以及「向醫院領導反應」的患者數量相當,分別占總體的17%、16%和14.8%;選擇「與當事人爭吵」和「通過媒體曝光」的最少,均占總體的10.5%,詳見表3-4。

表 3-4　　　　　　　　　　患者不滿後的行為反應

行為反應	樣本數量(個)	占總體比例(%)
將就醫經歷告訴他人,勸導他人不來該醫院就醫	146	45.1
以後不再來該醫院就醫	124	38.3
自認倒霉	94	29.0
向醫務科反應	55	17.0
電話投訴	52	16.0
向醫院領導反應	48	14.8
與當事人爭吵	34	10.5
通過媒體曝光	34	10.5

3.2.3 小結

本研究發現，服務質量是引起患者滿意或不滿的最為重要的因素。其中，交互質量的影響強度最大，包括服務態度、醫務人員行為、專業技能；其次是結果質量。而診療效果並不是患者滿意或不滿的最主要的原因。這與 Hoffmanetai（1995）的研究結果，即產品或服務本身的缺陷是導致顧客不滿的主要原因，有所差異。醫療費用是患者不滿的一個重要原因，但在引起患者滿意的因素中，醫療費用的占比較少，這表明，醫療費用是保健因素，而非激勵因素。滿意的患者表現出強烈的再就醫意願；而不滿意的患者，易對醫院進行負面口碑傳播，降低再就醫意願，對醫院品牌產生負面影響。

3.3 醫患關係質量驅動因素研究——醫院視角

3.3.1 研究設計

3.3.1.1 研究方法——內容分析法

內容分析法萌芽於傳播學領域，是對顯性內容進行客觀、系統、定量描述的研究方法（Berelson 1952），能夠針對不同類型的數據，如視覺數據、文字數據，將現象或事件進行分類，從而進行深入的分析與解釋（Tracy G. Harwood & Tony Garry，2003）。20 世紀 70 年代，內容分析法被哈佛大學的卡爾・多伊奇等學者列為從 20 世紀初到 20 世紀 60 年代中期以來「社會科學的重大進展」之一。根據 Krippendorff（1980）的觀點，在進行內容分析時應明確以下六個問題：①分析的數據是什麼？②這些數據是如何定義的？③數據的來源是什麼？④數據的分析結構是什麼？⑤分析的邊界是什麼？⑥推理的目標是什麼？

內容分析法的程序包括八大基本步驟。第一，明確研究目的，抽取樣

本。抽取樣本時應充分考慮，選擇與分析目的一致、信息含量大、內容體例一致、具有聯繫性的信息進行研究。第二，對研究的概念進行界定。該階段需要確定研究涉及哪些變量，其內涵是什麼。開展該項工作時，最好瀏覽一部分需要分析的材料，以保證所有的概念都囊括進來。第三，規範操作方式，確保其與概念化方案相匹配。其基本要求是變量定義應具有窮盡性和互斥性，同時要確保表面和內容雙方面的有效性。第四，編碼。其包括機器編碼和手工編碼兩種形式。無論是手工編碼還是機器編碼，都需要有各個變量的詳盡解釋以及詳盡的編碼手冊及使用規則說明。第五，抽樣。可依據時間、議題、頁碼等特徵進行隨機抽樣。第六，運用訓練文檔，對信度進行檢驗。該階段應綜合各個編碼員的意見，考量變量定義與編碼手冊是否科學合理，必要時進行相應修改。第七，開展編碼工作。如果採用手工編碼，則至少需要兩名編碼員進行獨立編碼，以保證可靠性；如果運用計算機進行編碼，可根據多個辭典統計各個分析單元出現的頻率。第八，計算各個變量的信度。

本研究從醫院視角探究醫患關係質量影響因素，將通過開放式問卷調查對醫院工作人員，包括高層管理者、中層管理者和基層醫務人員進行調查，獲取醫院方面對醫患關係質量驅動因素及不滿的患者行為反應的觀點，運用內容分析法進行分析。

3.3.1.2 調研方法

針對醫務人員的調查問卷主要由兩部分構成：第一部分為醫院工作人員的個人基本信息；第二部分為開放式主觀問題，要求調查對象根據主觀感受進行填寫：

（1）根據您在工作中的真實體驗，您認為影響醫患關係質量（包含患者滿意和患者信任兩個方面）及導致醫患矛盾的關鍵因素是什麼？

（2）患者不滿後的行為表現是什麼？

（3）根據您的工作經驗，您認為可以採取哪些措施提升醫患關係質量？

本研究通過華西 HMBA 平臺，對在醫院工作的學員進行調查，共發放問卷 196 份，剔除關鍵問題未填寫完整的問卷，共獲得有效問卷 166 份。

調查對象中有39人來自三級醫院，占總體的23.5%；有72人來自二級醫院，占總體的43.4%；有55人來自一級醫院，占總體的33.1%，如表3-5所示。

表 3-5　　　　　　　　調查對象所在醫院等級分佈

所在醫院等級	頻率	百分比（%）	累積百分比（%）
三級	39	23.5	23.5
二級	72	43.4	66.9
一級	55	33.1	100
合計	166	100	

調查對象的職級分佈如表3-6所示。其中高層管理者為61人，占總體的36.7%；中層管理人員為89人，占總體的53.6%；基層醫務人員為16人，占總體的9.6%。

表 3-6　　　　　　　　調查對象職級分佈

調查對象職級	頻率	百分比（%）	累積百分比（%）
高層	61	36.7	36.7
中層	89	53.6	90.3
基層	16	9.6	100
合計	166	100	

3.3.1.3　數據分析方法

該研究採用內容分析法對166份開放式問卷調查結果進行全樣本分析。分析遵循以下步驟：①構建分析框架，根據研究問題確定分析單元；②對樣本進行編碼並取得量化數據，並對量化數據進行統計分析。

首先構建分析框架，其主要任務是確定分析單元和設立分析的類目。由於本研究針對醫患關係質量驅動因素、患者行為反應具有獨立的數據板塊，因此，選擇一個樣本中特定的內容板塊作為一個分析單元。為了確定分析單元的類目歸屬，需要設立分析類目。本研究在系統的文獻回顧的基礎上，確定了醫患關係質量驅動因素和患者不滿後行為反應的分析類目，

如表 3-7 和表 3-8 所示。

表 3-7　　　　　　　醫患關係質量驅動因素分析類目

醫患關係質量驅動因素	類目
制度層面	醫療資源不平衡
	醫療投入不足
	社會保障制度和醫保政策不健全
	醫療衛生體制不健全
醫院層面	服務過程不滿意
	服務結果不滿意
	醫療費用不滿意
患者層面	患者期望值過高
	患者知識和修養
	患者對醫生的負面刻板印象
社會層面	社會風氣和道德
	媒體的宣傳誤導

表 3-8　　　　　　　不滿的患者行為反應分析類目

	類目
患者不滿後的行為反應	醫鬧
	院內投訴或抱怨
	打罵醫生
	法律訴訟
	向媒體曝光
	到主管部門投訴
	和醫務人員爭吵
	網絡傳播
	欠費
	中斷治療或不合作

其次，對樣本進行編碼並取得量化數據。為了保證編碼結果的客觀性

和可靠性，避免編碼員解讀相同信息時產生歧義，並使研究過程具有可重複性，我們採用了以下編碼規則：①盡量使用樣本本身的描述；②採用0/1編碼規則，即是和否（秦石磊，2009）。本研究由四川大學企業管理專業一位博士生和一位碩士生對醫患關係質量影響因素、患者不滿後的行為反應和醫患關係質量優化策略進行編碼。主要從制度層面、醫院層面、患者層面、社會層面對醫患關係質量影響因素進行編碼。正式編碼之前，首先對兩個編碼人員進行內容分析法、研究目標、編碼標準方面的培訓。其次，讓編碼人員進行預編碼，當編碼結果的一致性達到85%以上時，才進行正式編碼（Kassarjian H，1997）。

3.3.2 數據分析與結果

3.3.2.1 信度分析

為了檢驗主編碼員的編碼結果的可靠性，需要對編碼結果進行信度分析，即比較編碼員之間編碼結果的一致性。針對每一個類目，若編碼結果一致，則記為「1」；若編碼結果不一致，則記為「0」。當編碼結果一致性比率超過80%時，則通過信度檢驗。本研究各個類目的編碼一致性均超過90%，遠遠超過了80%的可接受標準，說明編碼結果的可靠性是可以接受的（GERY R，等，2000）。對於未達成一致的條目，通過討論最終達成一致意見。

3.3.2.2 醫患關係質量驅動因素分析

通過描述性統計方法對編碼結果進行分析，結果顯示，對醫患關係質量具有驅動作用的因素主要包括四個方面：醫院層面、制度層面、患者層面和社會層面。提及率最高的是醫院層面，提及次數為134次，占總體的80.7%；其次是患者層面，提及次數為74次，占總體的44.6%；再次是制度層面，提及次數為18次，占總體的10.8%；提及率最低的是社會層面，提及次數為17次，占總體的10.2%，詳見圖3-5。

（1）醫院層面

影響醫患關係質量的醫院層面的因素為醫療服務過程質量、診療結果質量、醫療費用，其中最為突出的是醫療過程質量，提及次數為117次，

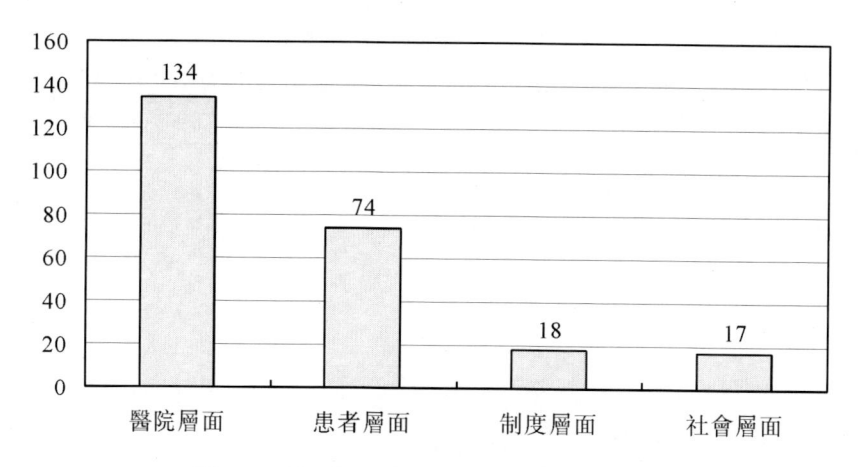

图 3-5　医患关系质量影响因素四大层面分布

占总样本的 70.5%；而诊疗结果质量并未如预期想像的那么高，提及次数为 65 次，占总样本的 39.2%；医疗费用提及率与诊疗结果质量相当，提及次数为 62 次，占总样本的 37.3%。

影响医患关系质量的医疗服务过程质量因素按提及次数依次为：服务态度、医患沟通、医疗技术、就医流程、挂号难易程度、服务是否到位、就医环境、医务人员责任心、医德医风、患者投诉或纠纷能否得到及时有效的解决，详见表 3-9。其中，服务态度和医患沟通的提及率均超过 30%，而医患沟通在三级医院的提及率（46.15%）远高于二级（33.33%）和一级（27.27%），其原因和三级医院的患者量大、医务人员资源相对紧缺有关。

影响医患关系质量的诊疗结果质量要素为：未达到预期诊疗效果、存在医疗质量缺陷或发生医疗事故。其中，「未达到预期诊疗效果」的提及次数为 50 次，占总体的 30.12%；「医疗质量缺陷或发生医疗事故」的提及次数为 19 次，占总体的 11.45%。二级医院中「未达到预期诊疗效果」的提及率高于三级和一级医院，详见表 3-9。

医疗费用是影响医患关系质量的医院层面要素之一，该要素的提及次数为 62 次，占总体的 37.3%。其中，一级医院的提及率为 49.09%，高于二级和三级医院。

表 3-9　　　　　　影響醫患關係質量的醫院層面因素

維度	指標	全樣本 提及次數（次）	全樣本 提及率（%）	三級醫院 提及次數（次）	三級醫院 提及率（%）	二級醫院 提及次數（次）	二級醫院 提及率（%）	一級醫院 提及次數（次）	一級醫院 提及率（%）
診療結果不滿意（65, 39.2%）	未達到預期診療效果	50	30.12	10	25.64	28	38.89	12	21.82
	醫療質量缺陷或事故	19	11.45	5	12.82	8	11.11	6	10.91
就醫過程不滿意（117, 70.5%）	服務態度	60	36.14	12	30.77	28	38.89	20	36.36
	醫患溝通	57	34.34	18	46.15	24	33.33	15	27.27
	醫療技術	23	13.86	3	7.69	10	13.89	10	18.18
	就醫流程	15	9.04	2	5.13	5	6.94	8	14.55
	掛號難易程度	13	7.83	1	2.56	3	4.17	9	16.36
	服務是否到位	12	7.23	2	5.13	2	5.56	6	10.91
	就醫環境	11	6.63	3	7.69	4	5.56	4	7.27
	醫德醫風	10	6.07	4	10.25	3	4.17	3	5.46
	醫務人員責任心差	8	4.82	2	5.13	3	4.17	3	5.45
	患者投訴或糾紛能否得到及時、有效解決	3	1.81	2	5.13	1	1.39	0	0.00
醫療費用（62, 37.3%）	醫療費用高	62	37.35	9	23.08	26	36.11	27	49.09

（2）患者層面

影響醫患關係質量的患者層面的因素主要為：患者的期望值過高、患者知識和修養以及患者對醫生固有的不信任感。其中，「患者期望值過高」的提及次數最多，為45次，提及率為27.11%；「患者對醫生固有的不信任感」的提及率為27次，占總體的16.27%，在一級醫院表現得尤為明顯；「患者知識和修養」的提及次數較少，為19次，占總體的11.45%，詳見表3-10。

表 3-10　　　　　　影響醫患關係質量的患者層面因素

患者層面	全樣本 提及次數（次）	全樣本 提及率（%）	三級醫院 提及次數（次）	三級醫院 提及率（%）	二級醫院 提及次數（次）	二級醫院 提及率（%）	一級醫院 提及次數（次）	一級醫院 提及率（%）
患者期望值過高	45	27.11	14	35.90	14	19.44	17	30.91

表3-10(續)

患者層面	全樣本		三級醫院		二級醫院		一級醫院	
	提及次數（次）	提及率（％）	提及次數（次）	提及率（％）	提及次數（次）	提及率（％）	提及次數（次）	提及率（％）
患者對醫生固有的不信任感	27	16.27	4	10.26	12	16.67	11	20.00
患者知識和修養	19	11.45	1	2.56	12	16.67	6	10.91

（3）制度層面

影響醫患關係質量的制度層面因素主要體現為醫療資源配備不平衡、社會保障制度與醫保政策不健全、醫療投入不足、醫療衛生體制不健全，提及率如表3-11所示。

表3-11　　　　　影響醫患關係質量的制度層面因素

制度層面	全樣本		三級醫院		二級醫院		一級醫院	
	提及次數（次）	提及率（％）	提及次數（次）	提及率（％）	提及次數（次）	提及率（％）	提及次數（次）	提及率（％）
醫療資源不平衡	8	4.82	2	5.13	4	5.56	2	3.64
社會保障制度與醫保政策	7	4.22	4	10.26	3	4.17	0	0.00
醫療投入不足	4	2.41	2	5.13	3	4.17	0	0.00
醫療衛生體制不健全	4	2.41	2	5.13	2	2.78	0	0.00

（4）社會層面

影響醫患關係質量的社會層面因素主要表現為社會風氣和道德以及媒體的宣傳誤導。其中媒體的宣傳誤導提及率較高，為7.83％，而社會風氣和道德因素提及率較低，為3.01％，詳見表3-12。

表 3-12　　影響醫患關係質量的社會層面因素

社會層面	全樣本 提及次數（次）	全樣本 提及率（%）	三級醫院 提及次數（次）	三級醫院 提及率（%）	二級醫院 提及次數（次）	二級醫院 提及率（%）	一級醫院 提及次數（次）	一級醫院 提及率（%）
社會風氣和道德	5	3.01	1	2.56	3	4.17	1	1.82
媒體的宣傳誤導	13	7.83	2	5.13	6	8.33	5	9.09

3.3.2.3　不滿的患者的行為反應

醫院方面認為不滿患者的行為反應主要表現為醫鬧、院內投訴或抱怨、打罵醫生、法律訴訟、向媒體曝光、到主管部門投訴、和醫務人員爭吵、高額索賠、網絡傳播、欠費、中斷治療或不合作11個方面，詳見表3-13。其中，提及率最高的是醫鬧，提及率為59.64%；其次是院內投訴或抱怨，提及率為35.54%；再次是法律訴訟，提及率為18.07%；中斷治療或不合作的患者最少，提及率為1.81%。

表 3-13　　　　　　　　不滿患者的行為反應

不滿患者的行為反應	提及次數（次）	提及率（%）
醫鬧	99	59.64
院內投訴或抱怨	59	35.54
法律訴訟	30	18.07
打罵醫生	28	16.87
向媒體曝光	19	11.45
到主管部門投訴	12	7.23
和醫務人員爭吵	9	5.42
高額索賠	9	5.42
網絡傳播	9	5.42
欠費	9	5.42
中斷治療或不合作	3	1.81

3.3.3 小結

本研究通過內容分析法，對以醫院工作人員為調查對象的「醫患關係質量影響因素開放式調查問卷」進行結構內容分析，歸納出驅動醫患關係質量的四大因素，包括醫院層面、患者層面、制度層面和社會層面，其中提及率最高的是醫院層面因素，而在醫院層面因素中，過程質量對醫患關係質量的影響遠高於結果質量和醫療費用。由於醫療服務的專業性和醫患雙方擁有的醫療技術知識和信息的不對稱性，患者層面因素對醫患關係質量的影響也不容忽視。從醫院視角透視不滿患者的行為反應，發現醫鬧成為患者發泄不滿以及趁機不當得利的主要方式，阻撓了醫院的正常運行，對醫務人員的生命安全帶來威脅；院內投訴和抱怨行為也較為凸顯，是患者發泄不滿的正常反應，應引起醫院的足夠重視，採取針對性的措施，使其成為化解醫患矛盾的契機。

3.4 醫患雙方認知差距分析

3.4.1 醫患關係驅動因素認知差距分析

上述 3.2 和 3.3 的分析結果均表明服務質量對醫患關係質量的影響大於醫療費用，在服務質量要素中，過程質量要素對醫患關係質量的影響強度大於結果質量。然而，在各要素的提及率方面卻存在明顯差異，主要表現在以下方面：

（1）過程質量的影響強度認知不對稱

患者對過程質量的提及率為 87%，而醫院方面對過程質量的提及率為 70.5%。由此可見，患者對就醫過程的關注程度高於醫院方面。雖然醫院方面意識到過程質量的重要程度，但與患者的期望水準還存在一定差距。

（2）結果質量的影響強度認知不對稱

從患者視角看，引起患者不滿的結果質量提及率為4.5%；而從醫院視角看，引起患者不滿的結果質量提及率卻為39.2%。導致該差異的原因可能為兩個方面：首先，患者向醫院反饋的不滿意問題主要是結果質量，而過程質量的反饋較少；其次，由於醫療服務的專業性要求高，醫院對結果重視程度高。

（3）醫療費用的影響強度認知不對稱

從患者視角看，引起患者不滿的醫療費用要素提及率為8.4%，而從醫院視角看，引起患者不滿的醫療費用因素提及率為37.3%。由於醫療服務的特殊性，雖然患者平時在抱怨看病貴問題，但在實際體驗過程中，患者聚焦於診療過程和診療結果，在診療結果滿意和診療過程順暢的情況下，患者往往忽略醫療費用問題。

以上分析結果表明，患者和醫院對醫患關係質量影響因素的認知雖然具有一致性趨勢，但也存在認知的不對稱性。因此，醫院應密切關注患者的體驗，通過患者滿意度調查、患者代表訪談等方法持續瞭解醫患關係質量現狀，並識別導致患者不滿的關鍵因素，從而進行針對性的改進，才能構建和諧的醫患關係，提升患者的再就醫意願。

3.4.2 不滿患者的行為反應認知差距分析

從患者視角看，不滿患者的行為反應不但包括投訴、抱怨、與當事人爭吵、向媒體曝光等顯性行為，還包括負向口碑傳播、不再來該醫院就醫等隱性行為，即醫院不能明顯觀測到的行為。從醫院視角看，從醫院高層管理者到基層醫務人員，其觀測到的不滿患者的行為反應主要包括醫鬧、投訴、訴訟、向媒體曝光等顯性行為。由此可見，患者和醫院對不滿患者行為反應的認知存在不對稱性。醫院在關注服務不滿後帶來的顯性行為的同時，亦應關注患者不滿後的隱性行為，因為患者的負向口碑傳播對醫院形象的負向作用不容忽視。醫院及社會在關注醫鬧帶來的負面效應的同時，更需要剖析醫鬧產生的根源，對患者滿意度進行監測，識別關鍵問題，並進行相應的整改，提升醫院的服務水準，促進和諧醫患關係的形成。

3.5 醫患關係質量提升路徑

由於醫患雙方對醫患關係質量驅動要素認知和不滿的患者的行為反應認知均存在差距，本章以服務差距模型理論為基礎，從差距彌合視角提出以下策略建議：

3.5.1 彌合醫患感知差距

由於醫患雙方對醫患關係質量認知與患者不滿行為的認知均存在差距，表明醫院各層管理者及醫務人員對患者的需求、患者對服務質量及醫療費用方面的感知的認知還存在局限性。因此，醫院應切實樹立患者為中心的理念，建立患者需求識別機制，定期對患者進行調研和訪談，深入瞭解患者的需求及期望，識別醫院營運管理的瓶頸，制定針對性的整改措施。

從患者視角看，醫務人員服務態度差是影響醫患關係質量最為突出的交互質量要素，與醫務人員的服務意識密切相關。醫院應從理念、制度和器物層面塑造醫院文化，在全體員工中樹立「以患者為中心」的服務價值觀，通過典範學習、制度約束進行固化，從而外化為積極的行為。

3.5.2 建立服務質量標準

由於醫療服務是知識密集型和勞動密集型的服務行業，關乎服務對象的健康與生命安全，因此，醫務人員應具有更高的專業技能要求，且需遵循操作標準。因此，醫院應以患者滿意為出發點，以行業標準為底線，制定「患者驅動」的服務質量標準。在醫院運行過程中，「人」是執行質量標準的主體，醫務人員的價值觀、職業素養、專業技能會影響服務質量標準的貫徹與實施，進而影響醫患關係質量。基於此，醫院應做好以下幾個方面的工作：

（1）加強內部行銷，提升醫務人員職業素養

菲利浦・科特勒認為：「內部行銷是指成功地雇傭、訓練和盡可能激勵員工很好地為顧客服務的工作。」其核心是培養醫務人員的服務意識，提升醫務人員職業素養，打造以患者為中心的醫院文化，進行醫務人員職業素養培訓，轉變醫務人員思維模式，樹立市場導向的服務理念，外化為醫務人員的實際行動。醫院應對醫生進行有效激勵，如將患者滿意度測量結果與醫務人員的績效與晉升掛勾，通過激勵制度激發醫務人員的工作熱情及潛能，外化為專業服務行為。

（2）加強醫務人員培訓，打造專業服務能力

基層醫院的醫療技術水準偏低，導致患者對醫療技術不滿意，從而湧向城市大型醫院就醫，導致「看病難」的問題日益凸顯。因此，基層醫院應通過內部培訓和外部培養相結合的方式，不斷提升醫務人員專業技術水準，從而留住患者。

3.5.3 優化服務傳遞過程

大型醫院的排隊現象非常嚴重，一方面和門診量大有關，另一方面和醫院的就診流程設計不合理導致的擁堵有關。長時間的等待會刺激負面情緒的產生，影響患者對服務質量的感知，導致醫患關係緊張。而在人力、物力、財力各項資源有限的情況下，僅僅依靠擴大醫院規模、增加醫務人員數量，並不能從根本上解決擁堵問題。醫院可通過電話預約、網絡預約等方式，疏散患者門診預約的擁堵與壓力。另外，醫院可借助信息化技術，通過分時段就診等辦法，通過流程再造、精益管理、模擬仿真等手段不斷優化服務流程，縮短病人的等待時間，減少患者在醫院的空間移動距離與頻率，緩解患者擁堵狀態，從而降低病人的時間成本和精力成本。

3.5.4 加強醫患雙向溝通

（1）借助多重媒介，促使合理期望形成

醫生與患者之間存在信息不對稱，患者瞭解的信息越少，越容易形成不合理的期望和判斷，並產生消極情緒。本章研究顯示，患者對診療結果

的期望過高是影響醫患關係質量的重要因素。由於患者的知識水準和知識結構的限制，患者往往對醫生形成過高的期望，但有些疾病在目前的醫療技術水準下無法完全得到根治，從而形成患者期望與現實感知之間的差距，導致其產生不滿情緒。有些情緒激動的患者甚至將不滿情緒發泄至醫務人員身上，對醫務人員造成本應避免的傷害。因此，無論是醫院，還是衛生管理部門，可借助多種媒體，做好健康基礎知識的科普，使患者形成合理的期望。

（2）提升溝通能力，消除患者不滿情緒

由於醫療服務的專業性，醫務人員在職業學習和成長過程中，更加強調專業技術能力的提升，而對溝通能力的重視程度不足。患者在就醫過程中，因醫患溝通問題導致的不滿和糾紛非常突出，提升醫務人員溝通能力成為各級醫院工作的當務之急。因此，不僅要求醫務人員具有過硬的專業技能，更需具備良好的溝通能力，以消除溝通不暢帶來的誤會，減少患者由於焦慮引起的情緒波動及極端行為。

3.5.5 實施服務質量監測

本章研究顯示，服務質量是驅動醫患關係質量的關鍵因素，對醫患關係質量具有預示作用。因此，醫院可通過定期監測服務質量，識別患者感知服務質量與預期服務質量的差距，分析差距產生的原因，以採取針對性的措施進行改進。服務質量監測的內容應涵蓋過程質量和結果質量，且考慮醫療費用感知因素和患者個人特徵，以確認是質量績效出現問題還是醫療費用或患者個人特徵的干擾。

我們實行服務質量監測問卷調查與醫療質量定量評估相結合、醫院自行監測和第三方獨立監測相結合的雙結合模式。由於醫療服務的特殊性，患者將自身置於弱勢地位，在接受服務質量調查時，擔心給予負面評價會給自身帶來麻煩，因此，患者往往給予正面評價。基於此，醫院應在患者接受醫療服務後，再對其進行調查。醫院在採取自行監測和第三方獨立監測相結合模式時，可將監測結果進行比對，監測結果越接近，表明醫院的「患者導向」價值觀落實得越到位。

3.6　本章小結

　　本章運用關鍵事件法、內容分析法，整合患者視角和醫院視角，探究了醫患關係質量驅動因素和不滿的患者的行為反應，以彌補現有研究從單一視角對醫患關係進行探究的局限性。

　　從患者視角看，驅動醫患關係質量的因素主要為過程質量、結果質量和醫療費用，其中，過程質量的提及率最高。引起滿意和不滿的事件中，過程質量、結果質量和醫療費用的事件比例分佈存在差異，醫療費用引起不滿的事件比例高於引起滿意的事件比例，說明合理的醫療費用是保健因素，而非激勵因素。

　　從醫院視角看，驅動醫患關係質量的因素可歸納為四個方面，依次為醫院層面、患者層面、制度層面和社會層面，其中佔據主導地位的是醫院層面，而患者層面、制度層面和社會層面的因素也不容忽視。從醫院層面看，驅動醫患關係質量的要素和從患者視角進行的研究結論一致，分別為過程質量、結果質量和醫療費用，而其提及率存在差異。

　　患者對過程質量的提及率高於醫院各層人員，而患者對醫療費用和結果質量的提及率低於醫院各層人員，表明醫患雙方對各個要素的重要性認知存在不對稱性。醫患雙方對患者不滿後行為反應的認知亦存在差異，患者的反應包括顯性和隱性兩個層面，而醫院觀測到的是顯性反應，而隱性反應對醫院聲譽的破壞力以及對和諧醫患關係的構建具有重要影響。因此，醫院應持續監測醫患關係質量，及時發現問題，以實現醫患關係質量的良性提升。

　　作為醫院，如何實現科學有效地監測和評估醫患關係質量是很重要的。由於過程質量是影響醫患關係質量的關鍵要素，因此，第四章將從服務接觸視角，構建門診服務接觸質量評價量表，為醫院的實踐操作提供依據。

4 門診服務接觸質量測量量表本土化開發

　　第三章的研究結果表明，無論是患者視角還是醫院視角，門診服務接觸質量均為醫患關係質量的關鍵驅動因素，由此可見，門診服務接觸質量對醫患關係質量具有預測作用。與此同時，對門診服務接觸質量進行科學測量是彌合服務差距，優化醫患關係質量的重要路徑。那麼，如何科學測量與評價門診服務接觸質量？已有研究尚未給出確切答案，本章將圍繞該問題展開研究。

　　文獻研究顯示：關於醫療服務接觸質量評價的量表較多，但多集中於對住院服務接觸質量的測量，如包含入院流程、護理、醫生、員工、食物、病房六個維度的住院服務接觸質量量表。Burroughs 等（1999，2001）、Koichiro Otani（2009；2010）的檢驗表明，該量表具備良好的信度和效度。然而，專門針對門診服務開發的門診服務接觸質量測量量表相對較少。雖然 Hannele Hiidenhovi，Pekka Laippala 和 Kaija Nojonen（2001）針對門診服務開發了包含 12 個指標的測量量表，但由於中外醫療服務提供方式的差異性，不能直接引入國內。另外，該量表針對每一個接觸環節，只有一個測項，其效度有待進一步驗證。中國學者李霞、薛迪和丁瑾瑜從門診患者視角、門診醫生視角探究門診服務過程質量評價方法，但未形成完整的門診服務接觸質量測量量表。凌娟（2011）雖然從服務接觸視角針對門診服務設計了服務質量測量量表，但未涵蓋檢查、檢驗環節，且未涉及環境接觸。印度學者 Nandakumar Mekoth（2011）的研究雖然涵蓋了檢查、檢驗環節，但由於印度和中國醫療服務市場的差異，缺乏代表性和針對性。基於此，本研究將針對中國情境下門診服務特徵，對門診服務接觸質量進行

進一步修正，以保證門診服務質量測量量表的可靠性和有效性。

本研究借鑑 Churchill（1979）和 Paul（1981）等所提出的量表開發範式，按照如下步驟修正門診服務接觸質量測量量表。第一，在文獻回顧及與醫生、患者進行深度訪談的基礎上，界定門診服務接觸質量的概念與範疇；第二，運用文獻研究法、關鍵事件法生成測量題項；第三，運用專家法對題項進行反覆修改，形成量表的初始題項；第四，抽取小樣本進行預調研，綜合運用探索性因子分析和內部一致性檢驗淨化初始題項，從而形成正式調研問卷；第五，抽取大樣本進行正式調研，並通過驗證性因子分析對量表的信度和效度進行檢驗，形成最終的門診服務接觸質量測量量表。本章的研究成果為進一步識別門診服務接觸質量中的魅力質量要素、一元質量要素和必備質量要素，以及探明門診服務接觸質量各維度對醫患關係質量的驅動機理奠定了基礎。

本章研究路線如圖 4-1 所示。

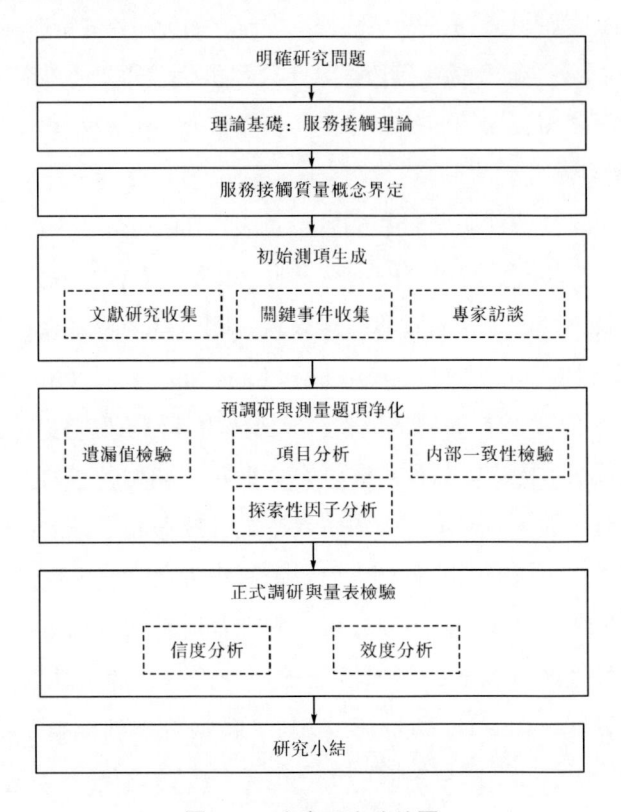

圖 4-1　本章研究路線圖

4.1 概念的界定

修正量表的一個重要前提是對概念進行界定。本研究依據範秀成教授提出的服務接觸擴展模型,結合門診服務特徵,將門診服務接觸質量界定為患者在就醫體驗過程中通過與有形環境與設備、醫務人員及服務系統的互動而形成的對門診服務的總體認知和態度,如圖4-2所示。本研究所界定的門診服務接觸質量的範疇包括三個方面:①門診服務接觸質量的評價主體是患者;②患者感知的門診服務接觸對象涵蓋了就醫過程中的有形環境與設備、醫務人員和服務系統;③從評價的內容看,由於門診服務的特殊性,治療效果往往不能立竿見影,且評價的節點是取藥結束階段,因此,本研究中的評價內容未將服務結果納入,主要聚焦於患者對門診服務傳遞過程的感知。

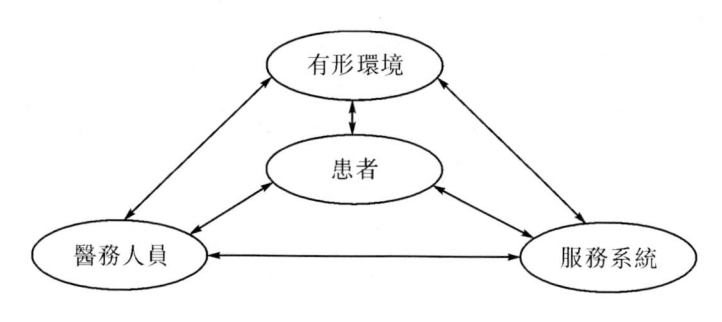

圖4-2　門診服務接觸模型

4.2 初始題項的生成

本研究中門診服務接觸質量初始題項的來源主要包括三個途徑:文獻

研究、關鍵事件法和訪談法。本研究對醫療服務質量相關文獻進行了梳理，借鑑了相關服務接觸質量的測量題項，並結合中國門診服務特徵，進行了適當的修改。為了使門診服務接觸質量測量題項更具有針對性和全面性，另外一部分題項主要來自關鍵事件法抽取出來的題項，本研究將關鍵事件中提及率較高的關鍵語句進行了完善，形成了門診服務接觸質量的初始測量題項。

4.2.1 文獻研究收集相關題項

本研究對門診服務接觸質量方面的國內外文獻進行了系統收集、歸納與整理。為了保證描述的準確性，我們對國外服務接觸質量測量量表進行了翻譯-回譯。在此基礎上，歸納出51個題項，如表4-1所示。

表4-1　　國內外文獻對門診服務接觸質量測量的題項匯總

題項	來源
①該醫院醫療設備先進	Emin Babakus，等（1992）；黃靜宜（2010）
②該醫院醫療設備齊全	黃靜宜（2010）
③該醫院醫療設施舒適	Emin Babakus，等（1992）；Laith Alrubaiee（2011）
④醫院所處位置交通便利	Laith Alrubaiee（2011）
⑤醫院各樓層的指示牌、指路標志清晰	Laith Alrubaiee（2011）；黃靜宜（2010）
⑥醫院環境乾淨明亮	黃靜宜（2010）
⑦診斷器具清潔無污	黃靜宜（2010）
⑧醫務人員著裝整潔	Emin Babakus，等（1992）；Laith Alrubaiee（2011）；黃靜宜（2010）
⑨醫務人員訓練有素	Laith Alrubaiee（2011）
⑩醫務人員富有同情心	Emin Babakus，等（1992）
⑪醫務人員處方準確	Emin Babakus，等（1992）
⑫醫務人員樂意幫助患者	Emin Babakus，等（1992）
⑬醫務人員知識豐富	Emin Babakus，等（1992）

表4-1(續)

題項	來源
⑭醫務人員有禮貌	Emin Babakus，等（1992）；Hannele Hiidenhovi（2002）
⑮醫務人員親切和善	黃靜宜（2010）
⑯醫務人員告知患者準確的服務時間	Emin Babakus，等（1992）
⑰服務方便快捷	Emin Babakus，等（1992）；Laith Alrubaiee（2011）
⑱醫院能在其承諾的時間提供服務	Emin Babakus，等（1992）；Laith Alrubaiee（2011）
⑲醫務人員有激發患者信任的能力	Laith Alrubaiee（2011）
⑳醫務人員善於傾聽	Laith Alrubaiee（2011）；黃靜宜（2010）
㉑醫務人員在解決患者問題時是可靠的	Laith Alrubaiee（2011）
㉒醫務人員詳細解釋患者病情	Laith Alrubaiee（2011）；黃靜宜（2010）
㉓醫生在診療過程中認真仔細	黃靜宜（2010）
㉔醫院開的處方藥品是合理的	Laith Alrubaiee（2011）
㉕病歷書寫詳細、規範	黃靜宜（2010）
㉖藥劑師詳細說明用藥方法與注意事項	黃靜宜（2010）
㉗醫生幫助患者建立信心	Laith Alrubaiee（2011）
㉘醫院在提供服務的過程中不會出現差錯	Laith Alrubaiee（2011）
㉙醫院員工願意幫助患者	Laith Alrubaiee（2011）
㉚醫務人員給予患者個性化的關護	Laith Alrubaiee（2011）
㉛醫務人員是謙虛的	Laith Alrubaiee（2011）；Nandakumar Mekoth（2011）
㉜醫務不會因為太忙而不處理患者的要求	Laith Alrubaiee（2011）
㉝醫務人員瞭解患者的需求	Laith Alrubaiee（2011）
㉞醫務人員重視患者利益	Laith Alrubaiee（2011）

表4-1(續)

題項	來源
㉟醫務人員尊重我，為我考慮	黃靜宜（2010）
㊱醫務人員專業技能好	Hannele Hiidenhovi（2002）；黃靜宜（2010）
㊲患者能在預約的時間接受服務	Hannele Hiidenhovi（2002）
㊳醫務人員服務意識強	Hannele Hiidenhovi（2002）
㊴醫務人員尊重患者隱私	Hannele Hiidenhovi（2002）；黃靜宜（2010）
㊵醫院提供充足的檢查及效果信息	Hannele Hiidenhovi（2002）
㊶醫院提供用藥信息和藥品的效果信息	Hannele Hiidenhovi（2002）
㊷醫生能清晰解釋病情	Nandakumar Mekoth（2011）
㊸醫生專業知識豐富	Nandakumar Mekoth（2011）
㊹醫務人員自信	Nandakumar Mekoth（2011）
㊺醫務人員關心患者	Nandakumar Mekoth（2011）
㊻檢查人員工作效率高	Nandakumar Mekoth（2011）
㊼檢查人員態度友好	Nandakumar Mekoth（2011）
㊽等待檢查結果時間合理	Nandakumar Mekoth（2011）
㊾等待掛號時間合理	Nandakumar Mekoth（2011）
㊿候診時間合理	Nandakumar Mekoth（2011）
51就醫過程方便快捷	黃靜宜（2010）

4.2.2 關鍵事件收集「關鍵詞條」

為了實現門診服務接觸質量測量量表的本土化，本研究採用關鍵事件法和深度訪談法收集關於門診服務接觸質量的關鍵詞條。

本研究通過問卷星、四川大學 MBA 教學平臺發放問卷，進行關鍵事件的收集。我們要求調查對象回憶最近一次在接受醫療服務過程中，所經歷的一次最滿意或最不滿意的事件，然後回答以下問題：「這一事件是最滿意的還是最不滿意的？該事件發生的時間是什麼時候？這一事件的經過是怎樣的？這一事件涉及哪些人？不滿意或滿意的原因是什麼？」

本次調查共發放問卷 585 份，為了確保數據的有效性，我們採用以下標準對問卷進行篩選：①事件描述必須站在患者的角度，情節完整，細節充分，且反應服務提供者與患者（受訪者）之間的直接接觸；②為了防止記憶偏差，所以我們剔除事件發生時間超過半年的問卷。最終，我們獲得有效問卷 446 份，其中滿意事件 122 件，不滿意事件 324 件。調查對象中：男性為 201 人（45.1%）、女性為 245 人（54.9%）；初中及以下學歷者為 8 人（1.8%）、高中/中專學歷者為 108 人（24.2%）、大專/本科學歷者為 246 人（55.2%）、研究生及以上學歷者為 84 人（18.8%）；18～25 歲樣本為 165 人（37.0%）、26～35 歲為 228 人（51.1%）、36～45 歲為 47 人（10.5%）、46～55 歲為 4 人（0.9%）、56 歲以上為 2 人（0.5%）。

本研究採取內容分析法對關鍵事件進行分析，將滿意和不滿事件中與服務接觸無關的因素剝離，如「診療效果不好」「醫療費用高」等，僅保留與服務接觸相關的因素，並將出現頻率較高的服務接觸質量要素進行歸納整理，整理結果如表 4-2 所示。

表 4-2　　　　　　　　　關鍵事件獲取的題項

題項	題項
該醫院醫療設備先進	病歷書寫清晰、規範
該醫院乾淨、整潔	醫生推薦合理的治療方案
就診環境舒適	醫務人員向我詳細說明用藥方法與注意事項
醫院空間佈局合理	醫務人員注意保護我的隱私
醫院所處位置交通便利	掛號非常困難
醫務人員態度惡劣	候診時間過長
醫務人員回答、解釋問題時很有耐心	繳費方便快捷
醫生還沒聽完我的病情描述就開始開藥	取藥方便快捷
醫務人員認真負責	我能及時獲得各項化驗、檢查結果
醫務人員尊重我	我提出的問題或投訴能得到及時回應、積極解決
醫務人員關心患者	詢問醫務人員時能得到及時解答

表4-2(續)

題項	題項
醫務人員專業知識豐富	醫生開了太多藥
醫務人員在檢查、診療時操作熟練	檢查項目過多
醫務人員能清晰解釋我的病情	醫院允許我在其他地方購買藥物
醫生在診療過程中認真、仔細	就診過程順利

4.2.3 初始測量題項的形成

本研究對來自文獻研究和關鍵事件分析的題項進行匯總，通過初步分析處理後，將含義相同或類似的題項進行合併處理。由於測量題項中存在負面描述的題項，本研究根據測量大師羅伯特·F. 德維利斯（Robert F. Devellis）的觀點，對負面描述的題項進行處理。羅伯特·F. 德維利斯認為在同一個量表中，一些題項用正面語句描述，一些題項用負面語句描述，正負語句數目相當，避免被試斷言、默認或同一性偏袒。然而，正負題項交叉的測量量表需要付出一定的代價，其原因是被試在答題過程中可能將題項的方向弄混，尤其當填寫的問卷較長時，調查對象往往忽略了問題提出的方向性，而僅僅考慮了強度，從而導致收集到的反向題項的結果很難令人滿意。羅伯特·F. 德維利斯提出在同一量表中反向題項的弊大於利。基於此，本研究將反向題項轉化成正向題項，總共形成了包含22個題項的初始量表。

我們邀請了4名醫院管理專家、3名醫院門診管理人員、3名患者代表，共10位專業人士對匯總後的題目進行了內容項目的評價和篩選。其中，4名醫院管理專家中有1位博士生導師、1位碩士生導師、2名醫院管理方向的博士；3名醫院門診管理人員，分別為來自三甲醫院的門診部主任、副主任和護士長，他們熟悉門診服務接觸要素，長期致力於提升醫療服務質量實踐。根據Bennett和Robinson（2000）的建議，題項的評價和篩選主要參照以下三個標準：首先，分析各題項的描述是否清晰、準確，尤其需要注意是否存在歧義；其次，分析各題項能否準確表達所要測量的

概念；最後，對各題項所描述的服務接觸質量的內容在門診服務接觸中是否具有普遍性進行評定。本研究採取李克特 5 級量表進行評價：「1」表示沒有人有該感受，「2」表示較少人有該感受，「3」表示不確定，「4」表示有較多人有該感受，「5」表示該感受非常普遍。根據 10 位專業人士對各個題項的評定，本研究將均值低於 2 的題項予以刪除，最終得到 19 項對感知服務接觸質量內容的描述，見表 4-3。

表 4-3　　　　　　　　初步分析後予以保留的題項

維度	測項	最大值	最小值	均值
有形環境接觸	①該醫院乾淨、整潔	4	1	3.50
	②該醫院醫療設備先進	5	1	3.97
	③醫院各樓層的指示牌、指路標誌清晰	4	1	2.75
	④醫務人員衣著規範、舉止得體	4	1	2.38
	⑤該醫院就診環境舒適	5	1	3.44
	⑥該醫院所處位置交通便利	4	1	3.18
醫務人員接觸	①醫務人員尊重我、為我考慮	5	1	3.80
	②醫務人員專業知識豐富	5	2	3.94
	③醫務人員在檢查、診療時操作熟練	5	2	3.83
	④醫務人員能清晰解釋我的病情	5	2	3.72
	⑤醫生在診療過程中認真、仔細	5	1	3.76
	⑥病歷書寫清晰、規範	5	1	3.06
	⑦醫生推薦合理的治療方案	5	2	3.66
	⑧醫務人員向我詳細說明用藥方法與注意事項	5	1	3.87
	⑨醫務人員注意保護我的隱私	4	1	3.68
服務系統接觸	①掛號、候診、繳費、取藥方便快捷	5	1	3.67
	②我能及時獲得各項化驗、檢查結果	5	1	3.55
	③我提出的問題或投訴能得到及時回應、積極解決	4	1	3.43
	④詢問醫務人員時能得到及時、詳細解答	5	1	3.45

4.3　預調研與測量題項淨化

預調研的目的是通過初步調查獲得基礎數據，通過對初始量表進行信度和效度分析，對問卷進行修正和完善。本研究根據邱皓政等（2009）的建議，依據下列五項標準檢驗題項，以確定題項是否刪除或保留，具體包括：遺漏值檢驗，項目分析，項目—總體相關分析，刪除項目後內部一致性系數是否提高，因子分析結果中各題項在所屬因子下的因子載荷值。

4.3.1　預調研樣本概況

吳明隆（2003）提出預調研對象與正式調研對象在基本屬性方面應保持一致性，且預調研樣本數量應為問卷中包含題項最多的分量表的題項的3至5倍。Hair等（2006）建議進行因子分析時，應保證有效樣本的數量不少於100份，Gorsuch（1983）認為有效樣本數量與問卷題項的比值應達到5：1的最低標準，且越高越好。

本研究調查問卷包括23個題項，考慮研究時間、人力與成本等因素的限制，本研究採取方便抽樣的方式，在成都市第五人民醫院、成都中醫藥大學附屬醫院、四川大學華西醫院抽取了340位具有填寫意願的患者進行問卷調查，共發放問卷340份，剔除無效問卷55份（剔除標準為規律性作答或漏答較多），共回收有效問卷285份，問卷的回收有效率為83.82%，滿足了樣本容量的要求。本研究採取李克特7級量表調查患者對門診服務接觸質量的感受。1表示非常不同意，2表示不同意，3表示比較不同意，4表示不確定，5表示比較同意，6表示同意，7表示非常同意。樣本概況如表4-4所示。

表 4-4　　　　　　　　　　預調研樣本概況

年齡	構成比例（%）	文化程度	構成比例（%）	性別	構成比例（%）	疾病嚴重性	構成比例（%）
18~25 歲	34.5	小學及以下	45.1	男	43.4	嚴重	5.6
26~35 歲	30.7	初中	13.5			比較嚴重	14.4
36~45 歲	19.4	高中或中專	19.7			一般	64.2
46~55 歲	10.0	大專或本科	54.4	女	56.6	很輕	15.8
56 歲以上	5.4	研究生及以上	7.3				

4.3.2 遺漏值檢驗

遺漏值檢驗顯示各題項不存在顯著的遺漏偏差，因此，各題項均予保留。

4.3.3 項目分析

項目分析（Item discrimination）旨在分析各個題項的項目鑑別力。學者們將題項的鑑別力作為評價和篩選題項的重要參數之一，亦是進行因子分析的基礎和前提。項目分析的操作流程如下：首先，根據調查對象在預調研量表的得分高低，將其分為高分組和低分組；其次，分析高低兩組被試在各題項上均值差異的顯著性水準。當兩組均值存在顯著差異時，表明該題項能鑑別不同調研對象的反應，具有鑑別度。

本研究針對每個題項，以高分組和低分組為分組變量，進行了獨立樣本 T 檢驗，由此判斷各題項是否具有鑑別度。鑑別度的判斷遵循以下標準：如果某題項的方差齊性檢驗（Levene's Test for Equality of Variances）的 F 值檢驗結果不顯著（$p>0.05$），則表示兩組具有方差齊性（Equal variances assumed），需要觀察方差齊時 t 值的顯著性。如果 t 值顯著（$p<0.05$），則表明該題項具有鑑別度；如果 t 值不顯著（$p>0.05$），則表明該題項不具有鑑別度。反之，如果某題項的方差齊性檢驗的 F 值檢驗結果顯著（$p<0.05$），則表示兩組樣本不具有方差齊性（Equal variances not assumed），需要觀測方差不齊時的 t 值的顯著性。如果 t 值顯著（$p<0.05$），

則表明該題項具有鑑別度；如果 t 值不顯著（$p>0.05$），則表明該題項不具有鑑別度。具體分析結果見表 4-5。

表 4-5　　　　　　　　　　　　獨立樣本 T 檢驗

門診服務接觸質量題項		Levene's Test for Equality of Variances		t-test for Equality of Means		
		F	Sig.	t	df	Sig.（雙側）
EQ1	假設方差相等	40.236	0.000	-9.290	283	0.000
	假設方差不相等			-8.869	207.061	0.000
EQ2	假設方差相等	5.076	0.025	-6.616	283	0.000
	假設方差不相等			-6.527	251.271	0.000
EQ3	假設方差相等	15.492	0.000	-5.358	283	0.000
	假設方差不相等			-5.236	239.044	0.000
EQ4	假設方差相等	23.813	0.000	-7.493	283	0.000
	假設方差不相等			-7.387	250.333	0.000
EQ5	假設方差相等	23.714	0.000	-10.773	283	0.000
	假設方差不相等			-10.404	222.902	0.000
EQ6	假設方差相等	20.704	0.000	-6.564	283	0.000
	假設方差不相等			-6.357	226.540	0.000
PQ1	假設方差相等	20.432	0.000	-15.559	283	0.000
	假設方差不相等			-14.826	204.636	0.000
PQ2	假設方差相等	29.026	0.000	-13.550	283	0.000
	假設方差不相等			-12.831	196.299	0.000
PQ3	假設方差相等	16.906	0.000	-11.254	283	0.000
	假設方差不相等			-10.830	217.948	0.000
PQ4	假設方差相等	54.769	0.000	-13.727	283	0.000
	假設方差不相等			-12.875	184.120	0.000
PQ5	假設方差相等	57.631	0.000	-12.740	283	0.000
	假設方差不相等			-11.968	186.147	0.000

表4-5(續)

門診服務接觸質量題項		Levene's Test for Equality of Variances		t-test for Equality of Means		
		F	Sig.	t	df	Sig.（雙側）
PQ6	假設方差相等	32.248	0.000	-10.315	283	0.000
	假設方差不相等			-9.795	199.914	0.000
PQ7	假設方差相等	58.539	0.000	-14.175	283	0.000
	假設方差不相等			-13.258	180.723	0.000
PQ8	假設方差相等	56.327	0.000	-11.688	283	0.000
	假設方差不相等			-10.875	174.351	0.000
PQ9	假設方差相等	23.606	0.000	-7.686	283	0.000
	假設方差不相等			-7.533	242.769	0.000
SQ1	假設方差相等	4.183	0.042	-9.438	283	0.000
	假設方差不相等			-9.181	232.714	0.000
SQ2	假設方差相等	14.498	0.000	-12.679	283	0.000
	假設方差不相等			-12.023	198.165	0.000
STQ3	假設方差相等	8.408	0.004	-15.002	283	0.000
	假設方差不相等			-14.222	197.843	0.000
SQ4	假設方差相等	18.551	0.000	-14.495	283	0.000
	假設方差不相等			-14.001	223.159	0.000

數據分析結果顯示，所有題項的 t 值均具有顯著性，說明所有題項均具有良好的鑑別度，因此，需保留所有的題項，以進一步做因子分析。

4.3.4 相關係數與內部一致性檢驗

Churchill（1979）指出，在進行探索性因子分析之前需要對題項進行淨化，以消除「垃圾題項」。淨化題項的標準是觀測單項-總體相關係數（CITC），一般認為當 CITC 小於 0.5 時，可以考慮將該題項刪除（劉懷偉，2003），也有學者認為 CITC 大於 0.3 即可保留該題項（盧紋岱，2002），本研究依據 CITC 大於 0.5 的標準淨化題項。題項淨化前後均需要計算

Cronbach's α 系數，以評價一致性水準是否通過題項淨化得到顯著提高，從而判斷概念維度劃分的準確性。

我們運用 SPSS 統計軟件對量表各因子的 CITC 系數和 Cronbach's α 系數進行計算，計算結果如表 4-6 所示。從表中可以看出，有形環境接觸維度中的題項 6 的 CITC 值為 0.401，低於有效標準 0.5，刪除該測項後，有形環境接觸維度的 Cronbach's α 系數有所提高，由原來的 0.771 提高至 0.778，剩餘各題項的 CITC 值均符合要求，因此刪除題項 6。醫務人員接觸維度中的題項 9 的 CITC 值為 0.481，低於有效標準 0.5，題項刪除後，可靠性維度的 Cronbach's α 系數由原來的 0.923 提升至最終的 0.928，剩餘各題項的 CITC 值均超過最低標準，因此刪除醫務人員接觸維度中的題項 9。服務系統接觸維度中各題項的 CITC 值均符合要求，Cronbach's α 系數為 0.852，該維度的所有題項均需保留。因此，通過內部一致性信度分析，去掉有形環境接觸中的題項 6 和醫務人員接觸的題項 9，剩餘 17 個題項，待進行探索性因子分析。

表 4-6　　　　　　　　　CITC 分析結果

維度	題項	CITC	刪除該項後的 α 系數	整體 Cronbach's α 系數
有形環境接觸	EQ1	0.641	0.708	0.771
	EQ2	0.538	0.732	
	EQ3	0.389	0.569	
	EQ4	0.520	0.740	
	EQ5	0.684	0.690	
	EQ6	0.401	0.778	

表4-6(續)

維度	題項	CITC	刪除該項後的 α 系數	整體 Cronbach's α 系數
醫務人員接觸	PQ1	0.750	0.912	0.923
	PQ2	0.779	0.911	
	PQ3	0.720	0.915	
	PQ4	0.779	0.910	
	PQ5	0.798	0.909	
	PQ6	0.695	0.916	
	PQ7	0.805	0.908	
	PQ8	0.706	0.915	
	PQ9	0.481	0.928	
服務系統接觸	SQ1	0.596	0.851	0.852
	SQ2	0.709	0.805	
	SQ3	0.763	0.781	
	SQ4	0.710	0.805	

4.3.5 探索性因子分析

項目分析和內部一致性檢驗後，需要進一步進行探索性因子分析以檢驗該量表的結構效度（Construct validity），即評價該量表能否測量理論的概念或特質。探索性因子分析旨在確定量表的潛在結構、淨化題項。在進行探索性因子分析前，需要進行題項間相關係數分析和KMO樣本測度和巴萊特球體檢驗，以判斷所分析的數據是否適合做因子分析。

4.3.5.1 題項間相關係數分析

相關係數分析的具體步驟如下：首先，觀察各題項間相關係數是否顯著（$p<0.05$），如果不顯著需要刪除；其次，觀察相關係數的大小，如果相關係數偏低，則意味著很難找到共同因子，如果題項間相關係數過高（超過0.80），應予以刪除，再進行因子分析。題項間相關係數分析結果如表4-7所示，本研究中17個題項間相關係數均顯著（$p<0.05$），且相關係數均未超過0.8，表明以上題項均需保留，且適合做探索性因子分析。

表 4-7　各題項間的相關係數 ($n=285$)

題項	EQ1	EQ2	EQ3	EQ4	EQ5	PQ1	PQ2	PQ3	PQ4	PQ5	PQ6	PQ7	PQ8	SQ1	SQ2	SQ3
EQ2	0.536**															
EQ3	0.291**	0.373**														
EQ4	0.368**	0.321**	0.328**													
EQ5	0.609**	0.471**	0.357**	0.489**												
PQ1	0.506**	0.396**	0.317**	0.391**	0.503**											
PQ2	0.512**	0.402**	0.307**	0.393**	0.552**	0.677**										
PQ3	0.382**	0.348**	0.260**	0.334**	0.411**	0.549**	0.713**									
PQ4	0.483**	0.387**	0.313**	0.346**	0.490**	0.641**	0.666**	0.641**								
PQ5	0.491**	0.329**	0.374**	0.458**	0.498**	0.621**	0.631**	0.605**	0.766**							
PQ6	0.383**	0.278**	0.208**	0.381**	0.371**	0.543**	0.557**	0.597**	0.531**	0.647**						
PQ7	0.435**	0.298**	0.338**	0.442**	0.493**	0.605**	0.649**	0.548**	0.681**	0.774**	0.694**					
PQ8	0.447**	0.367**	0.343**	0.382**	0.421**	0.635**	0.624**	0.516**	0.570**	0.549**	0.515**	0.635**				
SQ1	0.275**	0.172**	0.258**	0.373**	0.455**	0.416**	0.328**	0.267**	0.322**	0.345**	0.298**	0.369**	0.393**			
SQ2	0.355**	0.296**	0.303**	0.432**	0.518**	0.537**	0.438**	0.399**	0.435**	0.572**	0.461**	0.593**	0.453**	0.589**		
SQ3	0.365**	0.234**	0.322**	0.347**	0.440**	0.558**	0.458**	0.446**	0.557**	0.577**	0.459**	0.575**	0.507**	0.510**	0.644**	
SQ4	0.382**	0.280**	0.329**	0.413**	0.368**	0.606**	0.422**	0.368**	0.562**	0.586**	0.456**	0.587**	0.564**	0.472**	0.571**	0.770**

註：* $p<0.05$，** $p<0.01$。

4.3.5.2 KMO 樣本測度和巴萊特球體檢驗

本研究根據 F. N. Kerlinger（1986）的建議，通過對樣本進行 KMO 樣本測度和巴萊特球體檢驗，判斷該量表測量題項是否適合做因子分析。Kaiser（1974）提出了 KMO 度量標準，認為：當 KMO 大於 0.9 時，表示該量表非常適合做因子分析；當 KMO 介於 0.8～0.9 時，表示適合；當 KMO 介於 0.6～0.7 時，表示一般；當 KMO 介於 0.5～0.6 表示不太適合；當 KMO 小於 0.5 時，表示極不適合。

我們通過對門診服務接觸質量進行內部一致性信度檢驗，對符合標準的 17 個題項做 KMO 與巴萊特球體檢驗。分析結果如表 4-8 所示，量表的 KMO 值為 0.926，大於 0.9，且通過 Bartlett's 球體檢驗（$P<0.001$），表明該量表非常適合做因子分析。

表 4-8　　　　　　　　　　　KMO 和 Bartlett 檢驗

Kaiser-Meyer-Olkin Measure of Sampling Adequacy.		0.922
Bartlett 的球體檢驗	近似卡方	3,106.298
	df	136
	Sig.	0.000

4.3.5.2 碎石圖與累計解釋方差

本研究運用主成分分析法，通過方差最大化正交旋轉，提取特徵根大於 1 的因子，並對題項進行進一步淨化。對題項淨化主要參照以下兩個標準：首先，題項在所屬因子上的載荷須大於 0.5；其次，如果某個題項同時在兩個或兩個以上的因子載荷均超過了 0.5，則需要修正或刪除該題項。

對門診服務接觸質量 17 個題項進行因子分析後，共提取 3 個因子，得到的碎石圖如圖 4-3 所示。

從碎石圖的走勢來看，在第三個因子的位置出現了明顯的拐點，表明可以提取三個較為獨立的公因子。三個公因子的累計解釋方差為 67.075%，大於 60% 的臨界標準（Hair，等，2006），其中因子 1 的初始特徵值為 8.223，對總方差的解釋率為 51.392%；因子 2 的初始特徵值為 1.312，對總方差的解釋率為 8.199%，；因子 3 的初始特徵值為 1.198，對

碎石圖

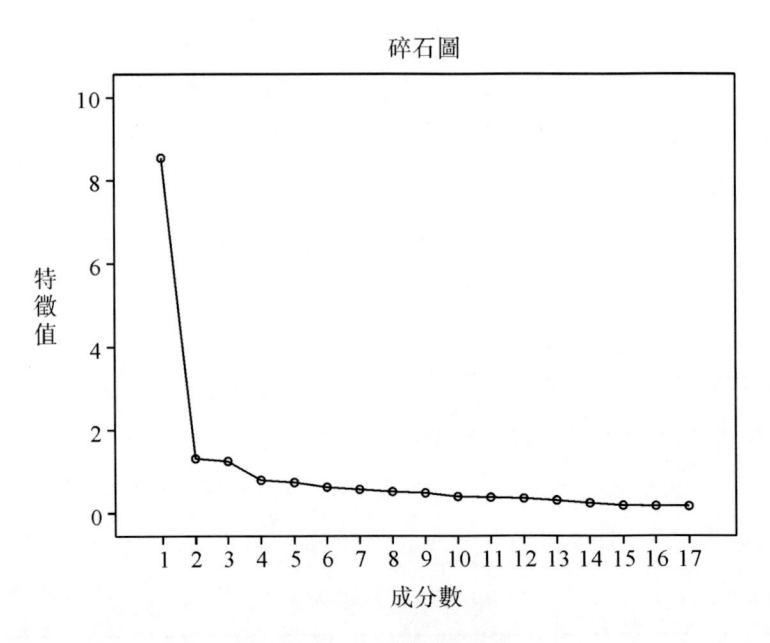

圖 4-3　因子分析碎石圖

總方差的解釋為 7.484%，詳見表 4-9。

表 4-9　　　　　　　　　　解釋的總方差

成分	初始特徵值 合計	方差的百分比(%)	累積百分比(%)	提取平方和載入 合計	方差的百分比(%)	累積百分比(%)	旋轉平方和載入 合計	方差的百分比(%)	累積百分比(%)
1	8.223	51.392	51.392	8.223	51.392	51.392	4.928	30.801	30.801
2	1.312	8.199	59.591	1.312	8.199	59.591	3.189	19.933	50.734
3	1.198	7.484	67.075	1.198	7.484	67.075	2.615	16.341	67.075
4	0.790	4.935	72.010						
5	0.659	4.118	76.128						
6	0.599	3.745	79.874						
7	0.525	3.281	83.154						
8	0.499	3.120	86.275						
9	0.394	2.464	88.739						
10	0.376	2.353	91.092						
11	0.351	2.195	93.287						

表4-9(續)

成分	初始特徵值			提取平方和載入			旋轉平方和載入		
	合計	方差的百分比(%)	累積百分比(%)	合計	方差的百分比(%)	累積百分比(%)	合計	方差的百分比(%)	累積百分比(%)
12	0.307	1.920	95.207						
13	0.241	1.503	96.710						
14	0.193	1.208	97.918						
15	0.171	1.071	98.989						
16	0.162	1.011	100						

註：提取方法為主成分分析。

4.3.5.3 因子載荷

對門診服務接觸質量 17 個題項進行因子分析後，共提取 3 個因子。各因子題項的構成與預期一致，除有形環境接觸因子的題項 4 的因子載荷小於 0.5，其他題項均超過了 0.5 的邊界值，如表 4-10 所示。因此，對題項 4 予以刪除，得到具有 3 個因子 16 個題項的正式測量量表，如表 4-11 所示。

表4-10　　　　　　　　旋轉成分矩陣

題項	成分		
	1	2	3
EQ1	0.365	0.117	0.699
EQ2	0.222	-0.010	0.794
EQ3	0.100	0.291	0.550
EQ4	0.210	0.417	0.476
EQ5	0.280	0.343	0.687
PQ1	0.635	0.379	0.327
PQ2	0.759	0.135	0.381
PQ3	0.787	0.078	0.228
PQ4	0.766	0.241	0.270
PQ5	0.744	0.362	0.244
PQ6	0.751	0.243	0.101

表4-10(續)

題項	成分 1	成分 2	成分 3
PQ7	0.739	0.407	0.185
PQ8	0.612	0.346	0.288
SQ1	0.077	0.773	0.220
SQ2	0.317	0.735	0.234
SQ3	0.431	0.734	0.103
SQ4	0.428	0.709	0.129

註：提取方法為主成分。

旋轉法為具有 Kaiser 標準化的正交旋轉法，旋轉在 7 次迭代後收斂。

表4-11　門診服務接觸質量正式調查問卷

因子	測項
有形環境接觸	①該醫院乾淨、整潔
	②該醫院醫療設備先進
	③醫院各樓層的指示牌、指路標志清晰
	④該醫院就診環境舒適
醫務人員接觸	①醫務人員尊重我、為我考慮
	②醫務人員專業知識豐富
	③醫務人員在檢查、診療時操作熟練
	④醫務人員能清晰解釋我的病情
	⑤醫生在診療過程中認真、仔細
	⑥病歷書寫清晰、規範
	⑦醫生推薦合理的治療方案
	⑧醫務人員向我詳細說明用藥方法與注意事項
服務系統接觸	①掛號、候診、繳費、取藥方便快捷
	②我能及時獲得各項化驗、檢查結果
	③我提出的問題或投訴能得到及時回應、積極解決
	④詢問醫務人員時能得到及時、詳細解答

4.4 正式調研與量表檢驗

4.4.1 數據搜集與樣本結構

我們採用現場調查法，在四川大學華西醫院、成都中醫藥大學附屬醫院、成都市第五人民醫院採取方便抽樣的方式共發放問卷 500 份。由於發放問卷前與患者或家屬進行了溝通，獲得了認可，因此，問卷全部回收，剔除填寫不完整或填寫不認真的樣本，共獲得有效問卷 371 份。有效樣本數量滿足了樣本量至少為測量題項 5 倍的要求（Nunnally & Berstein, 1994），樣本分佈情況如表 4-12 所示。被調查患者中，男性為 161 人，占總體的 43.4%；女性為 210 人，占總體的 56.6%。18~25 歲的患者為 128 人，占總體的 34.5%；26~35 歲的患者為 114 人，占總體的 30.7%；36~45 歲的患者為 72 人，占總體的 19.4%；46~55 歲的為 37 人，占總體的 10%；56 歲以上的患者有 20 人，占總體的 5.4%。被調查患者中，小學及以下的患者為 19 人，占總體的 5.1%；初中文化水準的患者為 50 人，占總體的 13.5%；具有高中或中專學歷的患者為 73 人，占總體的 19.7%；具有大學本科學歷的患者為 202 人，占總體的 54.4%；具有研究生以上學歷的患者為 27 人，占總體的 7.3%。

表 4-12　　　　　　　　　　樣本特徵

年齡	構成比例（%）	文化程度	構成比例（%）	性別	構成比例（%）
18~25 歲	34.5	小學及以下	5.1	男	43.4
26~35 歲	30.7	初中	13.5		
36~45 歲	19.4	高中或中專	19.7		
46~55 歲	10.0	大專或本科	54.4	女	56.6
56 歲以上	5.4	研究生及以上	7.3		

4.4.2 信度分析

信度是指量表測量結果的一致性、穩定性和可靠性。信度的檢驗通常通過內部一致性信度（Consistency Coefficient）、組合信度（Composite Reliability）、折半信度（Spit Half Reliability）及重測信度（Test-Retest Reliability）等指標實現。本研究主要採用前三種信度指標進行信度檢驗。

首先，運用 SPSS 軟件計算出量表中每一個維度的 Cronbach's α 系數，結果表明門診服務接觸質量三個維度的 Cronbach's α 系數在 0.754 和 0.923 之間，均超過了 0.7 的可接受水準，並且刪除任何一個題項均導致 Cronbach's α 系數降低，表明不應該刪除任何一個題項，量表的內部一致性良好，題項設計合理。根據 Ruekert 等（1984）的建議，需要再對項目-總體性相關係數進行檢驗，分析結果表明各個題項與其所在的維度上的相關係數均高於 0.5 的標準，所有題項均需保留。

表 4-13　　　　　　　　　　信度分析結果

變量	測項	初始 CITC	項已刪除的 Cronbach's Alpha 值	Cronbach's α	組合信度	折半信度
有形環境接觸	EQ1	0.618	0.661	0.754	0.805	0.747
	EQ2	0.544	0.700			
	EQ3	0.501	0.734			
	EQ4	0.563	0.689			
醫務人員接觸	PQ1	0.725	0.914	0.923	0.898	0.906
	PQ2	0.767	0.911			
	PQ3	0.706	0.916			
	PQ4	0.782	0.910			
	PQ5	0.805	0.908			
	PQ6	0.667	0.920			
	PQ7	0.801	0.908			
	PQ8	0.694	0.917			

表4-13(續)

變量	測項	初始 CITC	項已刪除的 Cronbach's Alpha 值	Cronbach's α	組合信度	折半信度
服務系統接觸	SQ1	0.619	0.835	0.847	0.828	0.799
	SQ2	0.702	0.798			
	SQ3	0.733	0.785			
	SQ4	0.693	0.805			

其次，計算每個維度的組合信度。門診服務接觸質量三個維度的組合信度分別為0.805，0.898，0.828，均超過了0.7的最低可接受標準，表明該量表的組合信度較好。

最後，運用SPSS工具對門診服務接觸質量三個因子進行折半信度檢驗，其折半信度分別為0.747，0.906，0.799，表明該量表的折半信度較好。

一致性信度檢驗、組合信度檢驗及折半信度檢驗結果均表明門診服務接觸質量測量量表信度良好。

4.4.3 效度分析

經過檢驗，量表的信度良好，接下來進行量表的效度檢驗。效度是指量表能準確測量出所要測量變量的程度。效度包括效標效度、內容效度、結構效度、收斂效度、區別效度。效標效度是指測量工具的預測評估能力，由於本研究不具有預測特性，因此無須做效標效度檢驗。

4.4.3.1 內容效度分析

內容效度是指量表涵蓋所測量對象的程度，其判斷標準是：首先，量表能否精準測量所觀測的變量；其次，量表是否涵蓋了所要測量的概念和變量。門診服務接觸質量測量量表的開發以紮實的文獻研究為基礎，以關鍵事件法、訪談法為方法，且邀請同行專家進行了反覆論證和修正，因此該量表能夠比較全面地涵蓋和反應門診服務接觸質量變量內容，具有良好的內容效度。

4.4.3.2 結構效度分析

本研究採用探索性因子分析對門診服務接觸質量測量量表的結構效度進行檢驗。隨機抽取調查樣本中一半數據，運用主成分分析法和方差最大化正交旋轉提取特徵值大於1的因子。分析結果如表4-14所示。

分析結果顯示KMO值為0.919。根據Kaiser（1974）的主張，當KMO值小於0.5時不適合做因子分析；當KMO值大於0.5而小於0.6時，非常勉強；當KMO值大於0.6小於0.7時不太適合，當KMO值大於0.7小於0.8時，適合；當KMO值大於0.8小於0.9時，很適合；當KMO大於0.9時非常適合。因此，該量表非常適合做探索性因子分析。此外，Bartlett'S球體檢驗的卡方值為1,858.21，自由度為120，$P=0.000,0$，具有顯著性，表明適合做因子分析。

因子分析結果顯示，特徵根大於1的因子共有3個，其累計方差解釋比率達到68.1%。從各個因子的負荷情況可以看出，這3個因子與預先設想的門診服務接觸質量的三個維度完全一致。16個題項均負荷至其對應的因子上，所有因子負荷系數均超過了0.5，並且沒有出現交叉負荷的題項，表明量表具有較好的區別效度。因此，本研究中門診服務接觸質量概念維度劃分合理。

表4-14　　　　　　　　　　旋轉成分矩陣

	成分		
	1	2	3
EQ1	0.260	0.162	0.750
EQ2	0.217	-0.017	0.793
EQ3	0.088	0.287	0.687
EQ4	0.319	0.293	0.617
PQ1	0.647	0.393	0.264
PQ2	0.788	0.037	0.322
PQ3	0.778	0.083	0.175
PQ4	0.723	0.296	0.321

表4-14(續)

	成分		
	1	2	3
PQ5	0.694	0.366	0.316
PQ6	0.725	0.302	0.075
PQ7	0.677	0.395	0.316
PQ8	0.655	0.372	0.084
SQ1	0.067	0.780	0.238
SQ2	0.266	0.724	0.201
SQ3	0.389	0.742	0.085
SQ4	0.410	0.695	0.124

註：提取方法為主成分。
旋轉法為具有Kaiser標準化的正交旋轉法，旋轉在7次迭代後收斂。

4.4.3.3 收斂效度分析

收斂效度是指評價同一維度中不同題項之間的相關程度，可通過兩個途徑進行評價：一是題項的標準化負荷系數，二是平均方差提取量（AVE）。根據Anderson和Cerbing（1988）的做法，採用驗證性因子分析（CFA）對門診服務接觸質量測量量表的收斂效度進行檢驗，分析結果如表4-15所示。

本研究採用兩種方法評價收斂效度。首先，觀察每個題項在其對應潛變量上的標準化負荷系數，計算結果如表4-15所示，門診服務接觸質量測量量表的每個題項的標準化負荷系數均在0.559~0.850，$P<0.001$，說明具有統計顯著性。其次，考察每個因子的平均方差提取量（AVE），門診服務接觸質量三個潛變量的AVE值介於0.5~0.7，超過0.5的臨界標準。基於上述兩種分析方法，我們可以判定三個因子的收斂效度良好。

表 4-15　　　　　　　　　收斂效度分析結果

維度	題項代碼	標準化因子負荷	標準化誤差項	AVE
有形環境接觸	SE1	0.759	0.054	0.566, 1
	SE2	0.787	0.070	
	SE3	0.735	0.073	
	SE4	0.727	0.061	
醫務人員接觸	SE5	0.841	0.054	0.628, 3
	SE6	0.698	0.040	
	SE7	0.852	0.045	
	SE8	0.830	0.041	
	SE9	0.721	0.040	
	SE10	0.785	0.073	
	SE11	0.763	0.040	
	SE12	0.836	0.065	
服務系統接觸	SE13	0.750	0.011	0.551, 3
	SE14	0.636	0.087	
	SE15	0.749	0.071	
	SE16	0.823	0.059	

　　另外，本研究運用驗證性因子分析對門診服務接觸質量測量模型的各項擬合度指標進行了檢驗。模型擬合度評價採用了絕對擬合度指標和相對擬合度指標，絕對擬合度指標包括卡方值、GFI、AGFI；相對擬合度指標包括卡方自由度比、CFI、NFI。一般來講，GFI、AGFI、NFI、TLI、CFI的臨界值為0.9，當這些指標超過0.9時，表明假設模型與觀測數據擬合良好，假設模型可被接受（Bagozi & Yi，1988）。而在實際研究中，部分擬合指數往往達不到臨界要求，因此，部分學者建議放寬擬合指數的臨界值，如Bollen（1989）指出，在開創性研究中，擬合指數大於0.85也是可以接受的。利用卡方自由度比評價不同模型之間的擬合程度的相對效果時，只要卡方自由度比處於2到5之間，就表示模型的擬合度較好。

數據分析結果如表4-16所示，門診服務接觸質量三維度模型的卡方自由度比為2.339，GFI為0.907，AGFI為0.889，NFI為0.923，CFI為0.931，RMSER等於0.071，RMR等於0.047。以上分析指標表明本研究的驗證性因子分析模型擬合程度是可以接受的。

表4-16　門診服務質量驗證性因子分析的擬合指數結果

χ^2	df	χ^2/df	GFI	AGFI	NFI	CFI	RMSEA	RMR
236.285	146	2.339	0.907	0.889	0.923	0.931	0.071	0.047

4.4.3.4 區別效度分析

本研究採用Fomell和Larcker（1981）推薦的方法，即觀測每個維度的平均方差提取量（AVE），將其與該維度與其他維度之間相關係數的平方進行比較，如果平均方差提取量的值大於該維度與其他維度之間相關係數的平方，或者平均方差提取量值的平方根大於其與其他維度之間的相關係數時，則表明兩個維度間具有區別效度。據此，將門診服務接觸質量測量量表各個維度的AVE的平方根及該維度與其他維度之間的相關係數進行匯集，得到表4-17。該表顯示，對角線上的數字為各維度AVE值的平方根，門診服務接觸質量各維度的AVE值的平方根在0.74~0.80，各維度間相關係數的絕對值在0.51~0.57，每一維度AVE值的平方根均顯著大於該維度與其他維度間的相關係數，表明本研究修正的門診服務接觸質量量表各維度具有較好的區別效度。

表4-17　　　　　　　區別效度分析結果

潛變量	有形環境接觸	醫務人員接觸	服務系統接觸
有形環境接觸	0.752,3		
醫務人員接觸	0.561[**]	0.792,8	
服務系統接觸	0.518[**]	0.57[**]	0.742,4

註：[**] 表示在 $P<0.01$ 的水準下顯著。

4.5 本章小結

　　由於國內外學者對醫療服務的研究多集中於住院服務，而對門診服務的關注較少，尚未有學者根據中國門診服務特徵，開發中國情境下門診服務接觸質量測量量表。本研究在文獻研究和關鍵事件收集的基礎上，運用專家法初步形成了門診服務接觸質量測量題項庫，通過預調研和探索性因子分析等工具對題項進行了淨化，通過正式調研及其信度、效度檢驗，確保了測量量表的穩定性、可靠性和可信度，最終形成了包含有形環境接觸、醫務人員接觸和服務系統接觸三個維度的門診服務接觸質量測量量表，各個維度的內涵如下：

　　有形環境接觸，是指患者接受醫療服務的過程中與有形環境、設備設施互動，從而形成患者對有形環境接觸質量的感知。

　　醫務人員接觸，是指患者與醫務人員互動，從而形成患者對醫務人員技術質量和服務質量的感知。

　　服務系統接觸，是指患者在接受醫療服務的過程中，對服務傳遞系統的效率和質量的感知。

　　本研究結論進一步豐富了服務接觸質量的測量研究，為醫院開展門診服務接觸質量測量提供了依據。同時為識別門診服務接觸質量三類質量要素，探究門診服務接觸質量對醫患關係質量的驅動機理奠定了基礎。

5 基於 Kano 模型的門診服務接觸質量三類要素識別

產品或服務質量由若干質量要素構成，一些質量要素能滿足顧客的最低需求，而另外一些質量要素能創造附加價值。即，某些服務質量要素的提高，並不一定帶來顧客滿意度的提升，但如果不具備，將降低顧客滿意度，此類要素為保健要素；而有些服務質量要素具備後，顧客的滿意度會大大提升，但如果不具備，顧客也不會不滿意，此類要素為激勵要素。因此，服務質量各要素對顧客來講並非同等重要，挖掘服務質量中的激勵因素和保健因素對提升患者滿意度具有重要意義。然而，在醫療服務領域，關於激勵因素與保健因素的研究較少。

Koichiro Otani 等（2009）認為醫療服務機構應當關注哪些服務要素導致患者對總體質量滿意度打「優」，通過 logistic 迴歸分析識別出人員服務和護理服務對住院患者滿意感知貢獻最大。中國學者王殊軼、錢省三（2005）將 Kano 模型的思想引入醫院住院服務管理過程中，識別出魅力服務質量（即激勵要素）、一元質量和必備質量（即保健因素）。雖然陳俊虎等（2012）運用包含積極和消極問題的問卷法來識別和確定門診服務質量類型，但是該方法存在一定的局限性（Shu-Ping Lin, 2010），且問卷中的量表的信度和效度未得到檢驗。因此，有必要以科學的測量量表為基礎，運用更為精準的方法對門診服務接觸質量各類型要素進行識別。

本研究將以第四章開發的門診服務接觸質量測量量表為調查問卷設計依據，以 Kano 模型為理論基礎，以調節迴歸方法為分析方法，識別門診

服務接觸質量中的魅力質量要素、必備質量要素和一元質量要素，並根據分析結果提出醫患關係質量優化建議，為醫院優化資源配置、改善醫患關係提供參考。本章內容由四部分構成：首先，闡述研究的基礎理論，包括雙因素理論、Kano 模型、魅力要素識別方法；其次，進行研究設計，運用問卷調查法，調查患者對服務質量各項指標以及總體服務質量的感知；再次，檢驗調查量表的信度效度，運用描述性分析方法分析樣本特徵、門診服務接觸質量現狀，運用調節迴歸方法識別魅力質量要素、必備質量要素和一元質量要素；最後，得出研究結論，並提出相應的管理建議。

本章研究路線如圖 5-1 所示。

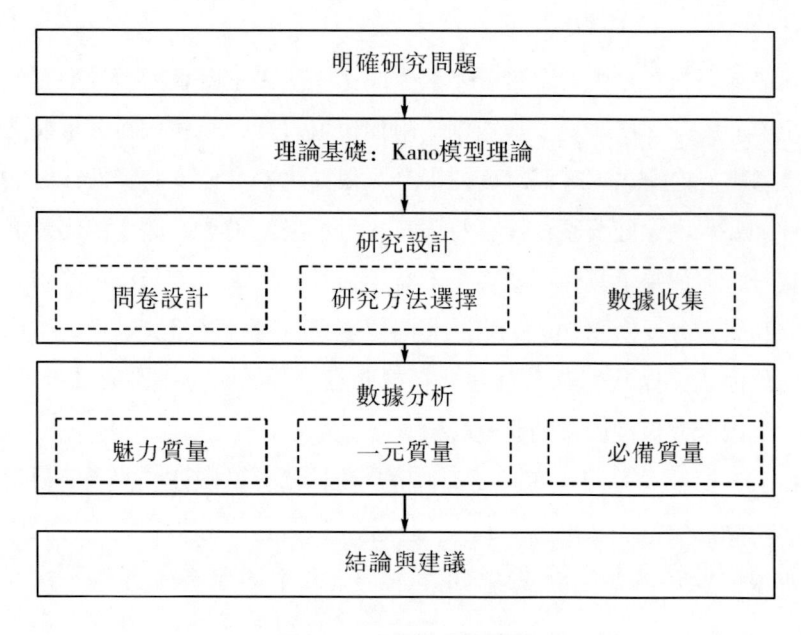

圖 5-1　本章研究路線圖

5.1 理論基礎

5.1.1 雙因素理論

雙因素理論由美國心理學家弗雷德克·赫茨伯格於 1959 年在他的專著《工作的激勵》中首次提出。他認為，令人產生滿意和不滿的因素是不同的，這與傳統觀點存在差異。傳統觀點認為，員工的態度分為滿意、不滿兩種類型，即滿意的對立面是不滿意。而雙因素理論將其分為四種：滿意、沒有滿意、不滿意及沒有不滿意，即，滿意的對立面是沒有滿意，不滿意的對立面是沒有不滿意。赫茨伯格通過對匹茲堡地區 203 名來自 11 家工商企業機構中的工程師和會計師進行調查，發現：使員工感到滿意的因素都是與工作本身相關的因素，這類因素如果得不到滿足，員工未必不滿意，但會嚴重影響工作效率；如果這類因素得到改善，員工就會很滿意，工作積極性從而得到提高。赫茨伯格將這類因素稱為激勵因素。與此相反，令人不滿意的因素多為工作環境等外部因素，這類因素得不到很好解決時，員工很不滿意；但是當其處理得當時，僅能消除不滿情緒，並不能促使員工滿意，他將這類因素界定為保健因素。

5.1.2 Kano 模型

Kano 模型又稱為吸引力模型（見圖 5-2），是在雙因素理論的基礎上發展而來的，由日本學者狩野紀昭（Noriaki Kano）於 1984 首次提出，用來識別顧客需求的類別（（Chen & Su, 2006；Kuo, 2004），根據質量要素的充足程度與顧客滿意之間的關係，將其劃分為五種類型的質量，包括魅力質量、一元質量、必備質量、無差異質量和逆向質量。

一是魅力質量（Attractive quality）。魅力質量具有驚奇和驚喜的特徵，當其充分時，能夠帶來顧客滿意，不充足時，也不會引起不滿意。在其他

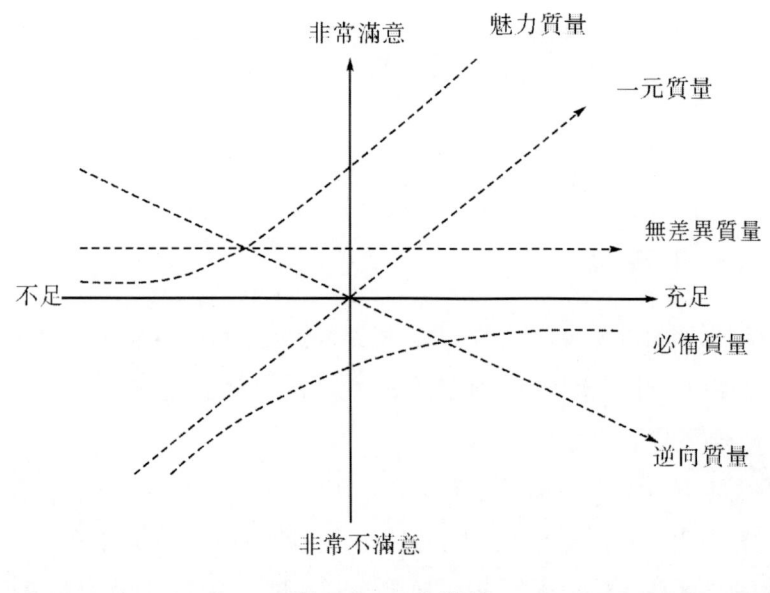

图 5-2 Kano 模型

服务属性相同的情况下，具有魅力服务质量的产品或服务更具吸引力，能提升顾客忠诚度。魅力服务质量要素与赫茨伯格双因素理论中的激励因素具有一致性。

二是一元质量（One-dimension quality）。一元质量要素与顾客满意呈线性关系，当其充足时，顾客会满意，不充足时，会引起顾客不满。

三是必备质量（Must-be quality）。是产品或服务应具备的基本服务特性，当其充分时，顾客满意度不会提高，但当其不充分时，顾客将极度不满，导致放弃购买。必备质量对应的是赫茨伯格双因素理论中的保健因素（Ying-Feng Kuo，2004）。

除了以上三类质量要素，还包括两种可能的类别，即无差异质量和逆向质量。无差异质量（（Indifferent quality）是指质量要素中既不好也不坏的方面，其既不会导致顾客满意，也不会导致顾客不满。逆向质量（Reverse quality）是指引起顾客强烈不满的质量要素和导致低水准满意的质量要素，由于顾客的偏好存在差异，一些顾客喜欢的质量要素并不能满足其他顾客的需求。

依据 Kano 模型理论，各质量要素是动态变化的，即随着产品生命周

期的變化，無差異質量可能會轉化成魅力質量，而魅力質量可能會轉化成一元質量甚至是必備質量。Nilsson-Witell 和 Fundin（2005）的研究證實，在線服務在成為魅力質量前曾屬於無差異質量，其原因是在當時的技術背景下，在線服務作為高科技尚未普及。

5.1.3 魅力質量要素識別方法

Kano 等（1984）提出運用包含積極和消極問題的問卷法來識別和確定質量要素類別。所有的質量要素要通過積極陳述和消極陳述的方式表達。積極問題表達的是當特定的產品要素出現時，顧客的反應。與此相反，消極問題表達的是當某一特定質量要素缺失時，顧客的反應。顧客的反應包括五個選擇：①不喜歡；②可以忍受；③無所謂；④應該具備；⑤喜歡。結合顧客對積極陳述和消極陳述的反應，我們將質量要素劃分為魅力質量、一元質量、必備質量、無差異質量和逆行質量五類。

由於 Kano 等學者的分類方法過於複雜且難以實施。一些學者亦提出其他方法進行質量分類（Anderson & Mittal, 2000；Matzler, 等, 2004；Matzler & Sauerwein, 2002；Witel & Lofgren, 2007）。Brandt（1988）首先提出運用啞變量迴歸模型來識別影響顧客滿意的非線性的和不對稱的質量績效要素。具體而言，將顧客總體滿意度界定為因變量，質量要素績效界定為自變量，且將質量要素值轉化成包含高、低兩種類型的啞變量。通過計算兩個啞變量的迴歸係數的顯著性及正負方向，確定質量屬性的類別。

Vavra（1997）提出了運用重要性-績效網格方法對產品和服務屬性進行分類。該方法認為任何質量要素都具有顯性重要和隱性重要的特點。顯性重要是通過陳述的方法測量顧客已經意識到的該屬性的重要性，而隱性重要是指捕捉到的顧客感知的重要性。根據顯性重要和隱性重要的交互作用，將質量屬性劃分為必備質量、魅力質量和一元質量。

而後一些學者對啞變量迴歸方法和重要性-績效網格方法進行了比較研究，表明啞變量迴歸方法得出的結論更為精準（Busacca & Padula, 2005；Matzler & Sauerwein, 2002）。儘管啞變量迴歸方法獲得的結論更優，但依然存在兩個主要缺陷：首先，該方法排除了績效水準中的平均水準，

而績效水準實際存在三個檔次，即高、中、低三種水準，該方法僅考慮了兩種極端的情況；其次，當質量績效僅用兩個啞變量來表示時，實際上是嚴重扭曲了數據的可靠性。

為了彌補啞變量迴歸方法的缺陷，Shu-Ping Lin（2010）提出了調節迴歸方法：首先，根據顧客的反應，將質量屬性績效分為高、中、低三種水準；其次，將質量屬性績效值作為調節變量以排除偏態樣本的影響。該研究同時通過實證分析證實了調節迴歸方法較啞變量迴歸方法具有更高的精確性。本研究將運用 Shu-Ping Lin 的方法對門診服務接觸質量進行分類。

5.2 研究設計

5.2.1 問卷設計

調查問卷由三部分構成：第一部分為問卷填寫說明，第二部分為門診服務接觸質量測量量表，第三部分為被試人口統計變量。其中，第二部分的門診服務接觸質量測量量表為本研究在第四章中開發的量表，為 7 級李克特量表，如表 5-1 所示。

表 5-1　　　　　　　　　　問卷測量題項

因子	題項
有形環境接觸質量	EE 1. 該醫院乾淨、整潔
	EE 2. 該醫院醫療設備先進
	EE 3. 醫院各樓層的指示牌、指路標志清晰
	EE 4. 該醫院就診環境舒適

表5-1(續)

因子	題項
醫務人員 接觸質量	PE 1. 醫務人員尊重我、為我考慮
	PE 2. 醫務人員專業知識豐富
	PE 3. 醫務人員在檢查、診療時操作熟練
	PE 4. 醫務人員能清晰解釋我的病情
	PE 5. 醫生在診療過程中認真、仔細
	PE 6. 病歷書寫清晰、規範
	PE 7. 醫生推薦合理的治療方案
	PE 8. 醫務人員向我詳細說明用藥方法與注意事項
服務系統 接觸質量	SE 1. 掛號、候診、繳費、取藥方便快捷
	SE 2. 我能及時獲得各項化驗、檢查結果
	SE 3. 我提出的問題或投訴能得到及時回應、積極解決
	SE 4. 詢問醫務人員時能得到及時、詳細解答

5.2.2 研究方法

本研究借鑑 Shu-Ping Lin（2010）的方法。首先，構建調節迴歸模型以檢驗感知質量水準在質量屬性績效對患者滿意影響過程中的調節作用。如果調節作用不存在，則該質量屬性屬於一元質量，否則，進入第二步以確定該屬性屬於魅力質量還是必備質量。調節迴歸模型如下圖5-3所示。

$$CS_i = a + B_{1j}X_{ij} + B_{2j}X_{ij} + Z_{ij}, \quad Z_{ij} = \begin{cases} 1, & x_{ij} < 4 \\ 2, & x_{ij} = 4 \\ 3, & x_{ij} > 4 \end{cases}$$

圖5-3 調節迴歸模型

CS_i 代表第 i 個被試對患者滿意的評價，X_{ij} 表示第 i 個被試對門診服務接觸質量中第 j 個質量要素績效值的評價。績效值通過7級李克特量表加以測量，1表示非常不同意，4表示一般，7表示非常同意。調節變量 Z_{ij} 根據 X_{ij} 的值來確定，當 X_{ij} 小於4時，Z_{ij} 的值為1；當 X_{ij} 等於4時，Z_{ij} 的值為2；當 X_{ij} 大於4時，Z_{ij} 的值為3，從而將 Z_{ij} 劃分為3種水準。B_{1j} 表示第 j 個

屬性對患者滿意的影響。B_{2j}代表交互作用。Hair 等（2011）提出需要計算調節效應的顯著性，以避免質量屬性績效和感知質量水準的共線性，操作步驟如下：

（1）建立最初的迴歸模型 $CS_i = a + B_{1j}X_{ij}$，計算相關決定系數 R_1^2；

（2）在迴歸模型的基礎上增加交互效應（Z_{ij}），新的迴歸模型為 $CSi = a + B_{1j}X_{ij} + B_{2j}X_{ij}Z_{ij}$，計算相關決定系數 R_2^2；

（3）計算相關決定系數 $\triangle R^2$ 的變化量以評估調節效用的顯著性。

其次，運用迴歸系數 B_{2j} 劃分魅力質量和必備質量。在 B_{2j} 顯著的情況下，如果 $B_{2j}>0$，意味著高質量感知水準對總體滿意度的影響高於低質量感知水準或平均質量感知水準，則該質量要素為魅力服務質量；反之，如果 $B_{2j}<0$，意味著第 j 個屬性對滿意度的影響低於中等或低等水準的感知質量，該質量要素為必備質量。如果 B_{2j} 不顯著，則該質量要素為一元質量。

5.2.3 數據搜集

本研究採用現場問卷調查法，採取方便抽樣的方式，在四川大學華西醫院、成都中醫藥大學附屬醫院、成都市第五人民醫院共發放問卷 500 份，由於發放問卷前與患者或家屬進行了溝通，獲得了認可，因此，問卷全部回收，剔除關鍵變量填寫不完整或選項具有同一性的樣本，共獲得有效問卷 417 份。有效樣本數量滿足了樣本量至少為測量題項 5 倍的要求（Nunnally & Berstein，1994）。

5.3 數據分析

5.3.1 信度及效度分析

為了檢驗測量量表的可靠性，本研究運用 SPSS 統計工具計算了各質量維度的 Cronbach's a 值。統計結果顯示，每個質量維度的 Cronbach's a 值

均介於 0.764~0.921，分別為 0.764、0.921、0.801、0.862，高於 0.70 的門檻值。由此可見，門診服務接觸質量測量量表具有良好的內部一致性（Nunnally，1978）。接下來運用驗證性因子分析評價收斂效度。驗證性因子分析結果顯示，標準化因子負載值介於 0.567~0.842，如表 5-4 所示，均超過了 0.5 的臨界標準，且均在 $p<0.01$ 的水準上具有顯著性，表明該量表具有良好的收斂效度（Bagozzi & Yi，1988）。

5.3.2 樣本特徵分析

被調查對象中，男性為 181 人，占總體的 43.40%；女性為 236 人，占總體 56.60%。18~25 歲的患者為 146 人，占總體的 35.0%；26~35 歲的患者為 127 人，占總體的 30.5%；36~45 歲的患者為 82 人，占總體的 19.7%；46~55 歲的為 40 人，占總體的 9.6%；56 歲以上的患者有 22 人，占總體的 5.3%。被調查患者的文化水準，小學及以下的患者為 19 人，占總體的 4.6%；初中文化水準的患者為 52 人，占總體的 12.5%；具有高中或中專學歷的患者為 90 人，占總體的 21.6%；具有大學本科學歷的患者為 224 人，占總體的 53.7%；具有研究生以上學歷的患者為 32 人，占總體的 7.7%。樣本具體分佈情況如表 5-2 所示。

表 5-2　　　　　　　　　　樣本結構分析

年齡	構成比例（%）	文化程度	構成比例（%）	性別	構成比例（%）
18~25 歲	35.0	小學及以下	4.6	男	43.4
26~35 歲	30.5	初中	12.5		
36~45 歲	19.7	高中或中專	21.6		
46~55 歲	9.6	大專或本科	53.7	女	56.6
56 歲以上	5.3	研究生及以上	7.7		

5.3.3 門診服務接觸質量現狀

我們運用 SPSS 分析工具對服務接觸質量各維度進行描述性統計分析，

分析結果顯示，有形環境接觸質量的均值為 5.64、標準差為 0.85；醫務人員接觸質量的均值為 5.50，標準差為 0.99；服務系統接觸質量的均值為 5.05，標準差為 1.17。由此可見，服務系統接觸質量的均值低於有形環境接觸質量和醫務人員接觸質量。各質量要素的均值分析結果如表 5-3 所示。

表 5-3　　　　　　　　門診服務接觸質量描述分析

因子	題項	均值	標準差
有形環境接觸質量	EE 1. 該醫院乾淨、整潔	5.78	1.07
	EE 2. 該醫院醫療設備先進	5.59	1.11
	EE 3. 醫院各樓層的指示牌、指路標志清晰	5.75	1.12
	EE 4. 該醫院就診環境舒適	5.46	1.15
醫務人員接觸質量	PE 1. 醫務人員尊重我、為我考慮	5.30	1.28
	PE 2. 醫務人員專業知識豐富	5.64	1.12
	PE 3. 醫務人員在檢查、診療時操作熟練	5.69	1.08
	PE 4. 醫務人員能清晰解釋我的病情	5.50	1.24
	PE 5. 醫生在診療過程中認真、仔細	5.52	1.25
	PE 6. 病歷書寫清晰、規範	5.36	1.34
	PE 7. 醫生推薦合理的治療方案	5.48	1.25
	PE 8. 醫務人員向我詳細說明用藥方法與注意事項	5.52	1.33
服務系統接觸質量	SE 1. 掛號、候診、繳費、取藥方便快捷	5.26	1.39
	SE 2. 我能及時獲得各項化驗、檢查結果	5.00	1.48
	SE 3. 我提出的問題或投訴能得到及時回應、積極解決	5.00	1.50
	SE 4. 詢問醫務人員時能得到及時、詳細解答	5.38	1.33

5.3.4　基於 Kano 模型的服務接觸質量分類

調節迴歸分析結果如表 5-4 所示，有形環境接觸質量因子中的題項 1「該醫院乾淨、整潔」、人員接觸質量因子中的題項 2「醫務人員專業知識豐富」以及服務系統接觸質量因子中的題項 3「我提出的問題或投訴能得

到及時回應、積極解決」，其 $\triangle R^2$ 分別為 0.010、0.008、0.013，且在 $p<0.5$ 的水準上具有顯著性，且 B_{2j} 的值>0，表明，以上三個質量要素為魅力服務接觸質量，即，隨著該類質量要素績效值的提升，患者滿意度提升大幅度上升。人員接觸質量因子中的題項 3「醫務人員在檢查、診療時操作熟練」，其 $\triangle R^2$ 為 0.011，在 $p<0.5$ 的水準上具有顯著性，且 B_{2j} 的值<0，表明該質量要素為必備質量要素，即隨著該類質量要素績效值的提高，患者滿意度並沒有明顯提升，但當這類質量要素不足時，患者會產生不滿情緒。服務接觸質量中的其他質量要素的 R^2 變化不顯著，說明這些質量因素為一元質量要素，即隨著該類質量要素的績效值越高，患者越滿意。

表 5-4　　　　　　　　統計分析結果

因子	題項	標準化因子負荷	$\triangle R^2$	B_{1j}	B_{2j}	質量類型
有形環境接觸質量	EQ1	0.567**	0.010	−0.025（0.905）	0.108（0.030）*	E
	EQ2	0.619**	0.007	0.055（0.764）	0.078（0.076）	P
	EQ3	0.741**	0.002	0.122（0.600）	0.045（0.383）	P
	EQ4	0.731**	0.001	0.256（0.176）	0.032（0.475）	P
醫務人員接觸質量	PQ1	0.815**	0.000	0.501（0.001）**	−0.018（0.626）	P
	PQ2	0.685**	0.008	0.123（0.480）	0.089（0.035）*	E
	PQ3	0.842**	0.011	0.914（0.000）**	−0.113（0.017）*	B
	PQ4	0.826**	0.001	0.289（0.092）	0.031（0.441）	P
	PQ5	0.732**	0.002	0.625（0.000）**	−0.044（0.281）	P
	PQ6	0.790**	0.003	0.144（0.373）	0.042（0.274）	P
	PQ7	0.766**	0.000	0.344,9（0.009）**	0.001（0.978）	P
	PQ8	0.837**	0.001	0.515（0.001）**	−0.031（0.430）	P
服務系統接觸質量	SQ1	0.821**	0.000	0.279（0.000*）	0.045（0.200）	P
	SQ2	0.728**	0.002	0.145（0.319）	0.040（0.256）	P
	SQ3	0.564**	0.013	0.023（0.853）	0.085（0.006）**	E
	SQ4	0.749**	0.001	0.395（0.000）**	0.012（0.497）	P

註：* 表示 $p<0.05$，** 表示 $p<0.01$。

5.4 結論與建議

5.4.1 結論與討論

在管理實踐中,產品或服務質量具有多維結構,由若干要素構成,然而,對顧客來說,並不是所有要素都同樣重要,其對顧客滿意的貢獻程度存在差異(Shu-Ping Lin,等,2010),產品或服務提供者必須選擇在某些方面獨領風騷(Matzler & Sauerwein, 2002;Ting & Chen, 2002;Tontini & Silveira, 2007;Witell & L¨ofgren, 2007)。在門診醫療服務實踐中,門診服務接觸質量各構成要素對患者滿意度的貢獻不盡相同。根據 Kano(1984)的觀點,瞭解哪些因素能帶來附加價值、提升患者滿意度,哪些因素僅需要得到最低程度的滿足,即能消除患者不滿,對於提升服務質量與患者滿意度具有重要意義。

本研究基於 Kano 模型理論,運用調節迴歸方法,對門診服務接觸質量中的魅力質量、必備質量和一元質量進行識別。研究結果顯示:有形環境接觸中的「醫院乾淨、整潔」指標、醫務人員接觸中的「醫務人員專業知識豐富」指標以及服務系統接觸因子中「我提出的問題或投訴能得到及時回應、積極解決」指標屬於魅力質量要素;醫務人員接觸質量因子中的「醫務人員在檢查、診療時操作熟練」指標屬於必備質量要素;有形環境接觸質量中的「醫療設備先進」「指示標示清晰」「就診環境舒適」,醫務人員接觸質量中的「醫務人員尊重我、為我考慮」「醫務人員清晰解釋病情」「醫生在診療過程中認真、仔細」「病歷書寫清晰、規範」「醫生推薦合理的治療方案」「醫務人員詳細說明用藥方法與注意事項」,以及服務系統接觸質量中的「掛號、就診、繳費、取藥等方便快捷」「能及時獲得各項化驗、檢驗結果」「詢問醫務人員時能得到及時、詳細解答」為一元服務接觸質量要素。

根據中國國家衛生和計劃生育委員會網站發布的官方統計報告，2012年全年，中國各級醫院診療人次達到68.9億，其中門診病人量占診療總量的97.4%。門診服務對象具有廣泛性，而且門診是住院病人的重要入口，是踐行中國新一輪醫藥衛生體制改革中國家衛生和計劃生育委員會貫徹的「三好一滿意」活動的重要主體，患者滿意度的提升有賴於有針對性的提升服務接觸質量要素。雖然Koichiro Otani等（2009）試圖通過尋找優秀服務要素，以提升患者滿意度，但其研究的對象為住院服務，未針對門診服務開展研究。本研究根據中國門診服務特徵，依據Kano模型理論，識別出了魅力質量要素、一元質量要素和必備質量要素，對醫院在監測門診服務接觸質量的基礎上，根據質量要素類型進行有針對性的改善，以提升患者滿意度，改善醫患關係。

5.4.2 管理建議

由於醫療服務資源的有限性，醫療服務管理者需要識別服務接觸質量要素中哪些要素對患者滿意度貢獻最大，哪些服務接觸質量要素僅能滿足患者的最低需求，哪些服務接觸質量要素與患者滿意呈線性關係，以便在有限的資源情境下，更有效地提升醫療服務質量，實現患者滿意的最大化。本研究基於Kano模型的思想，運用調節迴歸方法，識別出魅力質量要素、一元質量要素和必備質量要素，根據分類的結果提出以下管理建議：

（1）嚴格保證必備質量，加固醫院發展根基

必備質量是醫院發展的根基，如果達不到患者要求，那麼患者將轉向其他醫院，因此必須保證該類要素得到優先滿足。本研究的結果表明，人員接觸質量因子中的「醫務人員在檢查、診療時操作熟練」指標屬於必備質量要素，即該類要素充分時不會引起患者滿意，但當其不充分時，卻引起患者不滿。因此，醫院應加強醫生專業素養的管理，通過內部培養和外部培訓多種渠道提升醫生的專業水準，加固醫院發展的根基。

（2）加強一元質量管理，穩步提升患者滿意

本研究結果表明，有形環境接觸質量中的「醫療設備先進」「指示標

示清晰」「就診環境舒適」，醫務人員接觸質量中的「醫務人員尊重我、為我考慮」「醫務人員清晰解釋病情」「醫生在診療過程中認真、仔細」「病歷書寫清晰、規範」「醫生推薦合理的治療方案」「醫務人員詳細說明用藥方法與注意事項」，以及服務系統接觸質量中的「掛號、就診、繳費、取藥等方便快捷」「能及時獲得各項化驗、檢驗結果」「詢問醫務人員時能得到及時、詳細解答」為一元服務接觸質量要素。隨著該類要素質量績效值的提升，患者的滿意度也會呈現線性上升趨勢。由於該類要素涉及的指標多，因此，醫院應做好該方面的管理，使患者滿意度得到穩步提升。

（3）做好魅力質量管理，形成獨特競爭優勢

研究結果表明：有形環境接觸中的「醫院乾淨、整潔」指標、醫務人員接觸中的「醫務人員專業知識豐富」指標以及服務系統接觸因子中「我提出的問題或投訴能得到及時回應、積極解決」指標屬於魅力質量要素，即該類要素充分時，會使患者感到滿意，當其不充分不會引起患者不滿。為了更有效地提高患者滿意度，應保證醫院乾淨、整潔，在提升醫務人員專業知識的同時，應加強醫患溝通，及時、有效地解決患者問題。

（4）提升服務系統接觸質量，降低患者時間成本

研究結果表明：服務系統接觸質量的均值均低於有形環境接觸和醫務人員接觸質量，由於服務系統接觸是一元服務質量要素，與患者滿意與不滿呈線性關係，因此醫院應加強流程管理、識別影響服務系統接觸的關鍵因素，通過流程再造和資源優化配置，切實提升服務系統接觸質量，降低患者在就醫過程中的時間成本、體力成本和精力成本，從而提升患者滿意度，提升醫患關係質量。

（5）動態監測質量類型，及時調整資源配置

Kano 認為產品質量屬性具有動態性，即，隨著社會的發展、患者需求與期望的改變以及醫療服務屬性的變化，門診服務接觸質量中各要素的類型會發生動態變化。因此，在門診服務接觸管理過程中，需要對服務質量要素類別進行動態分析與監測，以掌握患者需求變化，採取針對性的措施，從而提升門診服務接觸質量，優化醫患關係質量。

6 門診服務接觸質量對醫患關係質量驅動機理研究

第三章研究結果表明,門診服務接觸質量是驅動醫患關係質量的關鍵因素。第四章研究顯示門診服務接觸質量包含有形環境接觸、醫務人員接觸和服務系統接觸三個維度。門診服務接觸三維度會對醫患關係質量及患者再就醫意願產生怎樣的驅動作用?其內在驅動機理是什麼?以上問題的回答有助於進一步明確服務接觸質量各維度對醫患關係質量的影響強度,揭示患者個人因素、醫療費用因素、市場競爭因素的作用,從而為醫院根據患者特徵、醫療特徵將有限的資源進行優化配置,提升醫患關係質量提供理論依據。

文獻研究結果顯示,現有研究分別從患者滿意視角和患者信任視角對該問題進行了探究,且集中於住院服務。住院服務質量對患者滿意的正向驅動作用得到了眾多學者的證實(Dansky & Brannon,1996;Oswald,等,1998;Ross,Steward & Sinacore,1993;Ware,Snyder & Wright,1976;Ware,等,1978;Koichiro Otan,Brian Waterman,Kelly M. Faulkner,等,2010;陳學濤,2009),亦有學者探究服務接觸各維度對醫患關係質量中患者滿意維度影響強度的差異。Dawn Bendall-Lyon 和 Thomas L. Powers(2004)的研究顯示,結構質量(structure)和過程質量(process)對患者總體滿意具有顯著影響,且影響程度相當,其研究結論與 Cohen(1996)和 Ross 等(1993)的早期研究存在矛盾。Cohen(1996)和 Ross 等(1993)的研究均發現過程質量對患者滿意的影響大於結構質量。

Nandakumar Mekoth 等（2011）以印度醫療服務市場為研究情境，識別出了門診服務接觸質量中的醫生質量和實驗室質量與患者滿意顯著相關，而掛號處及門診員工的態度以及感知的等待時間長度與患者滿意沒有顯著相關性。服務接觸質量對醫患關係質量信任維度影響的相關研究較少，Laith Alrubaiee 和 Feras Alkaa'ida（2011）基於 SERVQUAL 模型，驗證了醫療服務質量對患者信任具有顯著正向作用，患者滿意同時也會影響患者信任。

雖然關於醫療服務質量對醫患關係質量某一維度影響的研究相對豐碩，但是研究對象主要集中於住院服務，且關於各個維度對醫患關係影響強度的研究結論存在矛盾。雖然印度學者 Nandakumar Mekoth 以門診服務為對象開展研究，然而僅探究了門診服務接觸質量對患者滿意的影響，尚未探究其作用機理，且研究情境為印度醫療服務市場。在中國醫療服務情境下，門診服務接觸質量對醫患關係質量雙重維度存在怎樣的驅動作用，尚需進一步探索。本研究依據服務接觸擴展模型，結合門診服務特徵，沿用第四章的研究結果，將門診服務接觸界定為患者在就醫過程中與有形環境、醫務人員及服務系統之間的互動。門診服務中，患者所接觸的各種要素都屬於外部刺激和線索，通過信息加工對患者認知和行為產生影響。本研究以 S-O-R 理論和線索利用理論為理論主線，整合患者滿意和患者信任兩個層面，構建門診服務接觸質量對醫患關係質量和患者行為的驅動機理模型，運用問卷調查法、結構方程分析方法，驗證門診服務接觸質量對醫患關係質量和患者再就醫意願的主效應，比較門診服務接觸質量三維度的作用強度，檢驗患者健康狀態，感知醫療費用的調節效應，以及醫患關係質量在門診服務接觸質量對患者再就醫意願影響中的仲介效應。

本章的研究路線如圖 6-1 所示。

6 門診服務接觸質量對醫患關係質量驅動機理研究

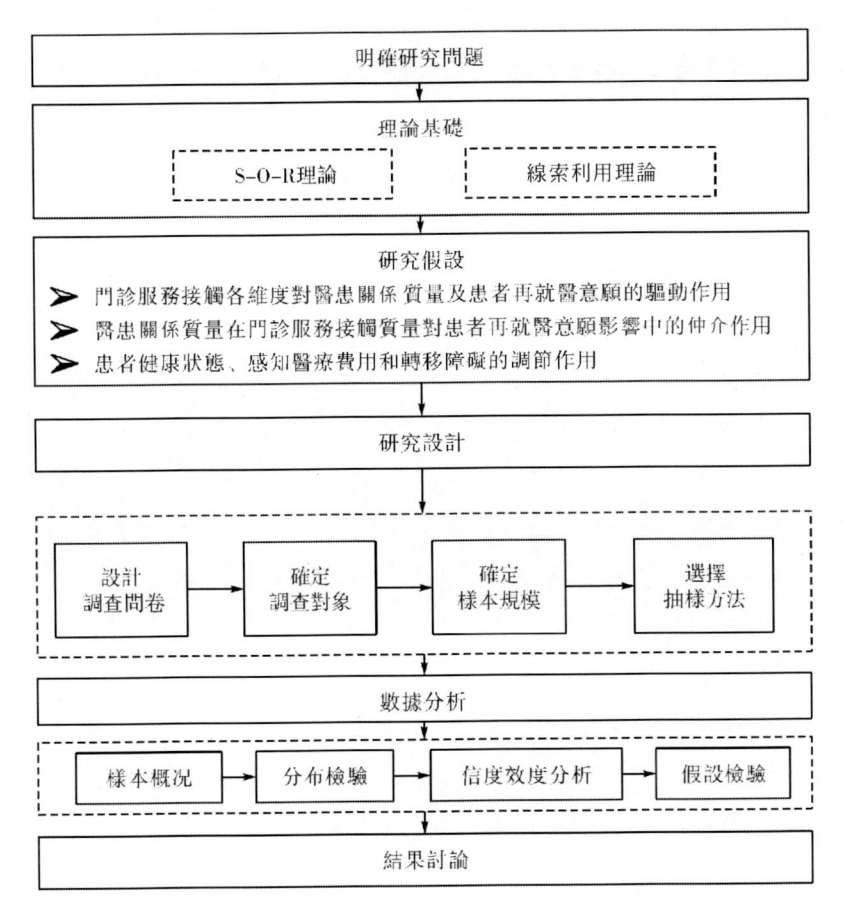

圖 6-1 本章研究路線

6.1 理論背景與假設推演

6.1.1 理論背景

6.1.1.1 S-O-R 理論

S-O-R 理論由投入-產出（Input-Output）模型發展而來。由於投入產出模型並不能揭示人們的內在意識和情感，因此增加了刺激接收者的內部

信息處理過程，從而發展成為如今的刺激-機體-反應模型（Jacoby，2002），用於解釋環境刺激對個體情感和行為的影響。Mehrabian 和 Russell（1974）指出，外界環境刺激對個體的心理狀態產生影響，從而促使個體形成接近（approach）/迴避（avoidance）的行為反應。刺激需通過信息接收者的意識來影響心理，他們往往選擇性地接收外部刺激，並形成有意識或者無意識的一種心理反應（Jacoby，2002），這裡的心理反應可能是正面或負面的情感，或者是內在的情感或認知狀態（Eroglu，等，2001，2003；Jacoby，2002），而行為反應往往是接近或迴避行為（Eroglu，等，2003）。

S-O-R 模型是環境心理學的經典模型，Belk（1975）將該模型引入市場行銷領域，提出了修正的 S-O-R 模型，即 R-S-O-R 模型，認為消費行為受到購買對象和購買情境等外部刺激的影響，消費者對購買對象和購買情境的感知會影響內在心理反應，進而對外在消費行為產生影響（Belk，1975）。

Ajzen 和 Driver（1991）提出行為意願是任何行為表現的必經階段，確定行為實施與否。通常情況下，個體的行為意願越強烈，其實施某種行為的可能性越大。由於行為意願是決定行為的最為直接的變量（Shim, Eastlick, Lotz, 等，2001），且能較為準確地預測行為（Engel，1995），現有研究往往將行為意願代替行為，以增加測量的便利性。於是，S-O-R 模型中出現了購買意願、再購買意願、推薦意願等反應變量（Macintosh & Lockshin，1997；Donovan & Rossiter，1982；Baker, Parasuraman, Grewal，等，2002；Hightower, Brandy, Baker，2002）。

6.1.1.2 線索利用理論

線索利用理論最初由 Cox（1962）提出，其後 Olson 和 Jacoby（1972）對 Cox 的研究進行了擴展。線索（Cue）是由編碼者發出並被解碼者接收的作為評價標準的一系列信號。根據線索利用理論，產品或服務由一系列信號構成，用以評價產品或服務質量。線索由內部線索（intrinsic cues）和外部線索（extrinsic cues）構成（Wheatley，等，1981）。內部線索是產品的內在屬性（Olson & Jacoby，1972），與物理特徵相關，如產品大小、形狀、味道（Peterson，1970）等。外部線索是與產品有關的屬性，但不包

括物理屬性（Olson & Jacoby, 1972），包括行銷組合所產生的相關符號，如價格（leacitt, 1954）、品牌名稱（Allison & Ubl, 1964）、包裝、商店名稱（Wbeatley 等, 1981）、組織聲譽（Vabie & Paswan, 2006）。在國家行銷中，原產地、製造地、品牌所在國也是作為消費者判斷產品質量的外部線索。

線索對消費者具有預示價值（predictive value）和信心價值（Confidence value），預示價值是指消費者將感知到的線索用來預測產品或服務質量的程度，如果該信號與產品質量的連接程度高，則表明這個線索的可靠性高，將其用於判斷產品或服務質量的準確程度高。信心價值是指消費者對自己使用線索能力和做出準確判斷的信心水準（Richardson 等, 1994）。該理論認為，外部線索和內部線索在質量認知中的重要性由線索的預示價值和信心價值共同決定。內部線索比外部線索發揮著更為重要的質量指示器作用，因此，當內部線索可以獲得，且具有較高的預示價值和信心價值時，消費者更傾向於運用內部線索進行認知判斷（Richardson 等, 1994）。當內部線索可得性低，且預示價值或信心價值也較低時，消費者傾向於選用外部線索進行質量判斷。

6.1.2 假設推演

門診服務提供過程中，患者進行高捲入度的參與。根據 R-S-O-R 理論，患者在門診服務接觸過程中，接受大量的刺激，包括門診有形環境、醫務人員、服務系統效率、醫療服務價格等。依據線索理論，由於門診服務的高捲入性，這些刺激信息所形成的線索的預示價值和信心價值均比較高，成為患者判斷門診服務質量的重要線索，也成為患者進行滿意判斷和信任認知的重要依據。在門診服務中，有形環境、醫務人員、服務系統接觸是患者接觸的三大要素，屬於刺激要素，患者對醫患關係質量的感知屬於機體，患者再就醫意願屬於反應，其三者之間存在怎樣的作用？其作用強度如何？以往研究聚焦於住院服務接觸對醫患關係質量某個維度影響的論證，而對門診服務的探究相對較少，且多基於 PZB 理論從醫療服務屬性視角探究服務質量對患者滿意的作用機理。關於門診服務接觸對醫患關係

質量及再就醫意願影響過程中哪些變量發揮調節作用，以往研究鮮有涉及。本研究以 R-S-O-R 理論作為建模的理論基礎，根據以往研究結論及前期構建的門診服務接觸質量測量量表，得出門診服務接觸包括三個維度，即有形環境接觸、醫務人員接觸、服務系統接觸，探究門診服務接觸質量三個維度與醫患關係質量及再就醫意願之間的關係，並探明哪些變量在其中發揮調節作用，具體模型如圖 6-2 所示。

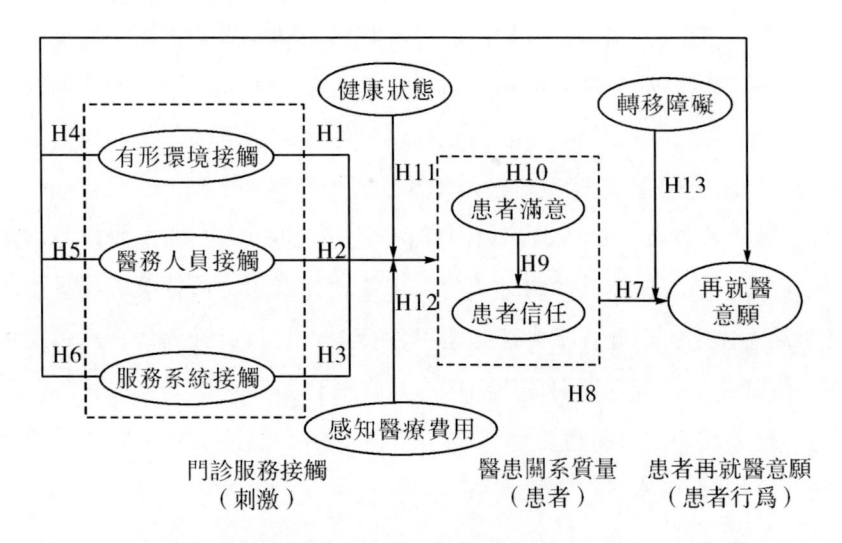

圖 6-2 門診服務接觸質量對醫患關係質量及患者再就醫意願驅動機理模型

本研究構建的門診服務接觸質量對醫患關係質量及患者再就醫意願的驅動機理模型遵循 R-S-O-R 理論，即門診服務接觸影響醫患關係質量，進而影響消費者的再就醫意願，且認為健康狀態、感知醫療費用在門診服務接觸對醫患關係質量影響過程中具有調節作用，轉移障礙在醫患關係質量對患者再就醫影響過程中發揮調節作用。

本研究在第四章中構建了門診服務接觸質量測量量表，得出門診服務接觸質量包含三個維度，即有形環境接觸、醫務人員接觸、服務系統接觸，關於這三個維度對醫患關係質量及再就醫意願是否都具有顯著影響，以往研究尚未涉及。本研究將從患者滿意和患者信任視角探究門診服務接觸對醫患關係質量的影響，並剖析醫患關係質量在門診服務接觸質量對患者再就醫意願作用過程中的仲介作用。

6.1.2.1　門診服務接觸質量各維度對醫患關係質量的影響

本研究將有形環境接觸界定為患者接受醫療服務時對門診服務環境的感知。有形環境作為醫患互動的媒介，不僅能影響患者對醫療機構服務能力的評價，而且會影響患者對服務的認知和情感。Bitner（1990）提出，顧客在接受服務的過程中，都會與有形環境產生互動，要麼獲得環境的幫助，要麼受到環境羈絆。本研究從患者視角對醫患關係質量進行了界定，認為醫患關係質量是患者依據一定的標準對關係滿足自身需求程度的總體認知，表現為患者與醫療服務提供方進行互動的過程中得到的滿意感和信任感。良好的就診環境使患者的就醫過程更加方便快捷、更加舒適。另外，服務環境也會直接影響醫務人員的心理和行為，從而將其內在情緒傳遞給患者。

Wakield 和 Blodgett（1994）指出，顧客感知到的服務環境質量越高，那麼顧客就越容易產生滿意感，下次惠顧的可能性也會更高。Koichiro Otani（2009）以住院服務為研究對象，驗證了病房環境對患者滿意具有顯著正向影響。患者期望所就診醫院的衛生狀況良好、就診環境舒適，在遭遇病痛困擾的同時能夠得到環境的支持。患者對醫療服務水準的重視程度往往高於一般服務，醫療設備先進程度對病情診斷具有關鍵輔助作用，是患者判斷醫療水準高低的重要線索，是決定患者滿意感和信任感的重要前因。門診就診程序複雜，往往要經歷掛號、繳費、就診、檢查等若干環節；門診區域大，設置的科室多，患者往往可能會將大量體力耗費在奔波於各個環節之間，因此如果醫院的指路標註不清晰，將會耗費多餘的時間成本與體力，從而導致患者不滿。

基於此，我們提出以下假設：

H1：有形環境接觸對醫患關係質量具有正向驅動作用。

H1a：有形環境接觸對患者滿意具有顯著正向影響。

H1b：有形環境接觸對患者信任具有顯著正向影響。

醫務人員接觸是指醫院通過醫務人員與患者之間的面對面的互動，將醫療服務傳遞給患者的過程。在門診服務中，患者直接接觸的醫務人員主要包括：醫生、護士、醫技人員。角色理論認為角色是由一系列的社會線

索構成，用以指導特定情境下的個人行為，在無形服務中，當顧客認識到服務人員的行為與角色要求和顧客期望一致時，顧客更容易產生滿意感和信任感。Solomon（1985）基於角色理論探究了服務傳遞中人與人之間的互動，研究發現互動過程是影響顧客滿意的重要前置變量。Nandakumar Mekoth（2011）的研究表明，醫生接觸質量和醫技人員接觸質量對患者滿意具有顯著影響，而輔助人員接觸對患者滿意的影響不顯著。Laith Alrubaiee（2011）研究發現，醫務人員與患者之間的互動對醫患關係產生正向影響。陳燕凌（2012）等針對住院服務醫患關係展開研究，發現醫療質量、醫患溝通程度和醫務人員工作態度是影響醫患關係的重要因素。

在門診服務中，診療效果不能立竿見影，經過一段時間後，結果質量才會顯現，因此在門診服務過程中，患者往往通過醫務人員的專業知識、操作技能，來推斷醫療技術水準。由於醫療服務中，醫務人員和患者之間存在信息不對稱，患者希望從醫務人員處獲得更多的關於疾病方面的信息，獲得更多的知情權和選擇權。因此，患者與醫務人員接觸過程中，醫務人員的專業知識、操作技能、溝通能力、表現出來的善意，均會對醫患關係質量產生重要影響。

基於此，我們提出以下假設：

H2：醫務人員接觸對醫患關係質量具有正向驅動作用。

H2a：醫務人員接觸對患者滿意具有顯著正向影響。

H2b：醫務人員接觸對患者信任具有顯著正向影響。

服務系統接觸是指在門診服務中，服務系統的效率和回應速度。Breffni M. Noone（2009）的研究顯示，服務節奏對患者滿意產生正向影響。Jinn-Yi Yeh（2006）的研究亦表明等待時間短和服務便利會提升患者對服務的體驗，患者通常會因無法忍受長時間的等待，而形成消極情緒。在門診服務中，掛號、候診、繳費、取藥是否方便快捷、能否及時獲得各項化驗、檢查結果，會影響患者的時間成本、體力成本和精神成本，由於患者的健康狀態與一般顧客存在差異，故其更加關注就醫過程的便利性與及時性。等待時間越長，患者的焦慮情緒越高，越容易產生不滿意感。患者就醫過程中，可能會遇到困難或問題，需要醫務人員幫助或解答，當醫院能

及時處理這些問題時，患者容易產生滿意感和信任感。

基於此，我們提出以下假設：

H3：服務系統接觸對醫患關係質量具有正向驅動作用。

H3a：服務系統接觸對患者滿意具有正向影響。

H3b：服務系統接觸對患者信任具有正向影響。

6.1.2.2 門診服務接觸質量各維度對患者再就醫意願的影響研究

國內外學者就服務質量與行為意願之間關係的研究成果比較豐富。Parasuraman、Zeithaml 和 Berry（1988，1996）的研究表明服務質量與顧客行為意願密切相關，並通過實證研究驗證了服務質量對顧客行為意願具有顯著正向影響。Cronin 等（2000）的研究表明，感知服務質量對顧客行為意願具有直接作用。Brady 和 Robertson（2001）探究了跨文化背景下，顧客感知服務質量、顧客滿意、行為意願之間的關係，認為在不同的文化背景之下，顧客感知質量對行為意願均具有顯著正向影響。Olorunniwo, Hsu, 和 Udo（2006）的研究表明服務質量是顧客忠誠的重要驅動變量。中國學者謝禮珊、李健儀（2007）以旅遊業為研究背景，探究了感知服務質量對遊客行為意願的正面影響。服務接觸是感知服務質量形成的基礎，但直接探究門診服務接觸質量各維度與顧客行為關係的研究較少。Koichiro Otani（2010）以美國住院服務為研究背景，證明了住院服務的接觸點，即入院過程、護理服務接觸、醫生、員工、房間對患者行為意願具有顯著正向影響。

斯金納提出的操作性條件反射理論，又稱為工具性學習理論，是學習理論的重要構成部分，認為個體傾向於做那些能產生積極結果的行為而規避會產生負面結果的行為。斯金納強調個體的行為是由外部環境刺激決定的，外在刺激因素的改變在很大程度上能夠改變人的行為。消費者的學習過程是通過不斷的嘗試錯誤，最終會選擇那些導致正面結果的消費行為，而避免那些產生負面結果的消費行為。正面的刺激，對消費者來講是正強化，而負面的刺激對消費者來講是負強化。正強化對行為具有激勵作用，而負強化對行為具有阻礙作用。

患者在門診就診過程中，與門診環境、醫務人員、服務系統進行密切

接觸，從而形成服務質量感知。門診環境舒適、指示標示清晰、設備設施先進等環境接觸要素對於患者來講都具有正強化作用，會激勵正向行為發生，提高患者的再就醫意願。反之，如果門診環境差、指示標誌不清晰、設備設施落後，對患者形成負強化，將阻礙正向行為發生，降低患者的再就醫意願。患者與醫務人員的接觸是門診服務接觸過程中極為重要的接觸要素。

醫務人員的醫療技術水準、醫務人員的服務態度、醫務人員以患者為中心的服務理念、醫務人員與患者的溝通、醫務人員給予患者的治療方案，在患者與醫務人員接觸與互動過程中，均屬於刺激要素，當這些要素符合患者預期時，將形成正強化；當低於患者預期時，將形成負強化，從而引導患者的行為。

患者在就醫過程中具有時間成本、體力成本和精力成本，在患者接受門診服務過程中，容易導致高時間成本的環節是掛號、候診、繳費、取藥環節。服務系統的回應速度越快，所耗費的時間、體力與精力越低，越容易形成正向強化。Grumbach，Keane 等（1991）的研究發現患者更容易因長時間的等待而在未接受治療前離開。在患者就醫過程中不可避免地會遇到一些問題需要諮詢服務人員，服務系統的及時回應，對患者具有正強化作用，促使積極就醫行為的發生。

基於此，我們提出以下假設：

H4：有形環境接觸對患者再就醫意願具有正向驅動作用。

H5：醫務人員接觸對患者再就醫意願具有正向驅動作用。

H6：服務系統接觸對患者再就醫意願具有正向驅動作用。

6.1.2.3 醫患關係質量的仲介作用

Crosby，Evans 和 Cowles（1990）以人壽保險行業的顧客為研究對象，探究了關係質量影響因素及其與顧客忠誠的關係，構建了關係質量模型。研究結果表明：關係質量對銷售效果、顧客忠誠度及未來互動的預期均具有正向影響作用。Hennig-Thurau 和 Klee（1997）提出的關係質量基礎模型中，探究了關係質量與顧客保留之間的關係，認為關係質量對顧客保留具有正向影響。在本研究中，主張醫患關係質量包括患者滿意與患者信任

兩個維度。

　　Hall（2002）特別指出：「信任是所有關係中最為基礎的屬性，對行為、結果和態度具有普遍的影響。」Hall（2005）認為一旦信任關係形成，顧客將認為信任對象的行為是善意的，並且有能力在該領域做好。已有研究表明患者越滿意，越容易向他人推薦該醫療機構，並在需要時再次選擇該醫院就醫（Eisenberg, 1997; Ford, Bach, Fottler, 1997; Williams, 1994; Parente, Pinto, Barber, 2005; Lee, 2005; Burke－Miller, 等, 2006）。在門診服務中，患者的滿意度越高，對醫院和醫生的信任程度越高，患者在有就醫需求時，越傾向於繼續選擇該醫院。

　　基於此，我們提出以下假設：

　　H7：醫患關係質量越高，患者的再就醫意願越強烈。

　　H7a：患者的滿意度越高，患者的再就醫意願越強烈。

　　H7b：患者的信任度越高，患者的再就醫意願越強烈。

　　已有研究論證了顧客滿意與顧客信任在服務質量對顧客行為作用過程中的仲介作用（Caruana, 2002; Fu Uerton & Taylor, 2002; Hsin－Hui (Sunny) Hu, 2009），但尚無探討醫患關係質量在門診服務接觸各維度對患者再就醫行為影響過程中是否具有仲介作用的研究。Nandakumar Mekoth 等（2011）以印度醫療服務為研究背景，實證分析了患者滿意在服務接觸總體感知質量對患者行為意願作用中發揮了部分仲介作用。

　　根據 R-S-O-R 理論，外界刺激通過機體作用對行為反應產生作用。門診服務接觸是該模型中的外部刺激因素，醫患關係質量中的患者滿意和患者信任，與機體認知和情感相關，患者再就醫意願是行為反應。根據 R-S-O-R 理論，門診服務接觸會影響醫患關係質量，進而影響患者再就醫意願。

　　基於此，我們提出以下假設：

　　H8：醫患關係質量在門診服務接觸質量對患者再就醫意願影響過程中發揮仲介作用。

　　H8a：患者滿意在門診服務接觸質量對患者再就醫意願影響過程中發揮仲介作用。

H8b：患者信任在門診服務接觸質量對患者再就醫意願影響過程中發揮仲介作用。

6.1.2.4 患者滿意在門診服務接觸對患者信任影響中的仲介作用

已有研究表明，顧客滿意和顧客信任之間的關係並不明確，一些研究認為顧客滿意是顧客信任的前因變量（Seines，1998），一些學者認為顧客滿意是顧客信任的結果變量（Anderson & Narus，1990）。Zanzo 等（2003）的研究表明，顧客滿意對顧客信任具有顯著正向影響，而顧客信任是形成顧客忠誠的重要驅動力量。Laith Alrubaiee（2011）的研究亦表明，在醫療服務中，患者滿意對患者信任具有顯著正向影響，且患者滿意在醫療服務質量對患者信任作用過程中具有仲介作用。儘管學者們對顧客滿意和顧客信任的關係存在爭議，但基於門診服務的特徵，以及研究的情境，患者接受門診服務過程中，通過與各服務要素進行深度接觸，會改變原來的認知，從而形成新的滿意感和信任感。本研究認為患者滿意對患者信任產生顯著正向影響，且門診服務接觸質量通過患者滿意影響患者信任。

基於此，我們提出以下假設：

H9：患者滿意對患者信任具有正向影響。

H10：患者滿意在門診服務接觸質量對患者信任影響過程中具有仲介作用。

H10a：患者滿意在有形環境接觸對患者信任影響過程中具有仲介作用。

H10b：患者滿意在醫務人員接觸對患者信任影響過程中具有仲介作用。

H10c：患者滿意在服務系統接觸對患者信任影響過程中具有仲介作用。

6.1.2.5 患者健康狀態的調節作用

Otani K，Waterman B 和 Dunagan WC（2012）以美國路易斯安娜州的住院患者為研究對象，探究健康狀態對患者滿意的影響。研究結果表明患者的健康狀態對患者認知和行為反應具有調節作用：病情越嚴重，患者越關注醫院的診療水準。在門診就醫過程中，患者的健康狀態不同，患者的

關注點會存在差異，病情越嚴重，對醫務人員接觸的關注度越高，而對門診環境接觸和服務系統接觸的關注度相對較低，因此，在同樣的服務接觸情境下，健康狀態不同的患者對醫患關係質量的認知存在差異。

基於此，我們提出以下假設：

H11：患者健康狀態在門診服務接觸質量對醫患關係質量影響過程中發揮調節作用。

H11a：患者健康狀態在門診服務接觸質量對患者滿意作用過程中發揮調節作用。

H11a1：患者健康狀態在有形環境接觸對患者滿意作用過程中發揮調節作用。

H11a2：患者健康狀態在醫務人員接觸對患者滿意作用過程中發揮調節作用。

H11a3：患者健康狀態在服務系統接觸對患者滿意作用過程中發揮調節作用。

H11b：患者健康狀態在門診服務接觸質量對患者信任作用過程中發揮調節作用。

H11b1：患者健康狀態在有形環境接觸對患者信任作用過程中發揮調節作用。

H11b2：患者健康狀態在醫務人員接觸對患者信任作用過程中發揮調節作用。

H11b3：患者健康狀態在服務系統接觸對患者信任作用過程中發揮調節作用。

6.1.2.6 感知醫療費用的調節作用

Davis K. M. 等（2000）的研究表明，感知醫療費用對患者滿意具有負向影響。中國不少學者通過問卷調查，發現感知醫療費用是影響患者滿意的重要因素。對於門診服務，患者在對門診服務接觸各維度感知相同的情況下，醫療費用感知是否對醫患關係質量產生影響，已有研究尚未給出明確答案。「看病難、看病貴」是中國醫療服務市場的典型特徵，在門診醫療服務中，就醫費用不能通過醫療保險支付，因此患者對醫療費用的敏

感度較高，在同樣的服務接觸情境下，感知醫療費用越高，患者越不滿意。感知醫療費用越高，患者越容易對醫院和醫生產生懷疑，甚至懷疑醫生處方的合理性。

基於此，我們提出以下假設：

H12：感知醫療費用在門診服務接觸質量對醫患關係質量影響過程中具有調節作用。

H12a：感知醫療費用在門診服務接觸質量對患者滿意影響過程中具有調節作用。

H12a1：感知醫療費用在有形環境接觸對患者滿意影響過程中具有調節作用。

H12a2：感知醫療費用在醫務人員接觸對患者滿意影響過程中具有調節作用。

H12a3：感知醫療費用在服務系統接觸對患者滿意影響過程中具有調節作用。

H12b：感知醫療費用在門診服務接觸質量對患者信任影響過程中具有調節作用。

H12b1：感知醫療費用在有形環境接觸對患者信任影響過程中具有調節作用。

H12b2：感知醫療費用在醫務人員接觸對患者信任影響過程中具有調節作用。

H12b3：感知醫療費用在服務系統接觸對患者信任影響過程中具有調節作用。

6.1.2.7 轉移障礙的調節作用

轉移障礙是指由一個服務提供者向其他服務提供者轉移過程中所遇到的困難，包括顧客對新的服務提供者的服務不滿意，或者是帶來的經濟、社會或心理方面的風險（Fornell. C.，1992）。以往的研究表明，轉移障礙通常由轉換成本、轉換對象的吸引力和人際關係構成，其中轉移成本包括轉換服務對象所耗費的時間、金錢和精力（Dick & Basu, 1994）。吸引力是指轉移對象的聲譽、形象和服務質量優於現有服務對象。人際關係是心

理和社會關係，往往表現為關愛、信任、親密和溝通（Gremler, 1995）。

　　Bendapudi 和 Berry（1997）的研究表明當服務提供者提供差異化的服務時，顧客的轉移障礙較高，顧客更傾向於繼續選擇該服務機構。由於醫療服務與人們的身體健康和生命安全相關，患者在選擇服務機構時會看重醫院的醫療技術水準和服務水準，如果患者通過外部信息搜集，能找到醫療技術水準更高、服務更好的醫院，則轉移障礙較低，反之則轉移障礙較高。轉移障礙越高，在同樣醫患關係質量水準下，患者的再就醫意願越高。

　　基於此，我們提出以下假設：

　　H13：患者轉移障礙在醫患關係質量對患者再就醫意願影響過程中具有調節作用。

　　H13a：患者轉移障礙在患者滿意對患者再就醫意願影響過程中具有調節作用。

　　H13b：患者轉移障礙在患者信任對患者再就醫意願影響過程中具有調節作用。

6.2　問卷設計與變量測量

　　研究設計是將研究假設中的變量變成現實可操作的步驟和程序的計劃（劉軍，2008）。實驗法和調查法是行銷實證研究中較為常見的研究方法。問卷調查法是國內外實證研究中較常使用的獲取數據的方法之一，具有簡便、靈活的特點，且能夠獲取可靠、翔實的一手資料。因此，本研究採用問卷調查法進行數據收集。該部分主要包括三個方面的內容：首先，介紹研究變量和計量尺度；其次，闡明研究變量測量題項的來源；最後，說明問卷收集的具體方法。

　　門診服務接觸測量量表由第四章開發而獲得，醫患關係質量、患者再就醫意願、患者健康狀態、感知醫療費用和轉移障礙主要來自國內外運用

成熟的量表，並根據研究情境進行修正。

6.2.1 研究變量與測量尺度

6.2.1.1 研究變量

本文涉及的變量有自變量、因變量、仲介變量、調節變量以及控制變量，具體包括：

自變量：門診服務接觸質量的三個維度，分別為有形環境接觸、醫務人員接觸、服務系統接觸。

因變量：患者再就醫意願。

仲介變量：醫患關係質量，包括患者滿意和患者信任兩個潛變量。

調節變量：患者健康狀態、感知醫療費用、轉移障礙。

控制變量：性別、年齡、教育水準、收入。

6.2.1.2 測量尺度

問卷調查詢問的主要是被試的相關態度，學術界常用的測量態度的量表分別是李克特量表（Likert scale）、瑟斯頓量表（Thurston scale）及格特曼量表（Guttman scale）。在以上三種量表中，由於瑟斯頓量表的編製複雜且要求苛刻，格特曼量表難以滿足實際測量的條件，而李克特量構建相對簡單、較易執行，容易被調查對象理解，因此，李克特量表在國內外研究中被廣泛使用。在測量多維概念時，李克特量表的優勢更為顯著（Kapes, Mastie & Whitfield, 1994）。

國內外研究中，普遍使用的是 5 點式和 7 點式李克特量表，這兩種測量尺度在實際施測過程中不需要進行過多的解釋。本研究中的問卷採用七點尺度法對每個題項進行測量，分別給予 1 分至 7 分，1 分為完全不同意，7 分為完全同意，4 分為中立態度。

6.2.2 變量定義與測量

6.2.2.1 門診服務接觸的定義與測量

本研究依據服務接觸擴展模型理論，結合門診服務特徵，將門診服務接觸質量界定為患者在就醫體驗過程中通過與有形環境與設備、醫務人員

及服務系統資源的互動而形成的對門診服務總體的認知和態度。本研究所界定的門診服務接觸質量的範疇包括三個方面：①門診服務接觸質量的評價主體是患者；②患者感知的門診服務接觸對象涵蓋了就醫過程中的有形環境與設備、醫務人員和服務系統；③從評價的內容看，由於門診服務的特殊性，治療效果往往不能立竿見影，且評價的節點是取藥結束階段，因此，本研究中的評價內容未將服務結果質量納入，主要聚焦於患者對門診服務傳遞過程的感知。

本研究量表採用李克特七點尺度法對門診服務接觸質量進行測量，較低的分數表示患者對門診服務接觸的感知評價較低，較高的分數表示患者對門診服務接觸的感知評價較高。提問方式為：請根據您的真實體驗，在相應的數字處打「√」,「1」表示完全不同意,「2」表示不同意,「3」表示有點不同意,「4」表示不確定,「5」表示有點同意,「6」表示同意,「7」表示完全同意。

測量題項來源於第四章開發的中國本土化的門診服務接觸質量測量量表，其中一部分題項通過關鍵事件法獲得，另一部分通過文獻研究獲得，並根據中國門診服務情境進行了相應的修正。測量量表包括有形環境接觸、醫務人員接觸、服務系統接觸3個維度。其中，有形環境接觸和服務系統接觸均由4個題項構成、醫務人員接觸由8個題項構成，具體的測量題項和來源詳見表6-1。

表 6-1　　　　　　　　門診服務接觸的測量量表

維度	題項	來源
有形環境接觸	SE 1. 該醫院乾淨、整潔	關鍵事件法提取
	SE 2. 該醫院醫療設備先進	Emin Babakus, 等（1992）；黃靜宜（2010）
	SE3. 醫院各樓層的指示牌、指路標志清晰	Laith Alrubaiee（2011）；黃靜宜（2010）
	SE 4. 該醫院就診環境舒適	關鍵事件法提取

表6-1(續)

維度	題項	來源
醫務人員接觸	SE 5. 醫務人員尊重我、為我考慮	黃靜宜（2010）
	SE 6. 醫務人員專業知識豐富	Emin Babakus，等（1992）
	SE 7. 醫務人員在檢查、診療時操作熟練	關鍵事件法提取
	SE 8. 醫務人員能清晰解釋我的病情	Nandakumar Mekoth（2011）
	SE 9. 醫生在診療過程中認真、仔細	關鍵事件法提取
	SE 10. 病歷書寫清晰、規範	黃靜宜（2010）
	SE 11. 醫生推薦合理的治療方案	關鍵事件法提取
	SE 12. 醫務人員向我詳細說明用藥方法與注意事項	黃靜宜（2010）
服務系統接觸	SE13. 掛號、候診、繳費、取藥方便快捷	關鍵事件法提取
	SE14. 我能及時獲得各項化驗、檢查結果	關鍵事件法提取
	SE 15. 我提出的問題或投訴能得到及時回應、積極解決	關鍵事件法提取
	SE 16 詢問醫務人員時能得到及時、詳細解答	關鍵事件法提取

6.2.2.2 醫患關係質量的定義與測量

國內外學者主要從顧客感知和關係互動角度對醫患關係質量進行了界定。

Liljander 和 Strandvik（1995）基於顧客感知視角，認為服務行業中的關係質量是顧客將其在關係中所感知的服務與某些內在或外在質量進行比較後所形成的認知與評價。Gronroos（2002）基於關係互動視角，認為關係質量是顧客與服務提供者在長期的互動關係中所形成的動態的質量感知，是顧客對服務質量連續的、長期的感知過程。本研究綜合以上觀點，認為醫患關係質量是患者與醫療服務提供者互動的過程中所形成的總體質量的認知與評價。醫患關係質量的內涵包括以下兩個方面：首先，對醫患關係質量感知的主體是患者，客體是醫療機構、醫生及其所提供的服務；其

次，醫患關係質量的範疇包括關係滿意和關係信任（Crosby，1990；Hsieh & Hiang，2004）。

醫患關係質量的測量使用李克特七點量尺法，要求被試根據自身的真實體驗從 1（非常不同意）到 7（非常同意）進行評價。醫患關係質量包括患者滿意和患者信任兩個維度，分別包含 3 個題項，主要參考了 Garuana 和 Noel（2005）、Lee 和 Yom（2007）、Laith Alrubaiee（2011）等學者的測量題項，並進行了適當的修改，具體測量題項以及來源見表 6-2。

表 6-2　　　　　　　　醫患關係質量的測量題項

維度	題項	來源
患者滿意	PS1. 總的來說，我對這家醫院是滿意的	Garuana & Noel（2005）；Lee & Yom（2007）
	PS2. 醫院的技術與服務符合我最初的期望	
	PS3. 與同類醫院相比，我對這家醫院是滿意的	
患者信任	PT1. 我信賴該醫院	Laith Alrubaiee，等（2011）
	PT2. 該醫院是誠實的	
	PT3. 該醫院是可靠的	

6.2.2.3　患者再就醫意願的定義與測量

本研究參考了 Engel 等（1995）的觀點，認為患者再就醫意願是指患者接受門診醫療服務後，未來再次來該醫院就醫及向他人推薦的可能性。本研究運用李克特 7 點量表對患者再就醫意願進行測量，要求調查對象根據切身體驗對再就醫意願進行評價，分別給予 1 分至 7 分，1 分為完全不同意，7 分為完全同意，4 分為中立態度。本研究借鑑了 Fishbein（1975）、Reicheld 和 Sasser（1990）、lee 等（2008）、李東進（2009）、陳學濤（2009）等學者測量題項，並根據門診服務特徵進行了改動，測量題項及其來源見表 6-3。

表 6-3　　　　　　　　　患者再就醫意願測量題項

維度	題項	來源
患者再就醫意願	RV1. 我會向周圍的人稱贊該醫院	Garuana & Noel（2005）；Lee & Yom（2007）
	RV2. 如果有人請我推薦，我會推薦該醫院	
	RV3. 如果患同樣的病，我會選擇該醫院	
	RV4. 如果患不同的病，我還選擇該醫院	

6.2.2.4　患者健康狀態的定義與測量

本研究借鑑 Otani K 等（2012）的觀點，基於顧客感知的視角，認為患者健康狀態是患者的疾病嚴重程度。患者健康狀態的測量使用李克特四點量尺法，要求被試根據自身的切身體驗對疾病的嚴重程度進行判斷，1 表示嚴重，2 表示比較嚴重，3 表示一般，4 表示輕微。

6.2.2.5　感知醫療費用的定義與測量

感知醫療費用和感知利失密切相關。感知利失是顧客在消費過程中感知到的支出總和，包括購買產品或服務所花費的時間、金錢、體力、精力、心理等方面成本的總和（Zeithaml, Parasurama, Berry, 1990；Monroe, 1991）。由此可見，醫療醫療費用是患者感知利失的重要構成部分。本研究認為患者對門診醫療費用的感知取決於三個方面：①各服務項目的定價，如掛號費、診療費、藥品定價、注射費等；②醫生開的藥品的價格和數量；③醫生開的檢查單的項目和數量。

本研究運用李克特 7 點量表對感知醫療費用進行測量，要求調查對象根據切身體驗對醫療費用進行評價，分別給予 1 分至 7 分，1 分為完全不同意，7 分為完全同意，4 分為中立態度。本研究借鑑 Caruana 和 Noel（2005），Andaleeb 等（2007），黃靜宜等（2010）的研究，並根據中國門診服務特徵進行了改動。測量題項及來源見表 6-4。

表 6-4　　　　　　　　　感知醫療費用測量題項

變量	題項	來源
感知醫療費用	PC1. 醫生根據我的病情開合理價位、合理數量的藥品	Caruana & Noel（2005）、Andaleeb，等（2007），黃靜宜（2010）
	PC2. 醫生根據我的病情開必要的檢查單	
	PC3. 醫院定價合理（如藥費、檢查費、掛號費、診療費、注射費等）	

6.2.2.6 轉移障礙的定義與測量

本研究借鑑 Dick 和 Basu（1994）以及 Fornell. C.（1992）的觀點，認為轉移障礙是患者在轉換醫療服務機構時所耗費的時間、金錢和精力，以及伴隨的心理風險的提高。轉移障礙的測量題項參考了 lee 等（2008）的研究，並根據需要進行了修正。該變量運用李克特 7 點量尺進行測量，要求被試根據切身體驗，從 1（非常不同意）到 7（非常同意）進行評價。具體的題項和來源見表 6-5。

表 6-5　　　　　　　　　轉移障礙的測量題項

變量	題項	來源
轉移障礙	SC1. 除了該醫院，我還能找到比這服務更好的醫院就醫	lee，等（2008）
	SC2. 除了該醫院，我還能找到比這醫術更好的醫院	

6.2.3　數據獲取與樣本描述

6.2.3.1　數據獲取

本研究採用問卷調查法收集數據。在問卷調查實施之前，首先確立調研的程序。第一，確定調查對象，本研究的對象是公立醫院門診患者。成都市是公立醫院改革起步較早的城市，根據《成都市深化醫藥衛生體制改革總體方案》精神，於 2010 年 1 月正式成立成都市醫院管理局，下轄 11 所市級公立醫院，其中三級醫院 9 所，三級甲等醫院 7 所。為了保證樣本來源的均衡，本研究選擇了國家衛生健康委員會直屬的醫院一所，為四川大學華西醫院；

省屬醫院1所，為四川省人民醫院；成都醫院管理局下轄的醫院兩所，分別為成都市第一人民醫院和成都市第五人民醫院；地方醫學院校附屬醫院1所，為成都市中醫藥大學附屬醫院。第二，確定樣本量。學者們對樣本量大小的觀點不盡相同，Comrey（1978）認為樣本量至少為200個；Nunally（1978）認為樣本量至少為題項數量的10倍；而Boomsma（1982）則認為400個樣本較為合適。依據學者中最為嚴格的樣本標準，結合本研究問卷中測量題項的數量，本研究共發放調查問卷500份。第三，調查方法的確立。本研究採用方便抽樣的方法針對門診患者進行抽樣。第四，調查地點的選擇。由於本研究的調研對象是已經體驗完就醫全流程的患者，因此調查地點選擇在醫院門診取藥窗口。第五，調研人員的培訓。為了保證調研的順利進行，我們在實施之前對調研人員進行了系統的培訓。

6.2.3.2 樣本描述

本研究通過四川大學華西醫院的志願者平臺招募志願者以及邀請四川大學商學院的碩士生和成都中醫藥大學的本科同學擔任調查員，進行了為期一週的問卷調查，共發放問卷500份，對於知識水準較低和視力不好的患者，由調查員閱讀問卷，根據調查對象的選擇代為書寫。通過對問卷整頁或全部選擇同一條款、問卷關鍵題項有缺失值的樣本給予刪除，獲得有效問卷410份，問卷有效率為82%。樣本的基本情況包括被調查者的性別、年齡、教育水準、家庭人均月收入、來院方式、就醫經驗（是否是首次就診）。

（1）調查對象的性別描述

被調查的門診患者中，男性患者179人，占總體的43.7%；女性患者231人，占總體的56.3%，如表6-6所示。

表6-6　　　　　　　　調查對象性別分佈統計表

性別	頻率	百分比（%）	累積百分比（%）
男	179	43.7	43.7
女	231	56.3	100
合計	410	100	

（2）調查對象的年齡描述

被調查的門診患者中，18~25 歲的患者有 141 人，占總體的 34.4%；26~35 歲的患者為 126 人，占總體的 30.7%；36~45 歲的患者有 82 人，占總體的 20%；46~55 歲的患者有 40 人，占總體的 9.8%；55 歲以上的患者為 21 人，占總體的 5.1%。從表 6-7 可以看出，調查對象集中在 18~35 歲，最少的是 55 歲以上的患者。

表 6-7　　　　　　　　調查對象年齡分佈統計表

年齡	頻率	百分比（%）	累積百分比（%）
18~25 歲	141	34.4	34.4
26~35 歲	126	30.7	65.1
36~45 歲	82	20.0	85.1
46~55 歲	40	9.8	94.9
55 歲以上	21	5.1	100
合計	410	100	

（3）調查對象的教育水準描述

被調查對象中，具有大專或本科學歷的患者最多，為 219 人，占總體的 53.4%；其次是高中或中專學歷患者，為 89 人，占總體的 21.7%；小學及以下文化水準的患者最少，為 18 人，占總體的 4.4%，詳見表 6-8。

表 6-8　　　　　　　　調查對象教育水準分佈

教育水準	頻率	百分比（%）	累積百分比（%）
小學及以下	18	4.4	4.4
初中	52	12.7	17.1
高中或中專	89	21.7	38.8
大專或本科	219	53.4	92.2
研究生及以上	32	7.8	100
合計	410	100	

(4) 調查對象的職業描述

調查對象中，占比最多的職業是企業職員，占總體的 30.7%，其次是政府機關或事業單位職員和個體工商戶，分別占總體的 17.3% 和 15.9%；農民的比例較少，占總體的 10%；有 12.2% 的患者選擇了其他，並對具體職業進行了標註，詳見表 6-9。

表 6-9　　　　　　　　　　調查對象職業分佈

	頻率	百分比（%）	累積百分比（%）
政府機關或事業單位職工	71	17.3	17.3
企業職員	126	30.7	48.0
個體工商戶	65	15.9	63.9
農民	41	10.0	73.9
學生	57	13.9	87.8
其他	50	12.2	100
合計	410	100	

(5) 調查對象的就醫經驗

被調查對象中，有 66 位患者是初次來抽樣醫院就診，占總體 16.1%；剩餘的 344 位患者過去均來過抽樣醫院就診，占總體的 83.1%。

表 6-10　　　　　　　　　調查對象就醫經驗分佈

首次就診	頻率	百分比（%）	累積百分比（%）
是	66	16.1	16.1
否	344	83.9	100
合計	410	100	

6.3 分佈檢驗與量表信效度分析

6.3.1 分佈檢驗

由於本研究將運用結構方程進行假設檢驗，而結構方程分析的前提是樣本數據具有正態分佈特徵，因此，需要對數據進行正態分佈檢驗，檢驗結果如表 6-11 所示。

表 6-11　　　　研究樣本正態分佈檢驗結果

	極小值統計量	極大值統計量	均值統計量	標準差統計量	偏度統計量	偏度標準誤	峰度統計量	峰度標準誤
PE 1	1	7	5.79	1.057	−1.222	0.121	1.984	0.240
PE 2	1	7	5.60	1.079	−1.030	0.121	1.653	0.240
PE 3	1	7	5.75	1.117	−1.199	0.121	1.663	0.240
PE 4	1	7	5.46	1.151	−0.852	0.121	0.718	0.240
PE 5	1	7	5.30	1.278	−0.851	0.121	0.702	0.240
PE 6	1	7	5.64	1.119	−0.987	0.121	1.459	0.240
PE 7	2	7	5.68	1.080	−0.912	0.121	0.647	0.240
PE 8	1	7	5.49	1.245	−0.941	0.121	0.738	0.240
PE 9	1	7	5.51	1.255	−0.905	0.121	0.448	0.240
PE 10	1	7	5.37	1.332	−0.987	0.121	0.866	0.240
PE 11	1	7	5.48	1.253	−1.076	0.121	1.052	0.240
PE 12	0	7	5.52	1.333	−1.177	0.121	1.438	0.240
PE 13	1	7	4.96	1.529	−0.903	0.121	0.305	0.240
PE 14	1	7	5.01	1.470	−0.764	0.121	0.087	0.240
PE 15	0	7	5.02	1.477	−0.968	0.121	0.738	0.240
PE 16	1	7	5.38	1.316	−0.779	0.121	0.070	0.240

表6-11(續)

	極小值統計量	極大值統計量	均值統計量	標準差統計量	偏度統計量	偏度標準誤	峰度統計量	峰度標準誤
PS1	1	7	5.52	1.166	−1.052	0.121	1.380	0.240
PS2	1	7	5.40	1.193	−1.035	0.121	1.342	0.240
PS3	1	7	5.54	1.078	−0.848	0.121	1.202	0.240
PT1	1	7	5.50	1.124	−0.541	0.121	−0.023	0.240
PT2	1	7	5.52	1.108	−0.531	0.121	−0.002	0.240
PT3	1	7	5.42	1.197	−0.790	0.121	0.883	0.240
ZJY1	1	7	5.38	1.259	−0.816	0.121	0.548	0.240
ZJY2	1	7	5.50	1.162	−0.927	0.121	1.136	0.240
ZJY3	1	7	5.52	1.168	−1.064	0.121	1.699	0.240
ZJY4	1	7	5.11	1.453	−0.782	0.121	0.083	0.240
PC1	1	7	5.41	1.254	−0.841	0.121	0.356	0.240
PC2	1	7	4.92	1.569	−0.741	0.121	−0.020	0.240
PC3	1	7	5.03	1.462	−0.956	0.121	0.418	0.240
SC1	1	7	5.01	1.534	−0.804	0.121	−0.116	0.240

表6-11顯示各潛變量測量題項的偏度值和峰度值均小於2。一般認為，當峰度的絕對值在10以下，偏度的絕對值在3以下時，表明研究樣本基本服從正態分佈（Kline, 1998；黃芳銘, 2005）。由此可以判斷，本研究的正式樣本服從正態分佈，滿足運用結構方程進行建模分析的要求。

6.3.2 量表的信度及效度分析

測量工具具有良好的信度和效度才能保證實證研究結果的可靠性，因此在進行正式的數據實證分析前，需要對測量工具的信度和效度進行檢驗。本研究主要運用內部一致性信度檢驗、內容效度分析、探索性因子分析和驗證性因子分析對數據質量進行檢驗。

6.3.2.1 內部一致性信度檢驗

本研究採用項目-總體相關係數（CITC）和Cronbach's α兩個指標檢

驗數據的內部一致性。運用 SPSS 統計軟件對研究變量各量表的 CITC 系數和 Cronbach's α 系數進行計算，計算結果如表 6-12 所示。

表 6-12　　　　　　　　　　內部一致性檢驗結果

變量	測項	初始 CITC	項已刪除的 Cronbach's Alpha 值	Cronbach's α
有形環境接觸	PE1	0.698	0.693	0.776
	PE 2	0.605	0.709	
	PE 3	0.509	0.768	
	PE 4	0.592	0.715	
醫務人員接觸	PE 5	0.721	0.913	0.922
	PE 6	0.773	0.909	
	PE 7	0.711	0.914	
	PE 8	0.783	0.908	
	PE 9	0.797	0.907	
	PE 10	0.662	0.918	
	PE 11	0.778	0.908	
	PE 12	0.699	0.915	
服務系統接觸	PE 13	0.599	0.834	0.841
	PE 14	0.709	0.794	
	PE 15	0.717	0.780	
	PE 16	0.687	0.796	
患者滿意	PS1	0.757	0.821	0.873
	PS2	0.786	0.794	
	PS3	0.731	0.845	
患者信任	PT1	0.863	0.895	0.931
	PT2	0.892	0.873	
	PT3	0.821	0.921	

表6-12(續)

變量	測項	初始 CITC	項已刪除的 Cronbach's Alpha 值	Cronbach's α
再就醫意願	ZJY1	0.826	0.870	0.909
	ZJY2	0.840	0.867	
	ZJY3	0.834	0.868	
	ZJY4	0.687	0.921	
就醫費用	PC1	0.775	0.777	0.864
	PC2	0.743	0.818	
	PC3	0.726	0.831	
轉移障礙	SC1	0.677	---	0.806
	SC2	0.677	---	

项目-總體相關係數（CITC）用來檢驗各個題項與其所測量的概念的相關度，並且用來判斷該相關度是否具有理論意義。表6-12顯示，各變量中的每一個題項與其所測量的概念的項目-總體相關係數均處於0.509~0.892，均大於0.5的臨界標準，因此，各題項均須保留。與此同時，各個變量的Cronbach's α係數值處於0.776~0.931，亦均超過了0.7的臨界標準。對於有形環境接觸、醫務人員接觸、服務系統接觸、患者滿意、患者信任、轉移障礙和就醫費用量表，刪除各自量表中的任何一項後，均會導致相應量表的Cronbach's α係數降低，因此，應保留以上量表的所有題項。而刪除再就醫意願量表的題項4後，Cronbach's α係數由原來的0.909提高至0.921，因此，需要對題項4予以刪除。內部一致性檢驗結果表明，刪除就醫意願量表的題項4後形成的新量表具有良好的信度。

6.3.2.2 內容效度分析

內容效度主要考量測量題項是否具有綜合性和代表性。本研究中的門診服務接觸質量測量量表，借鑒了前人的理論成果，採用關鍵事件法、內容分析法、專家法進行提煉和修正，並進行了預調研和小樣本測試。因此，該量表具有良好的內容效度。而醫患關係質量和再就醫意願均為比較成熟的量表，經過了國內外專家學者的多次驗證，具有較好的內容效度。

6.3.2.3 數據的探索性因子分析

探索性因子分析的目的主要是檢驗研究變量的單維性和各個測量概念之間的區別效度。單維性檢驗是進行概念測量的必要前提（Anderson & Gerbing，1988），如果各個變量的測量題項均只能生成一個因子，則表明這些變量具有單維度性。如果探索性因子分析結果顯示每個題項都能以較高的負載系數負載至相應的因子上，並且沒有交叉負荷的現象出現，則表明各個變量具有良好的區別效度。

在運用探索性因子分析進行區別效度檢驗時，原則上應將研究中的所有變量放在一起進行因子分析，如果研究模型中變量數量過多，則可將變量分成幾組進行檢驗（Bentler & Chou，1987）。由於本研究中變量數量較多，因此，分別對各個變量進行探索性因子分析。對各個變量的分析主要運用主成分分析法，提取特徵值為1的數據，並採取正交最大化旋轉方法。

門診服務接觸質量的探索性因子分析結果如表6-13所示：KMO值為0.940，大於0.7的標準，表明數據非常適合做因子分析，最大方差正交旋轉後，共提取了3個特徵值大於1的因子，提取的因子數量與理論模型中的3個變量完全一致，且所有題項均負荷至相應的因子上，因子負載系數在之間，均超過0.5的臨界標準，未出現交叉負載的現象。3個因子的累積解釋方式貢獻率達到66.136%，超過60%的門檻值。因子分析結果顯示各變量的區別效度良好，16個題項均須保留。

表6-13　　　　　　　　　旋轉成分矩陣

	成分		
	1	2	3
PE 1	0.283	0.144	0.742
PE 2	0.219	0.020	0.812
PE 3	0.135	0.273	0.645
PE 4	0.349	0.311	0.614
PE 5	0.622	0.390	0.296
PE 6	0.753	0.120	0.386

表6-13(續)

	成分		
	1	2	3
PE 7	0.775	0.099	0.227
PE 8	0.746	0.256	0.304
PE 9	0.757	0.324	0.239
PE 10	0.725	0.249	0.076
PE 11	0.710	0.347	0.256
PE 12	0.613	0.384	0.251
PE 13	0.073	0.808	0.204
PE 14	0.331	0.762	0.158
PE 15	0.429	0.695	0.141
PE 16	0.472	0.654	0.166

註：提取方法為主成分。

旋轉法為具有 Kaiser 標準化的正交旋轉法，旋轉在 7 次迭代後收斂。

醫患關係質量量表的探索性因子分析結果如表6-14所示：KMO值為0.875，大於0.7的標準，表明數據非常適合做因子分析。最大方差正交旋轉後，共提取了2個特徵值大於1的因子，提取的因子數量與理論模型中的2個變量完全一致，且所有題項均負荷至相應的因子上，因子負載系數在之間，均超過0.5的臨界標準，未出現交叉負載的現象。2個因子的累積解釋方式貢獻率達到84.186%，超過60%的臨界值。因子分析結果顯示各變量的區別效度良好，6個題項均須保留。

表6-14　醫患關係質量的探索性因子分析結果

	成分	
	1	2
PS1	0.279	0.865
PS2	0.363	0.834
PS3	0.426	0.757
PT1	0.848	0.404

表6-14(續)

	成分	
	1	2
PT2	0.859	0.408
PT3	0.880	0.289

註：提取方法為主成分。

旋轉法為具有 Kaiser 標準化的正交旋轉法，旋轉在 3 次迭代後收斂。

患者再就醫意願測量量表的因子分析結果如表 6-15 所示，KMO 值為 0.753，大於 0.7 的標準，表明數據非常適合做因子分析。最大方差正交旋轉後，共提取了 1 個特徵值大於 1 的因子，提取的因子數量與理論模型中的 1 個變量完全一致，且所有題項均負荷至相應的因子上，因子負載系數在之間，均超過 0.5 的臨界標準，未出現交叉負載的現象。因子的累積解釋方式貢獻率達到 86.536%，超過 60%的臨界標準。因子分析結果顯示量表的區別效度良好，3 個題項均須保留。

表 6-15   患者再就醫意願的探索性因子分析結果

	成分
	1
ZJY1	0.931
ZJY2	0.944
ZJY3	0.916

註：提取方法為主成分。已提取了 1 個成分。

轉移障礙測量量表的因子分析結果如表 6-16 所示，KMO 值為 0.753，大於 0.7 的標準，表明數據非常適合做因子分析。最大方差正交旋轉後，共提取了 1 個特徵值大於 1 的因子，提取的因子數量與理論模型中的變量完全一致，且所有題項均負荷至相應的因子上，因子負載系數在之間，均超過 0.5 的臨界標準，未出現交叉負載的現象。因子的累積解釋方式貢獻率達到 86.536%，超過 60%。因子分析結果顯示各變量的區別效度良好，2 個題項均須保留。

表 6-16　　　　　　　轉移障礙的探索性因子分析結果

	成分
	1
SC1	0.916
SC2	0.916

提取方法：主成分。已提取了 1 個成分。

感知醫療費用測量量表的因子分析結果如表 6-17 所示，KMO 值為 0.734，大於 0.7 的標準，表明數據非常適合做因子分析，最大方差正交旋轉後，共提取了 1 個特徵值大於 1 的因子，提取的因子數量與理論模型中的變量完全一致，且所有題項均負荷至相應的因子上，因子負載系數在 0.8~0.9，均超過 0.5 的臨界標準，未出現交叉負載的現象。1 個因子的累積解釋方式貢獻率達到 79.193%，超過 60%。因子分析結果顯示量表的區別效度良好，3 個題項均須保留。

表 6-17　　　　　　感知醫療費用的探索性因子分析結果

	成分
	1
PC1	0.905
PC2	0.888
PC3	0.876

提取方法：主成分。已提取了 1 個成分。

6.3.2.4　數據的驗證性因子分析

進行驗證性因子分析的目的是對研究變量測量量表的收斂效度和區別效度進行進一步檢驗。由於門診服務接觸質量測量量表和醫患關係質量量表是多維測量量表，需要對其進行驗證性因子分析。

門診服務接觸質量的驗證性因子分析結果顯示，測量模型的卡方自由度之比為 3.719，小於 5 的臨界標準，RMSEA 值為 0.065，小於 0.08 的判別標準，模型的擬合參數 GFI、AGFI、NFI、IFI、CFI 的值分別 0.901、0.879、0.912、0.942、0.941，均接近或大於國內外相關研究所建議的

0.9 的判別標準，大於 0.85 的最低可接受標準，表明驗證性因子分析模型路徑與實際數據具有良好的適配性（Hu & Bentler, 1999）。

醫患關係質量的驗證性因子分析結果顯示，測量模型的卡方自由度之比為 3.286，小於 5 的臨界標準，RMSEA 值為 0.074，小於 0.08 的判別標準，模型的擬合參數 GFI、AGFI、NFI、IFI、CFI 的值分別 0.980、0.947、0.987、0.991、0.991，均接近或大於國內外相關研究所建議的 0.85 最低可接受標準，更大於更加嚴格的 0.9 的判別標準，表明驗證性因子分析模型路徑與實際數據具有良好的適配性。

收斂效度主要用於測量同一構念中各個不同測量題項之間的一致性，接下來運用驗證性因子分析檢驗量表的收斂效度。分析結果顯示，各個變量的標準化因子負荷的最大值為 0.945，最小值為 0.630，介於 0.63～0.95。平均提取方差（AVE）在 0.5185~0.8251，均大於 0.5，說明研究變量具有良好的收斂效度（見表 6-18）。

表 6-18　　測量模型的信度與效度分析

變量	題項	標準負荷	組合信度（CR）	AVE
有形環境接觸	EE1	0.741	0.811, 2	0.518, 5
	EE2	0.724		
	EE3	0.663		
	EE4	0.749		
醫務人員接觸	PE1	0.770	0.923, 2	0.601, 3
	PE2	0.798		
	PE3	0.735		
	PE4	0.822		
	PE5	0.836		
	PE6	0.684		
	PE7	0.811		
	PE8	0.735		

表6-18(續)

變量	題項	標準負荷	組合信度（CR）	AVE
服務系統接觸	SE1	0.630	0.847,2	0.583,6
	SE2	0.759		
	SE3	0.826		
	SE4	0.824		
患者滿意	PS1	0.830	0.874,8	0.699,8
	PS2	0.861		
	PS3	0.818		
患者信任	PT1	0.917	0.933,9	0.825,1
	PT2	0.945		
	PT3	0.861		

　　區別效度是指不同測量變量之間的差異化水準。本研究中運用比較AVE的平方根與該因子與其他因子之間相關係數的方法，來判別研究變量測量量表的區別效度是否合適。表6-19和表6-20分別列出了門診服務接觸質量和醫患關係質量各因子間的相關係數及其AVE的平方根（對角線位置）。

　　由表6-19可以看出，門診服務接觸質量各因子相關係數在0471~0.768，而AVE的平方根在0.720~0.763。各因子AVE值的平方根均大於該因子與其他因子之間的相關係數，說明門診服務接觸質量測量量表的區別效度良好。

表6-19　　門診服務接觸質量各因子的AVE的平方根
與其他因子相關係數分析

	EE	PE	SE
EE	0.720		
PE	0.471**	0.775	
SE	0.479**	0.768**	0.763

由表 6-20 可以看出，醫患關係質量兩個因子相關係數為 0.726，而 AVE 的平方根在分別為 0.837、0.908。兩因子 AVE 值的平方根均大於兩因子之間的相關係數，說明醫患關係質量測量量表的區別效度良好。

表 6-20　　醫患關係質量各因子的 AVE 的平方根
與其他因子相關係數分析

	MY	XR
MY	0.837	
XR	0.726**	0.908

6.4　假設檢驗

6.4.1　患者個人特徵的影響作用

除了門診服務接觸質量對醫患關係質量及患者就醫行為產生影響外，患者個人特徵也可能會對仲介變量和因變量產生影響。因此，本研究將患者個人特徵作為控制變量進行處理。本研究中的控制變量包括患者性別、年齡、教育水準、收入。我們通過對這些因素進行單因素方差分析，確定患者個人特徵對醫患關係質量及再就醫意願的影響。在進行單因素方差分析前，需要進行方差齊性檢驗，當方差呈現齊性時，採用 LSD 法對均值進行兩兩比較；當方差不齊時，則採用 Tamhane 法對均值進行兩兩比較，再通過 T 檢驗結果判斷均值之間是否存在顯著性差異（馬慶國，2002）。

6.4.1.1　性別對門診服務接觸質量感知、醫患關係質量及就醫行為的影響

我們以性別為自變量，以門診服務接觸中的有形環境接觸、醫務人員接觸和服務系統接觸，醫患關係質量中的患者滿意、患者信任，以及再就醫意願為因變量做單因素方差分析。分析結果如表 6-21 所示：在 95%的置信水準下，男性患者和女性患者對門診服務接觸質量感知、醫患關係質

量感知及再就醫意願不存在顯著性差異。

表 6-21　　　　　　　　　　性別的影響分析結果

變量名	性別	均值	方差齊性檢驗 顯著性	是否齊性	均值差異顯著性檢驗 T 值	顯著性
有形環境接觸	男	5.69	0.215	是	0.776	0.379
	女	5.61				
醫務人員接觸	男	5.44	0.918	是	0.889	0.346
	女	5.54				
服務系統接觸	男	5.07	0.383	是	0.139	0.709
	女	5.02				
患者滿意	男	5.46	0.697	是	0.016	0.901
	女	5.47				
患者信任	男	5.48	0.427	是	0.140	0.709
	女	5.44				
再就醫意願	男	5.40	0.364	是	0.247	0.620
	女	5.35				

註：* 表示 $p<0.05$。

6.4.1.2　年齡對門診服務接觸質量感知、醫患關係質量及就醫行為的影響

本研究將患者的年齡劃分為 18~25 歲，26~35 歲，36~45 歲，46~55 歲，56 歲及以上五類。以患者年齡為自變量，以門診服務接觸中的有形環境接觸、醫務人員接觸、服務系統接觸，醫患關係質量中的患者滿意、患者信任，以及再就醫意願為因變量做單因素方差分析。分析結果如表 6-22 所示：在 95%的置信水準下，不同年齡階段的患者對門診服務接觸質量感知、醫患關係質量的感知及再就醫意願不存在顯著差異。

表 6-22　　　　　　　　　年齡的影響分析結果

變量名		平方和	自由度	均方	均值差異性檢驗 F 值	均值差異性檢驗 Sig.	方差齊性檢驗 Sig.	是否齊性
有形環境接觸	組間	5.563	5	1.113	1.543	0.175	0.077	是
	組內	291.200	404	0.721				
	合計	296.762	409					
醫務人員接觸	組間	6.495	5	1.299	1.312	0.258	0.297	是
	組內	399.987	404	0.990				
	合計	406.481	409					
服務系統接觸	組間	5.655	5	1.131	0.849	0.516	0.126	是
	組內	538.317	404	1.332				
	合計	543.972	409					
患者滿意	組間	5.286	5	1.057	1.008	0.413	0.502	是
	組內	423.811	404	1.049				
	合計	381.413	409					
患者信任	組間	7.559	5	1.512	1.322	0.254	0.239	是
	組內	462.118	404	1.144				
	合計	469.677	409					
再就醫意願	組間	7.264	5	1.453	1.175	0.321	0.365	是
	組內	499.469	404	1.236				
	合計	506.733	409					

註：* 表示 $p<0.05$。

6.4.1.3 教育水準對服務接觸質量感知、醫患關係質量及患者就醫行為影響

我們以教育水準為自變量，以門診服務接觸中的有形環境接觸、醫務人員接觸和服務系統接觸，醫患關係質量中的患者滿意、患者信任，以及再就醫意願及就醫頻率為因變量做單因素方差分析。分析如表 6-23 所示，在 95% 的置信水準下，教育水準不同的患者對門診服務接觸感知、醫患關係質量感知及其就醫行為不存在顯著性差異。

表 6-23　　　　　　　　　教育水準的影響分析結果

變量名		平方和	自由度	均方	均值差異性檢驗		方差齊性檢驗	
					F 值	Sig.	Sig.	是否齊性
有形環境接觸	組間	3.413	4	0.853	1.175	0.321	0.162	是
	組內	293.340	404	0.726				
	總數	296.752	408					
醫務人員接觸	組間	2.409	4	0.602	0.602	0.661	0.327	是
	組內	404.008	404	1.000				
	總數	406.417	408					
服務系統接觸	組間	6.406	4	1.601	1.207	0.307	0.021	否
	組內	536.160	404	1.327				
	總數	542.566	408					
患者滿意	組間	3.347	4	0.837	0.794	0.530	0.055	是
	組內	425.718	404	1.054				
	合計	429.065	408					
患者信任	組間	7.153	4	1.788	1.564	0.183	0.205	是
	組內	461.795	404	1.143				
	合計	468.948	408					
再就醫意願	組間	10.584	4	2.646	2.155	0.073	0.193	是
	組內	496.109	404	1.228				
	合計	506.693	408					

6.4.1.4　收入對醫患關係質量及患者就醫行為的影響

　　本研究將患者收入分為家庭人均月收入「1,500 元以下」「1,501～3,000元之間」「3,001～5,000 元之間」「5,001～8,000 元之間」「8,001～10,000元之間」以及「10,000 元以上」。我們以收入為自變量，以門診服務接觸中的有形環境接觸、醫務人員接觸和服務系統接觸，醫患關係質量中的患者滿意、患者信任，以及再就醫意願為因變量做單因素方差分析。分析結果如 6-24 所示，在 95%的置信水準下，不同收入水準的患者對門診服務接觸中的醫務人員接觸、服務系統接觸的感知，醫患關係質量感知及其再就醫意願不存在顯著性差異，而對有形環境接觸的感知存在顯著差異（$p=0.015$），因此需要進行進一步的組間比較分析。

表 6-24　　　　　　　　收入的影響分析結果

變量名		平方和	自由度	均方	均值差異性檢驗		方差齊性檢驗	
					F 值	Sig.	Sig.	是否齊性
有形環境接觸	組間	10.207	5	2.041	2.932	0.013	0.000	否
	組內	268.775	386	0.696				
	總數	278.982	391					
醫務人員接觸	組間	3.656	5	0.731	0.774	0.569	0.333	是
	組內	364.826	386	0.945				
	總數	368.482	391					
服務系統接觸	組間	5.018	5	1.004	0.773	0.569	0.371	是
	組內	501.030	386	1.298				
	總數	506.048	391					
關係滿意	組間	7.859	5	1.572	1.663	0.143	0.024	否
	組內	364.801	386	0.945				
	合計	372.660	391					
關係信任	組間	3.083	5	0.617	0.577	0.718	0.009	否
	組內	412.767	386	1.069				
	合計	415.850	391					
再就醫意願	組間	5.155	5	1.031	0.889	0.488	0.292	是
	組內	447.684	386	1.160				
	合計	452.839	391					

方差分析結果顯示有形環境接觸的方差齊性檢驗結果為不齊，則採用 Tamhane 法進行均值的兩兩比較，在 95% 置信度下，家庭人均月收入在 3,000～5,000 元的患者對有形環境接觸質量的感知顯著高於人均月收入在 10,000 元以上的患者，表明高收入水準患者對有形環境的要求高於低收入水準患者。

6.4.2　門診服務接觸質量對醫患關係質量的驅動作用分析

本研究運用結構方程建模技術實現對研究假設的檢驗。表 6-25 是結構方程模型的分析結果。卡方檢驗值是 622.170，自由度是 356，χ^2/df 值為 3.126，小於 5 的臨界值，說明模型是可接受的；RMSEA 值為 0.072，

小於 0.08 的門檻標準；CFI、IFI、NFI 均大於 0.9 的建議值；GFI、AGFI 的值雖然略低，但均超過了 0.85 的建議值。考慮到大樣本的情況，該模型的擬合效果是可以接受的。

表 6-25　　　　　　　　　理論模型擬合指標值

x^2/df	GFI	AGFI	RMSEA	CFI	IFI	NFI
3.126	0.878	0.854	0.072	0.933	0.933	0.905

圖 6-3 和表 6-26 顯示了門診服務接觸質量對醫患關係的作用路徑。門診服務接觸質量中的有形環境接觸、醫務人員接觸和服務系統接觸對患者滿意均具有顯著正向影響（影響程度分別為 $b=0.252$，$P=0.012$；$b=0.262$，$P=0.012$；$b=0.304$，$P<0.001$），假設 H1a、H2a、H3a 得到驗證。

而在門診服務接觸質量對患者信任的影響過程中，僅有醫務人員接觸對患者信任存在顯著正向影響（$b=0.288$，$P=0.002$），而有形環境接觸和服務系統接觸對患者信任不具有顯著影響，假設 H2b 得到驗證，而假設 H2a 和 H2C 未得到驗證。醫患關係質量內部，患者滿意對患者信任具有顯著正向影響（$b=0.627$，$P<0.001$），假設 H9 得到驗證。

雖然有形環境接觸和服務系統接觸對患者信任的直接作用沒有得到驗證，但由圖 6-3 可以看出，以上兩個質量要素均會通過患者滿意對患者信任產生間接影響，即患者滿意在有形環境接觸和服務系統接觸對患者滿意作用過程中發揮完全仲介作用；患者滿意在醫務人員接觸對患者信任影響過程中發揮部分仲介作用。因此，假設 H10 得到驗證。

```
   有形環境接觸 ──0.252*──→ 患者滿意
              ╲   0.118   ╱         │
               ╲         ╱          │
   醫務人員接觸 ──0.262*──          0.627**
               ╱ 0.288**╲           │
              ╱          ╲          ↓
   服務系統接觸 ──0.304*──→ 患者信任
                 -0.064
```

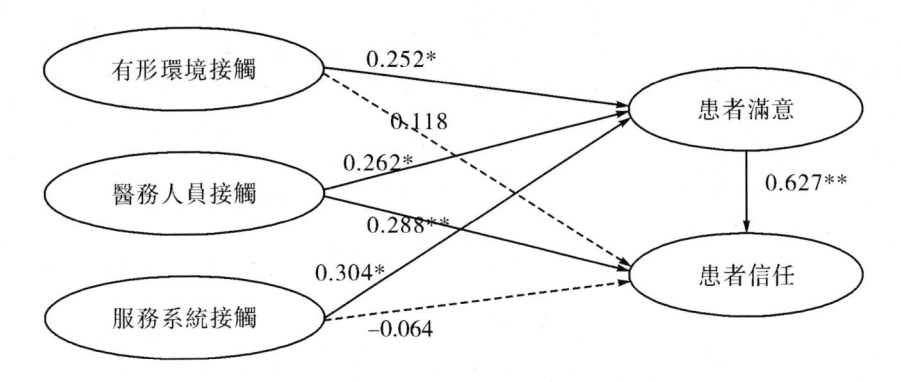

圖 6-3　結構模型運算結果

註：* 表示在 $p<0.05$ 的水準上顯著；** 表示在 $p<0.01$ 的水準上顯著。

表 6-26　　　　結構方程模型路徑係數的顯著性檢驗

作用路徑			Estimate	S. E.	C. R.	P	是否支持
患者滿意	<---	有形環境接觸	0.252	0.100	2.514	0.012	是
患者滿意	<---	醫務人員接觸	0.262	0.105	2.499	0.012	是
患者滿意	<---	服務系統接觸	0.304	0.078	3.914	***	是
患者信任	<---	有形環境接觸	0.118	0.088	1.347	0.178	否
患者信任	<---	醫務人員接觸	0.288	0.091	3.158	0.002	是
患者信任	<---	服務系統接觸	-0.064	0.070	-0.920	0.358	否
患者信任	<---	患者滿意	0.627	0.066	9.511	***	是

6.4.3　醫患關係質量效應分析

以醫患關係質量的兩個潛變量患者滿意和患者信任為自變量、以患者再就醫意願為因變量構建結構方程模型，分析結果如表 6-27 所示。卡方檢驗值是 98.980，自由度是 32，χ^2/df 值為 3.093，小於 5 的臨界值，說明模型是可接受的；RMSEA 值為 0.072，小於 0.08 的門檻標準；GFI、AGFI、CFI、IFI、NFI 均大於 0.9 的建議值，表明模型模擬效果良好。

表 6-27　　　　　　　　　　　模型擬合指標值

χ^2/df	GFI	AGFI	RMSEA	CFI	IFI	NFI
3.093	0.957	0.926	0.072	0.982	0.975	0.974

由圖 6-4 和表 6-28 可以看出醫患關係質量對患者再就醫意願的作用路徑。患者滿意對患者信任具有顯著正向影響（影響程度分別為 b＝0.886，P<0.001），患者滿意對再就醫意願具有顯著正向影響（影響程度分別為 b＝0.310，P<0.001），患者信任對再就醫意願具有顯著正向影響（影響程度分別為 b＝0.748，P<0.001），由此可見，醫患關係質量對患者再就醫意願具有顯著正向影響，而患者信任在患者滿意對再就醫意願影響過程中發揮部分仲介作用，假設 H7 得到驗證。

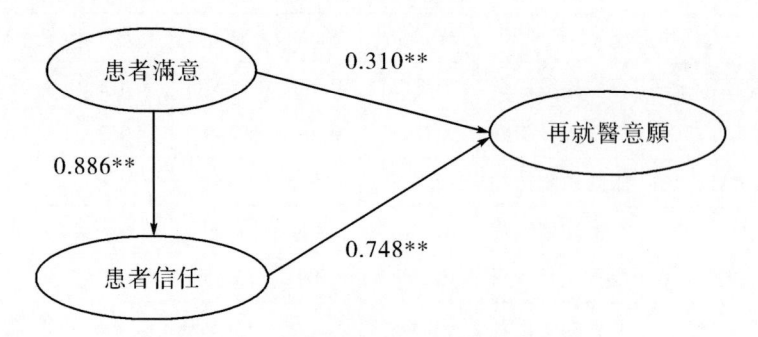

圖 6-4　醫患關係質量效應模型運算結果

表 6-28　　醫患關係質量效應結構方程模型路徑及顯著性水準

作用路徑			Estimate	S. E.	C. R.	P	是否支持
患者信任	<---	患者滿意	0.866	0.056	15.585	<0.001	是
再就醫意願	<---	患者滿意	0.310	0.070	4.439	<0.001	是
再就醫意願	<---	患者信任	0.748	0.067	11.170	<0.001	是

6.4.4　門診服務接觸質量對醫患關係質量及再就醫意願驅動機理分析

本研究運用結構方程建模技術實現對研究假設的檢驗。表 6-29 是結構方程模型的分析結果。卡方檢驗值是 802.062，自由度是 284，χ^2/df 值

為2.824，不但小於5的標準，亦小於3的更為嚴格的標準，說明模型模擬比較好；RMSEA值為0.067，小於0.08的門檻標準；CFI、IFI、NFI均大於0.9的建議值；GFI、AGFI的值雖然略低，但均超過了0.85的建議值。考慮到大樣本的情況，該模型的擬合效果是可以接受的。

表6–29　　　　　　　　總體模型擬合指標值

χ^2/df	GFI	AGFI	RMSEA	CFI	IFI	NFI
3.126	0.872	0.851	0.067	0.936	0.937	0.905

由圖6–5和表6–30可以看出門診服務接觸質量對醫患關係及再就醫意願的作用路徑。門診服務接觸中質量中的有形環境接觸、醫務人員接觸和服務系統接觸對患者滿意具有顯著正向影響（影響程度分別為$b = 0.250$，$P = 0.012$；$b = 0.262$，$P = 0.012$；$b = 0.300$，$P < 0.001$），假設H1a，H2a，H3a得到驗證。

在門診服務接觸質量對患者信任的影響過程中，僅有醫務人員接觸對患者信任存在顯著正向影響（影響程度為$b = 0.291$，$P = 0.002$），而有形環境接觸和服務系統接觸對患者信任不具有顯著影響，因此，假設H2b得到驗證，而假設H1b，H3b未得到驗證。醫患關係質量內部，患者滿意對患者信任具有顯著正向影響（影響程度為$b = 0.634$，$P<0.001$），假設H9得到驗證。

雖然有形環境接觸和服務系統接觸對患者信任的直接作用沒有得到驗證，但由圖6–5可以看出，以上兩個質量要素會通過患者滿意對患者信任產生間接影響，即患者滿意在有形環境接觸和服務系統接觸對患者滿意作用過程中發揮完全仲介作用，而患者滿意在醫護人員接觸對患者信任作用過程中發揮部分仲介作用，假設H10得到驗證。門診服務接觸質量各個維度對再就醫意願均沒有直接影響，但會通過關係質量對再就醫意願產生正向影響。因此，醫患關係質量在門診服務接觸質量對再就醫意願影響過程中發揮完全仲介作用，假設H8得到驗證，假設H4、H5和H6未得到驗證。

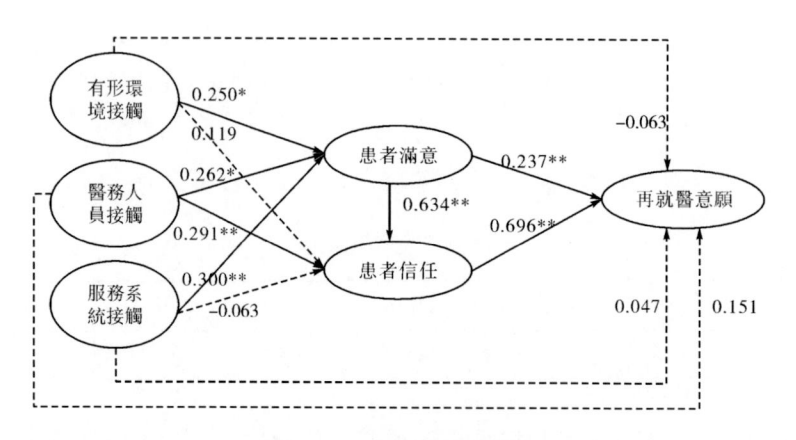

圖 6-5　全模型分析結果

表 6-30　　　全模型結構方程模型路徑係數及顯著性檢驗

影響路徑	標準化係數	臨界比(C. R)	顯著性概率	是否支持假設
門診服務接觸質量對醫患關係質量的影響——患者滿意維度				
有形環境接觸→患者滿意	0.250*	2.511	0.012	是
醫務人員接觸→患者滿意	0.262*	2.503	0.012	是
服務系統接觸→患者滿意	0.300**	3.883	<0.001	是
門診服務接觸質量對醫患關係質量的影響——患者信任維度				
有形環境接觸→患者信任	0.119	1.348	0.178	否
醫務人員接觸→患者信任	0.291**	3.161	0.002	是
服務系統接觸→患者信任	-0.063	-0.891	0.373	否
門診服務接觸質量對患者再就醫意願的影響				
有形環境接觸→再就醫意願	-0.063	-0.768	0.443	否
醫務人員接觸→再就醫意願	0.151	1.751	0.080	否
服務系統接觸→再就醫意願	0.047	0.726	0.468	否
患者滿意對患者信任的影響				
患者滿意→患者信任	0.634**	9.546	<0.001	是
患者滿意對再就醫意願的影響				
患者滿意→再就醫意願	0.237**	3.206	0.001	是
患者信任對再就醫意願的影響				
患者信任→再就醫意願	0.696**	10.221	<0.001	是

註：* 表示在 0.05 的水準上顯著，** 表示在 0.01 的水準上顯著。

6.4.5 調節效應分析

6.4.5.1 健康狀態的調節作用

當自變量是連續變量、調節變量是類別變量時，做分組迴歸，若迴歸係數的差異顯著，則具有調節作用（溫忠麟，侯杰泰，張雷，2005）。由於本研究中的門診服務接觸質量是連續變量，健康狀態為類別變量，因此採用分組迴歸的方法檢驗健康狀態在門診服務接觸質量對醫患關係質量影響過程中的調節作用。

首先，檢驗健康狀態在門診服務接觸質量對患者滿意影響中的調節作用。第一步，根據調節變量的類別，將樣本數據分割為兩組。第二步，進行分組迴歸分析。分析結果如表 6-31 所示。

表 6-31　　　　　健康狀態在門診服務接觸質量
對患者滿意影響中的調節作用檢驗

		標準化係數	Sig.	容忍度	方差膨脹因子
輕微 $R^2 = 0.433^{**}$ 調整 $R^2 = 0.417^{**}$	性別	0.009	0.858	0.960	1.042
	年齡	-0.068	0.183	0.859	1.165
	文化程度	0.001	0.986	0.774	1.291
	人均月收入	-0.007	0.886	0.861	1.161
	有形環境接觸	0.255	0.000**	0.601	1.664
	醫務人員接觸	0.365	0.000**	0.459	2.176
	服務系統接觸	0.147	0.024*	0.543	1.842
嚴重 $R^2 = 0.483^{**}$ 調整 $R^2 = 0.433^{**}$	性別	0.018	0.845	0.864	1.157
	年齡	0.037	0.688	0.821	1.218
	文化程度	-0.115	0.257	0.704	1.420
	人均月收入	0.014	0.895	0.674	1.483
	有形環境接觸	-0.044	0.716	0.480	2.084
	醫務人員接觸	0.329	0.026*	0.338	2.956
	服務系統接觸	0.456	0.000**	0.500	2.000

在健康狀態為輕微的樣本中，有形環境接觸對患者滿意存在顯著正向影響，標準化迴歸係數為 0.255（$p<0.01$），在 99% 的置信水準上具有顯

著性；而在健康狀態為嚴重的樣本中，標準化迴歸系數為-0.044（$p>0.05$），有形環境接觸對患者滿意不存在顯著影響。由此可見，在健康狀態不同的組別中，有形環境接觸對患者滿意的影響存在顯著差異，因此，假設H11a1得到驗證。在健康狀態為輕微的組中，醫務人員接觸對患者滿意具有顯著正向影響，標準化迴歸系數為0.365（$p<0.01$），在99%的置信水準上具有顯著性；在健康狀態為嚴重的組中，醫務人員接觸對患者滿意亦具有顯著正向影響，標準化迴歸系數為0.329（$p<0.05$），在95%的置信水準上具有顯著性差異。由此可見，兩組之間的迴歸系數存在顯著性差異，因此，假設H11a2得到驗證。在健康狀態為輕微的組中，服務系統接觸對患者滿意具有顯著正向影響，標準化迴歸系數為0.147（$p<0.05$），在95%的置信水準上具有顯著性；在健康狀態為嚴重的組中，醫務人員接觸對患者滿意亦具有顯著正向影響，標準化迴歸系數為0.456（$p<0.01$），在99%的置信水準上具有顯著性差異。由此可見，兩組之間的迴歸系數存在顯著性差異，因此，假設H11a3得到驗證。另外，從共線性診斷來看，兩個子樣本的容差均小於1，方差膨脹因子均小於5，說明自變量間不存在多重共線性問題。綜合以上分析，得出患者健康狀態在門診服務接觸質量對患者滿意影響過程中具有調節作用，假設H11a得到驗證。

其次，運用相同的方法，檢驗患者健康狀態在門診服務接觸質量對患者信任影響過程中的調節作用，由於有形環境接觸和服務系統接觸對患者信任的直接作用未得到驗證，因此，僅驗證健康狀態在醫務人員接觸對患者信任的調節作用，分組迴歸結果如表6-32所示。從表6-32可以看出，容忍度的值均小於1，方差膨脹因子均小於5，說明自變量間不存在多重共線性。

表 6-32　　　　　　健康狀態在門診服務接觸質量
對患者信任影響中的調節作用檢驗

		標準化系數	Sig.	容忍度	方差膨脹因子
輕微 $R^2 = 0.566^{**}$ 調整 $R^2 = 0.554^{**}$	性別	-0.019	0.648	0.960	1.042
	年齡	0.097	0.032	0.859	1.165
	文化程度	0.088	0.062	0.774	1.291
	人均月收入	-0.027	0.552	0.861	1.161
	醫務人員接觸	0.457	0.000**	0.459	2.176
嚴重 $R^2 = 0.385^{**}$ 調整 $R^2 = 0.326^{**}$	性別	-0.008	0.939	0.864	1.157
	年齡	0.015	0.880	0.821	1.218
	文化程度	-0.070	0.525	0.704	1.420
	人均月收入	0.141	0.211	0.674	1.483
	醫務人員接觸	0.478	0.003**	0.338	2.956

在健康狀態為輕微的組中，醫務人員接觸對患者信任具有顯著正向影響，標準化迴歸系數為 0.457（$p<0.01$），在 99% 的置信水準上具有顯著性；在健康狀態為嚴重的組中，醫務人員接觸對患者信任亦具有顯著正向影響，標準化迴歸系數為 0.478（$p<0.01$），在 99% 的置信水準上具有顯著性差異。由於兩個迴歸方程 R^2 的解釋水準分別為 55.4% 和 32.6%，兩組之間的迴歸系數存在顯著差異，因此，假設 H11b2 得到驗證。綜合以上分析，得出患者健康狀態在門診服務接觸質量對患者信任影響過程中具有部分調節作用，假設 H11a 得到部分驗證。

綜合患者健康狀態在門診服務接觸質量對患者滿意和患者信任的調節作用分析，得出：患者健康狀態在門診服務接觸質量對醫患關係質量影響過程中的調節作用得到部分支持，假設 H11 得到部分驗證。

6.4.5.2　感知醫療費用的調節作用分析

當自變量是連續變量、調節變量是類別變量時，做分組迴歸。若迴歸系數的差異顯著，則具有調節作用（溫忠麟，侯杰泰，張雷，2005）。由於本研究中的門診服務接觸質量是連續變量，且將感知醫療費用轉化為類

別變量，因此採用分組迴歸的方法檢驗感知醫療費用在門診服務接觸質量對醫患關係質量影響過程中的調節作用。

（1）感知醫療費用在門診服務接觸質量對患者滿意影響過程中的調節作用檢驗

第一步，根據調節變量的類別，將樣本數據分割為兩組。第二步，進行分組迴歸分析，分析結果如表6-33所示。

表6-33　　　感知醫療費用在門診服務接觸質量
對患者滿意影響中的調節作用檢驗

		標準化系數	Sig.	容忍度	方差膨脹因子
感知醫療費用高 $R^2=0.183^{**}$ 調整 $R^2=0.154^{**}$	性別	0.041	0.533	0.976	1.025
	年齡	0.004	0.960	0.823	1.216
	文化程度	0.055	0.456	0.755	1.324
	人均月收入	-0.082	0.253	0.818	1.223
	有形環境接觸	0.078	0.325	0.670	1.494
	醫務人員接觸	0.263	0.003**	0.547	1.828
	服務系統接觸	0.148	0.066	0.646	1.549
感知醫療費用低 $R^2=0.361^{**}$ 調整 $R^2=0.332^{**}$	性別	-0.031	0.642	0.907	1.103
	年齡	-0.073	0.271	0.908	1.102
	文化程度	-0.144	0.046	0.782	1.280
	人均月收入	0.004	0.954	0.823	1.215
	有形環境接觸	0.201	0.012*	0.645	1.550
	醫務人員接觸	0.181	0.041*	0.521	1.919
	服務系統接觸	0.328	0.000**	0.689	1.452

表6-33顯示，兩個迴歸模型的容忍度值均小於1，方差膨脹因子均小於5，說明各自變量之間不存在多重共線性。另外，兩個迴歸方程解釋的因變量的方差變異存在較大差異，感知費用高的子樣本的迴歸方程解釋了因變量18.3%的方差變異，感知費用低的子樣本的迴歸方程解釋了因變量33.2%的方差變異。感知醫療費用高的子樣本中，有形環境接觸對患者滿意沒有顯著

影響（$Beta=0.078$，$p>0.05$），而在感知費用低的子樣本中，有形環境接觸對患者具有顯著正向作用（$Beta=0.201$，$p<0.05$），由此可見，感知醫療費用在有形環境接觸對患者滿意影響中具有調節作用，假設 H12a1 得到驗證。在兩個子樣本中，醫務人員接觸對患者滿意均有顯著正向影響，然而影響程度存在顯著差異，感知費用高的子樣本的迴歸系數為 0.263（$p<0.01$），感知費用低的子樣本的迴歸系數為 0.181（$p<0.05$），由此可見，感知醫療費用在醫務人員接觸對患者滿意影響過程中具有調節作用，假設 H12a2 得到驗證。在兩個子樣本中，感知醫療費用高的子樣本組中，服務系統接觸對患者滿意不具有顯著影響（$Beta=0.148$，$p>0.05$），而在感知醫療費用低的子樣本中，服務系統接觸對患者滿意具有顯著正向影響（$Beta=0.328$，$p<0.01$），由此可見，感知醫療費用在服務系統接觸對患者滿意影響過程中具有調節作用，假設 H12a3 得到驗證。綜上所述，感知醫療費用在門診服務接觸對患者滿意影響中具有調節作用，假設 H12a 得到驗證。

（2）感知醫療費用在門診服務接觸對患者信任影響中的調節作用檢驗

本研究將採用上述方法驗證感知醫療費用在門診服務接觸質量對患者信任影響過程中的調節作用，由於結構方程分析結果顯示門診有形環境接觸和服務系統接觸對患者信任沒有直接影響，因此，僅驗證感知醫療費用在醫務人員接觸對患者信任影響過程中的調節作用。第一步，根據調節變量的類別，將樣本數據分割為兩組。第二步，進行分組迴歸分析，分析結果如表 6-34 所示。

表 6-34　　感知醫療費用在門診服務接觸質量對患者信任影響中的調節作用檢驗

		標準化系數	Sig.	容忍度	方差膨脹因子
感知醫療費用高 $R^2=0.317^{**}$ 調整 $R^2=0.299^{**}$	性別	0.077	0.196	0.976	1.025
	年齡	0.132	0.042[*]	0.824	1.214
	文化程度	0.052	0.445	0.756	1.323
	人均月收入	-0.024	0.705	0.855	1.170
	醫務人員接觸	0.563	0.000[**]	0.969	1.032

表6-34(續)

		標準化係數	Sig.	容忍度	方差膨脹因子
感知醫療費用低 $R^2=0.255^{**}$ 調整 $R^2=0.232^{**}$	性別	-0.205	0.004*	0.956	1.046
	年齡	0.045	0.530	0.910	1.099
	文化程度	-0.056	0.470	0.782	1.279
	人均月收入	0.061	0.407	0.851	1.176
	醫務人員接觸	0.473	0.000**	0.969	1.032

表6-34顯示，兩個迴歸模型的容忍度值均小於1，方差膨脹因子均小於5，說明各自變量之間不存在多重共線性。在兩個子樣本中，醫務人員接觸對患者滿意均有顯著正向影響，然而影響程度存在顯著差異，感知費用高的子樣本的迴歸系數為0.563（$p<0.01$），感知費用低的子樣本的迴歸系數為0.473（$p<0.01$）。另外，兩個迴歸方程解釋的因變量的方差變異存在較大差異，感知費用高的子樣本的迴歸方程解釋了因變量29.9%的方差變異，感知費用低的子樣本的迴歸方程解釋了因變量23.2%的方差變異。由此可見，感知醫療費用在醫務人員接觸對患者信任影響過程中具有調節作用，假設H12b得到驗證。

綜合前面的分析結果，假設H12得到部分驗證。

6.4.5.3 轉移障礙的調節作用

調節效應分析方法根據自變量和調節變量的測量級別而定。當自變量是連續變量、調節變量是連續變量時，將自變量和中心變量中心化後做層次迴歸分析（溫忠麟，侯杰泰，張雷，2005）。本研究將驗證轉移障礙在醫患關係質量對再就醫意願作用過程中的調節作用，由於醫患關係質量是連續變量、轉移障礙也是連續變量，因此，需要對兩類變量做中心化處理，然後做層次迴歸分析。

首先，驗證轉移障礙在患者滿意對再就醫意願影響過程中的調節作用（見表6-35）。第一步，對患者滿意和轉移障礙進行中心化處理。第二步，將患者滿意、轉移障礙作為自變量，患者再就醫意願作為因變量，做迴歸分析，求得 R_1 方為0.682，然後將患者滿意、轉移障礙、患者滿意和轉移

障礙的乘積作為自變量、患者再就醫意願作為因變量,做迴歸分析,求得 R_2 方為 0.514,而患者滿意與轉移障礙的乘積的迴歸系數不顯著 ($b=-0.054$, $p=0.073$),說明轉移障礙在患者滿意對患者再就醫意願作用過程中不具有調節作用。

其次,將患者信任、轉移障礙作為自變量,將患者再就醫意願作為因變量,選擇逐步進入模式,進行迴歸分析,求得 R_1 方為 0.514。後將患者信任、轉移障礙、患者信任和轉移障礙的乘積作為自變量、患者再就醫意願作為因變量,做迴歸分析,求得 R_2 方為 0.682,而患者滿意乘轉移障礙的迴歸系數不顯著 ($b=-0.025$, $p=0.288$),說明轉移障礙在患者信任對患者再就醫意願作用過程中不具有調節作用(見表 6-36)。

通過以上分析,可以得出轉移障礙在醫患關係質量對患者再就醫意願的作用過程中不具有調節作用,假設 H13 未得到驗證。

表 6-35　　轉移障礙在患者滿意對再就醫影響中的調節作用檢驗

模型		非標準化系數		標準系數	t	Sig.	共線性統計量	
		B	標準誤差	試用版			容差	VIF
1	(常量)	5.467	0.038		141.995	0.000		
	患者滿意	0.766	0.038	0.705	20.086	0.000	0.972	1.028
	轉移障礙	0.043	0.031	0.053	1.392	0.165	0.835	1.197
	患者滿意乘轉移障礙	-0.054	0.030	-0.069	-1.800	0.073	0.814	1.228

註:因變量為再就醫意願均值。

表 6-36　　轉移障礙在患者信任對再就醫影響中的調節作用檢驗

模型		非標準化系數		標準系數	t	Sig.	共線性統計量	
		B	標準誤差	試用版			容差	VIF
1	(常量)	5.468	0.031		175.799	0.000		
	患者信任	0.854	0.029	0.822	29.214	0.000	0.987	1.013
	轉移障礙	-0.006	0.025	-0.008	-0.259	0.796	0.822	1.217
	患者信任乘轉移障礙	-0.025	0.023	-0.033	-1.064	0.288	0.815	1.227

註:因變量為再就醫意願均值。

6.5 本章小結

6.5.1 研究假設驗證匯總

表 6-37 對門診服務接觸質量對醫患關係質量與再就醫意願的影響機理模型的假設檢驗情況進行了匯總，發現本研究的絕大部分假設得到驗證和支持，僅有少數研究假設未得到驗證，表明本研究的模型構建和研究假設在設計上較為科學，收據的數據具有可靠性和多來源性，從而保證了研究結論的可靠性。

表 6-37　　　　　　　　　　假設驗證情況總結

研究假設	假設內容	是否驗證
H1	有形環境接觸對醫患關係質量具有正向驅動作用	部分驗證
H1a	有形環境接觸正向影響患者滿意	是
H1b	有形環境接觸正向影響患者信任	否
H2	醫務人員接觸對醫患關係質量具有正向驅動作用	是
H2a	醫務人員接觸正向影響患者滿意	是
H2b	醫務人員接觸正向影響患者信任	是
H3	服務系統接觸對醫患關係質量具有正向驅動作用	部分驗證
H3a	服務系統接觸正向影響患者滿意	是
H3b	服務系統接觸正向影響患者信任	否
H4	有形環境接觸對患者再就醫意願具有正向驅動作用	否
H5	醫務人員接觸對患者再就醫意願具有正向驅動作用	否
H6	服務系統接觸對患者再就醫意願具有正向驅動作用	否
H7	醫患關係質量越高，患者的再就醫意願越強烈	是
H7a	患者的滿意度越高，患者的再就醫意願越強烈	是
H7b	患者的信任度越高，患者的再就醫意願越強烈	是

表6-37(續)

研究假設	假設內容	是否驗證
H8	醫患關係質量在門診服務接觸質量對患者再就醫意願影響過程中發揮仲介作用	是
H8a	患者滿意在門診服務接觸質量對患者再就醫意願影響過程中發揮仲介作用	是
H8b	患者信任在門診服務接觸質量對患者再就醫意願影響過程中發揮仲介作用	是
H9	患者滿意正向影響患者信任	是
H10	患者滿意在門診服務接觸質量對患者信任影響過程中具有仲介作用	是
H10a	患者滿意在有形環境接觸對患者信任影響過程中具有仲介作用	是
H10b	患者滿意在醫務人員接觸對患者信任影響過程中具有仲介作用	是
H10c	患者滿意在服務系統接觸對患者信任影響過程中具有仲介作用	是
H11	患者健康狀態在門診服務接觸質量對醫患關係質量作用過程中發揮調節作用	是
H11a	患者健康狀態在門診服務接觸質量對患者滿意作用過程中發揮調節作用	是
H11a1	患者健康狀態在有形環境接觸對患者滿意作用過程中發揮調節作用	是
H11a2	患者健康狀態在醫務人員接觸對患者滿意作用過程中發揮調節作用	是
H11a3	患者健康狀態在服務系統接觸對患者滿意作用過程中發揮調節作用	是
H11b	患者健康狀態在門診服務接觸質量對患者信任作用過程中發揮調節作用	部分驗證
H11b1	患者健康狀態在有形環境接觸對患者信任作用過程中發揮調節作用	否
H11b2	患者健康狀態在醫務人員接觸對患者信任作用過程中發揮調節作用	是
H11b3	患者健康狀態在服務系統接觸對患者信任作用過程中發揮調節作用	否
H12	感知醫療費用在門診服務接觸質量對醫患關係質量影響過程中具有調節作用	部分驗證

表6-37(續)

研究假設	假設內容	是否驗證
H12a	感知醫療費用在門診服務接觸質量對患者滿意影響過程中具有調節作用	是
H12a1	感知醫療費用在有形環境接觸對患者滿意影響過程中具有調節作用	是
H12a2	感知醫療費用在醫務人員接觸對患者滿意影響過程中具有調節作用	是
H12a3	感知醫療費用在服務系統接觸對患者滿意影響過程中具有調節作用	是
H12b	感知醫療費用在門診服務接觸質量對患者信任影響過程中具有調節作用	部分驗證
H12b1	感知醫療費用在有形環境接觸對患者信任影響過程中具有調節作用	否
H12b2	感知醫療費用在醫務人員接觸對患者信任影響過程中具有調節作用	是
H12b3	感知醫療費用在服務系統接觸對患者信任影響過程中具有調節作用	否
H13	患者轉移障礙在醫患關係質量對患者再就醫意願影響過程中具有調節作用	否
H13a	患者轉移障礙在患者滿意對患者再就醫意願影響過程中具有調節作用	否
H13b	患者轉移障礙在患者信任對患者再就醫意願影響過程中具有調節作用	否

6.5.2 討論與分析

　　本研究中，由於H1b和H3b未得到驗證，因此研究假設H1和H3僅得到了部分驗證，即有形環境接觸和服務系統接觸僅對醫患關係質量中的患者滿意產生直接正向影響，而對醫患關係質量中的患者信任並不會產生直接影響。但從假設H7獲得支持的情況看，有形環境接觸和服務系統接觸會通過患者滿意對患者信任產生間接影響，患者滿意在其中扮演著完全仲介作用的角色。由此可見，只有當有形環境和服務系統接觸超過患者預期時，患者產生滿意感後才會對醫院產生信任感。

研究假設 H4、H5、H6 未得到驗證，即醫療服務接觸質量對患者再就醫意願不存在直接正向影響，但從 H8 得到驗證的情況看，門診服務接觸質量會通過醫患關係質量對患者再就醫意願產生間接影響，醫患關係質量在門診服務接觸質量對患者再就醫意願影響過程中發揮完全仲介作用。由此可見，只有當門診服務接觸質量超過患者預期，產生滿意感和信任感，患者才具有較高的再就醫意願。

由於假設 H1b 和假設 H3b 未得到驗證，因此無須對假設 H11b1、假設 H11b3、假設 H12b1 和假設 H12b3 進行假設檢驗。研究假設 H13 未得到驗證，即轉移障礙在醫患關係質量對患者再就醫意願影響過程中不具有調節作用。產生該問題的原因是，由於醫療服務與患者的健康與生命安全息息相關，因而患者更加注重醫患關係質量，會選擇滿意和信任的醫院就醫。

6.5.3 研究結論

本章基於 S-O-R 理論、線索理論，構建了門診服務接觸質量對醫患關係質量及再就醫意願的作用機理模型，採用問卷調查法，運用結構方程分析、SPSS 分析工具對概念模型進行驗證，研究結論如下：

（1）有形環境接觸對醫患關係質量中的患者滿意因子具有顯著正向驅動作用，而對醫患關係質量中的患者信任因子無顯著影響，但會通過患者滿意對患者信任產生間接驅動作用；醫務人員接觸對醫患關係質量具有顯著正向驅動作用，且對患者信任因子的影響強度略高於患者滿意因子；服務系統接觸對醫患關係質量中的滿意因子具有顯著正向影響，而對醫患關係質量中的信任因子無顯著影響。該研究結論與 Koichiro Otani 等（2009）和 Laith Alrubaiee 等（2011）學者的研究結論一致，即服務接觸質量對醫患關係質量具有驅動作用，彌補了 Koichiro Otani 等學者未對醫患關係質量中的信任因子進行探究的局限性，拓展了 Laith Alrubaiee 等學者的觀點在門診服務接觸領域的運用。

（2）模型路徑系數顯示，醫務人員接觸維度對醫患關係的影響強度最大。該研究結論與 Koichiro Otani 等（2009）、Laith Alrubaiee 等（2011）和 Nandakumar Mekoth（2011）的結論一致，即人際互動的影響高於環境互動

的影響；其次是服務系統接觸，有形環境接觸維度對醫患關係質量的影響強度最低，但該研究結論與 Nandakumar Mekoth（2011）的研究存在差異，服務系統接觸尤其是回應時間指標的作用未得到 Nandakumar Mekoth（2011）的證實。

（3）門診服務接觸質量各維度對患者再就醫意願不存在直接驅動作用，但會通過醫患關係質量對其產生間接驅動作用，醫患關係質量在其中發揮仲介作用，彌補了 Nandakumar Mekoth 等學者未對作用路徑進行驗證的缺陷。

（4）患者健康狀態和感知醫療費用在門診服務接觸各維度對醫患關係質量影響中發揮調節作用：健康狀態為嚴重的患者更加關注服務系統接觸和醫務人員的能力和素質，該研究結論與 Otani K 等（2012）的研究結論具有一致性；感知醫療費用越高的患者對醫務人員的期望越高，而感知醫療費用低的患者更加關注有形環境和服務系統接觸。

7 基於離散事件系統仿真技術的服務流程與資源配置優化研究——以超聲科為例

由於大型醫院的醫療技術水準和醫療條件較好,大多數患者傾向於選擇到三級或二級醫院就醫(蘇強,等,2006),因此,排隊、擁堵、等待時間長、成為大醫院的頑疾。Bloom 和 Fenderick(1987)的研究表明,患者排隊等候時間過長會導致感知服務質量降低。Jinn-Yi Yeh(2006)的研究亦表明短的等待時間和便利的服務會提升患者就醫體驗,患者無法忍受長時間的等待。Bindman 等(1991)研究發現,患者很可能因為排隊等候的人多,而在未得到服務之前離開,他們指出患者如果沒有得到及時的治療,很可能要忍受超過病情本身帶來的痛苦的兩倍痛苦。因此,提升服務系統效率,緩解擁堵成為優化醫患關係質量的重要突破口。

Derlet(2001)和 Carter,Lapierre(1999)研究指出導致過度擁擠的原因包括員工(醫生和護士)利用率較低、醫院空間狹小、儀器設備匱乏等因素,但不合理利用醫護人員是造成擁擠的主要原因。一些研究者把醫護人員調度作為優化問題或者決策問題來處理,例如:Carter 等(1999)提煉了急診科醫師調度的主要特性,根據人員調度要求和約束條件,確定相應的數學規劃模型;Jaumard 等(1998)提出了一個針對醫護人員調度的廣義線性模型,其工作配置以履行集體協議要求和滿足員工需求為主要目標,使得薪資支出最小化、工作績效最大化;Cheng 等(1997)運用冗餘建模方法,設計了基於約束條件的護士輪班制度。Valouxis 和 Housos(2000)提出了一種關於醫護人員輪班與休息時間分配的混雜系統方法;

Dowsland（1998）試圖使用緊急搜索和策略交替運用技術來解決護士輪班問題。

亦有學者提出運用仿真技術來解決流程問題和資源配置問題。Lopez-valcare（1994）提出仿真技術是分析複雜問題的最有效的方法，能提升醫療服務質量。Gonzalez 和 Rios（1997）提出可運用全面質量管理手段和仿真工具提升醫療服務質量。Jinn-Yi Yeh 等（2007）運用遺傳算法和仿真技術對急診科的資源配置進行了優化。蘇強等（2006）運用 MedMode 仿真軟件對大型醫院掛號流程進行了仿真分析，並提出了流程優化方案。目前，關於醫院服務流程與資源配置優化的研究主要針對大型醫院或三甲醫院。由於二級醫院服務對象以及其醫療資源的差異，已有研究結論對二級醫院缺乏適用性。

第六章研究結果顯示，門診服務接觸質量三個維度均對醫患關係質量具有正向驅動作用。第五章研究結果顯示，與有形環境接觸、醫務人員接觸相比，服務系統接觸的績效均值最低，且屬於一元質量，與患者滿意呈線性關係。因此，以二級醫院為研究對象，探究服務系統接觸質量提升策略成為優化醫患關係的重要路徑。醫技科室作為輔助診斷和技術支持部門，在醫院科室中具有重要地位，與服務系統接觸密切相關，其檢查、檢驗流程是否順暢、患者等候時間是否合理對患者滿意具有重要影響。由於醫療資源的相對稀缺性和有限性，不可能無限制地擴大規模與增加資源，基於此，本研究聚焦於二級醫院，以離散事件系統仿真技術和優化決策理論為基礎，以醫技典型科室超聲科為研究對象，通過現場調查法、觀察法，收集超聲科就診流程、資源配置、患者到達分佈數據，建立超聲科系統仿真模型，分析影響服務效率的瓶頸，結合窮舉法，對病人檢查時間調度和資源配置進行優化，為醫技部門流程優化與資源配置提供依據。

本章研究路線如圖 7-1 所示。

7 基於離散事件系統仿真技術的服務流程與資源配置優化研究——以超聲科為例

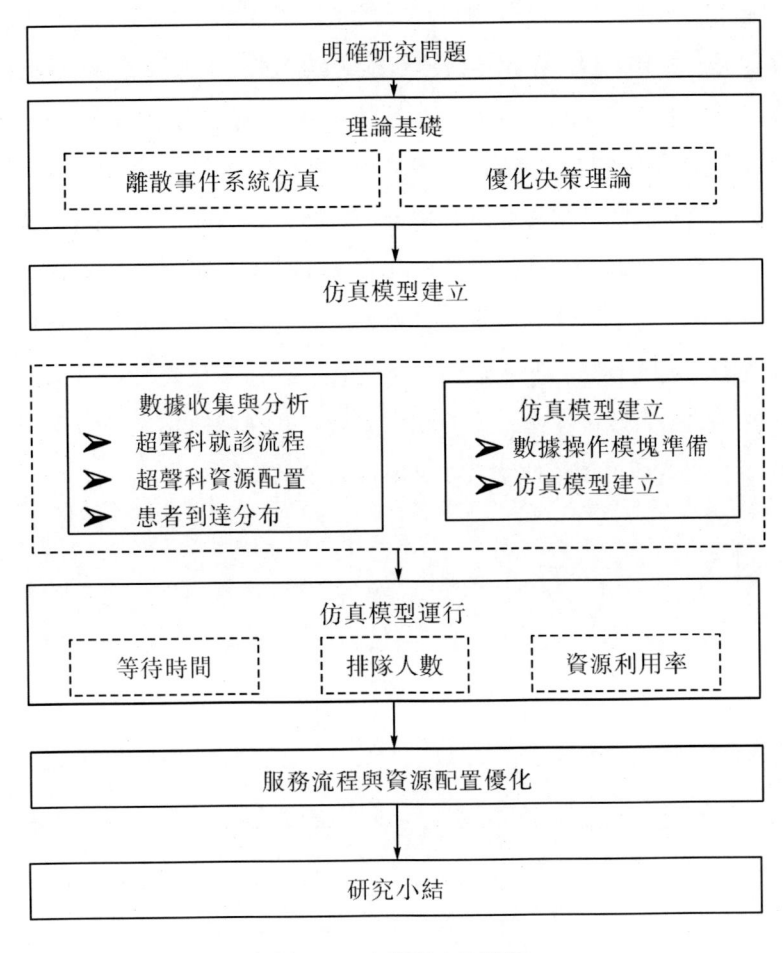

圖 7-1 本章研究路線圖

7.1 理論基礎

7.1.1 離散事件系統仿真的思想與步驟

7.1.1.1 離散事件系統仿真的思想

系統仿真是以系統理論、優化決策理論以及數理統計概率論作為理論

基礎，運用計算機、仿真軟件對實際系統進行模擬的一種綜合性的理論和方法（曾升，2010）。隨著計算機運行能力的增強、設備成本的降低以及理論界對「系統」研究的不斷深入，系統仿真思想廣泛運用於理論與應用研究，成為模擬系統狀態、改進系統性能的重要理論和方法。

根據系統狀態隨時間變化這一情況，可將仿真系統分為連續系統和離散系統。連續系統是指隨著時間的變化，系統狀態也隨之發生變化，如水庫蓄水模型中，每一時間的水位狀態都會隨著時間的變化而發生變化。而離散系統不一定隨著時間的變化而發生變化，如醫院超聲科是典型的離散系統，就診的患者數量作為系統的狀態變量，其在時間點上的變化是離散的。圖 7-2 直觀地展現了連續系統和離散系統的特徵。

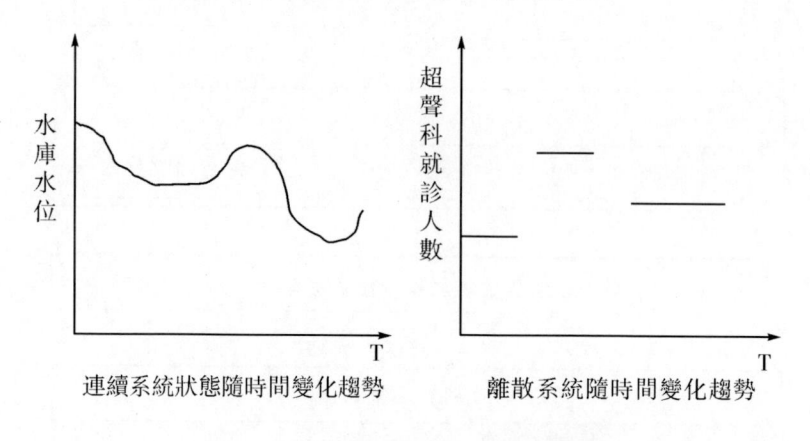

圖 7-2　連續系統與離散系統的直觀圖

7.1.1.2　離散事件系統仿真的步驟

離散事件系統仿真遵從五個步驟。第一步，進行問題分析。理清通過仿真需要解決的問題是什麼，該問題是否適合用仿真來做，能否通過仿真解決該問題。第二步，明確研究目標。對於離散事件系統仿真，其目標主要是優化資源利用率，減少實體等待時間。對於本研究來講，主要是降低超聲科患者等待時間，優化超聲科的資源利用率，降低醫院的營運成本，提升患者滿意水準。第三步，收集數據並建立數學模型。根據研究目標，收集一定研究週期內的實體數據、系統流程數據和資源數據，並對數據的分佈形式進行分析處理，在此基礎上建立數學模型。第四步，系統仿真模

型建立，該步驟主要是將前面建立的數學模型移至仿真軟件中。第五步，系統運行與結果分析。這個環節需要多次運行仿真模型，並根據需要修改參數，使仿真結果與現實系統盡可能一致。

7.1.2 系統仿真工具簡介

仿真軟件起源於 20 世紀 50 年代，通過 FORTRAN 或其他通用編程語言實現，尚未形成專業仿真程序。20 世紀 60 年代，第一個進程交互仿真編程語言——GPSS 出現，促使系統仿真思想獲得快速發展，該軟件廣泛應用於航空航天、製造業、經濟金融等多個領域，其經濟效益和社會效益不可小覷。隨後，具有動畫仿真功能的編程語言出現，如 SIMAN/CINEMA，時至今日，不需要程序編碼的可視化仿真系統已經出現（周泓，2010），使得仿真過程更加簡便、效率更高。在現有的各種類型的可視化仿真軟件中，最具代表性的是由美國 System Modeling 公司於 1993 年研發的 Arena 軟件。該軟件以 SIMAN/CINEMA 軟件為基礎發展而來，不但具有界面直觀、簡單易用、動畫現實等優點，並且進行了功能擴充（陳旭，等，2000；趙璐，等，2006），包括流程操作模塊和數據操作模塊，前者用於描述系統的動態過程，可以視為實體流經的節點或模型起止的過程；後者定義了各種操作元素以及用戶自定義變量等。目前，該軟件已廣泛運用於物流與供應鏈管理、製造業、醫療行業、一般服務業、軍事領域的系統仿真，用於業務過程的規劃、系統性能與計劃結果的評價以及風險預測。另外，該軟件亦享有很高的學術聲譽，在 2006 年美國冬季仿真會議論文中，該軟件的使用率高達 48%。由於本研究運用 Arena 軟件對超聲科服務流程進行仿真，下面將對該軟件進行具體介紹。

7.1.2.1 Arena 的流程操作模塊

Arena 的流程操作模塊包括創建模塊、分配模塊、分離模塊、判斷模塊、操作模塊、路徑模塊、站模塊和釋放模塊。

（1）創建模塊

創建模塊是系統仿真的起點，負責創建仿真實體。仿真實體一般是按照一定的規律產生的，如，可按某種分佈，也可按某個時間序列。該模塊可以通過預先設置，確定每次產生的實體數量及實體類型。該模塊創建的

典型實體包括顧客、患者等。

(2) 分配模塊

分配模塊主要用來為系統的實體屬性、類型、圖片、系統的變量、數組等設置新的值，一個分配模塊可以完成多個屬性或變量的設置。該模塊的典型操作是設置超聲科就診患者的檢查類型，累計系統中實體數量等。

(3) 分離模塊

分離模塊是將進入該模塊的實體複製為一個或多個實體，還可將批處理過的實體分離開來。複製出來的實體在類型等屬性方面和原有實體完全相同。原有的實體通過 Original 端口流向仿真系統，複製的實體通過 Duplicate 窗口流向仿真系統。

(4) 判斷模塊

判斷模塊用於做邏輯判斷，包括基於概率的判斷和基於條件的判斷兩類，既可以基於一項條件，也可以基於多項條件；既可以基於一項概率，也可以基於多項概率。可選擇的條件包括變量的值、實體的類別、實體的屬性，或者是一個表達式，如 priority = 1。

(5) 操作模塊

操作模塊是系統仿真的核心處理模塊。通過該模塊，可以設置一個處理過程中所需的資源和時間。資源的屬性包括不占用、占用、延時、釋放等方式。當實體進入該模塊時，如果資源是閒置的，則實體占用資源，服務一段時間後，實體將釋放資源；如果資源處於占用狀態，則實體將在該模塊中形成隊列等待服務。

(6) 路徑模塊

路徑模塊通常與站模塊結合使用，將實體運送至指定的站點。通過該模塊可以設定路徑時間和指定的下一站點，從而將實體運送至指定站點，也可以根據設定好的時序內容將實體送至下一站點。

(7) 站模塊

站模塊通常是根據邏輯上的或實際系統的物理位置進行定義，實體沿著路徑進入該模塊，如護士取號處、B 超檢查室均屬於站點。路徑模塊和站點模塊的綜合使用，使得仿真模型更加符合實際情況，亦有利於建模劃

分子系統，使仿真模型更加直觀、簡潔。

(8) 釋放模塊

釋放模塊用來清除系統中的實體，如患者離開超聲科。在仿真系統中，只能通過該模塊清除實體。

7.1.2.2　Arena 的數據操作模塊

數據操作模塊主要包括實體模塊、資源模塊、隊列模塊、變量模塊和調度模塊。實體模塊主要用來定義仿真模型中實體的類型、初始圖片、初始價值和初始成本等。資源模塊用來定義系統中的資源，包括資源的數量、類型、是否可用。隊列模塊用來定義隊列名稱、排隊規則等。排隊規則包括先進先出、後進先出、根據某個屬性值最高排隊、根據某個屬性值最低排隊四種類型。在本章的仿真模型中，患者按照先進先出的規則排隊。變量模塊用來定義用戶變量、初始化變量的維度和初始值。調度模塊通常與資源模塊配合使用，定義資源隨時間變化的情況或與創建模塊配合使用，定義實體的到達規律。

7.1.3　優化決策模型

仿真模型只是對現實系統的模擬，其運行結果在設定的仿真環境和參數下獲得。由此可見，仿真模型不能解決問題，只能描述問題，因此需要在仿真過程中嵌入優化算法，尋找最優的輸入參數以改進輸出結果，從而達到預期目標。仿真優化是在目標優化函數和決策變量的約束條件下，從所有可能的輸入變量中尋找使得輸出結果最為滿意的最優解的過程（馬鑫，2010；魯翔，等，2005）。

超聲科的資源優化是一個典型的多目標優化問題，多目標規劃模型的標準形式如圖 7-3 所示。

$$\begin{cases} \min \\ \text{s. t.} \\ X \in D \end{cases}$$

圖 7-3　多目標規劃模型

其中 $f_1(X), f_2(X), \ldots, f_p(X)$ 是模型的多個目標，且 $p \geq 2$；$g_j(X)$ 是

模型的約束條件，$X = (x_1, x_2, \ldots, x_n)^T$ 是模型的決策變量，D 為決策變量的定義域，對於資源優化而言，決策變量的定義域往往取正整數範圍。

7.2 超聲科就診流程仿真模型

7.2.1 成都某醫院超聲科簡介

成都某醫院於 1952 年成立，是成都市首批國家「二級甲等」綜合性公立醫院，醫院設有 18 個科室，現編製床位 600 張，實際開放床位 623 張，在當地醫療市場中發揮著重要作用。超聲科是該醫院的核心醫技科室，在輔助診斷方面發揮著重要作用，目前擁有 12 位醫務人員，其中 9 名醫生，3 名打字員。該科室共有 6 臺超聲設備，其中，B 超機兩臺，彩超機四臺。

由於就診患者數量的增加、超聲科等候區域空間的局限性以及資源管理的不合理，出現了患者就診等候時間長、等候區域擁堵、超聲科醫務人員工作不均衡等問題。本研究運用 Arena 仿真軟件，對超聲科運行系統進行仿真，通過對資源占用率、患者排隊等待時間和排隊長度進行系統分析，識別該系統存在的瓶頸與關鍵問題。然後依據優化決策理論，通過窮舉法調整系統中資源的數量、工作時間等參數，使得超聲科的各類資源達到最佳配置，並且縮短患者排隊等候時間，降低超聲科等待區域患者密度。

7.2.2 數據搜集與分析

本章的理論基礎部分詳細介紹了系統仿真的步驟，其中第三步是數據收集與分析。超聲科運行系統屬於離散系統，進行離散事件系統仿真需要收集的數據包括：真實系統中的工作流程數據、系統中患者到達數據以及系統的資源配置狀況。接下來將介紹目標醫院超聲科就診流程、資源配置

狀況以及患者的到達數據。

7.2.2.1 超聲科就診流程

經過深入的實地調研，我們詳細瞭解了成都某醫院超聲科就診流程，如圖7-4所示。患者到達超聲科後，需要持繳費憑證和檢查單到超聲科窗口預約排號處領取排號簽。排號處護士根據患者檢查項目，確定B超室流向還是彩超室流向，並書寫排號簽，包括號碼和檢查室。患者拿到排號簽在超聲科等候區等候，待醫生喊到號碼後，進入檢查室檢查。檢查完畢後，在超聲科等候區等待取報告，然後離開。

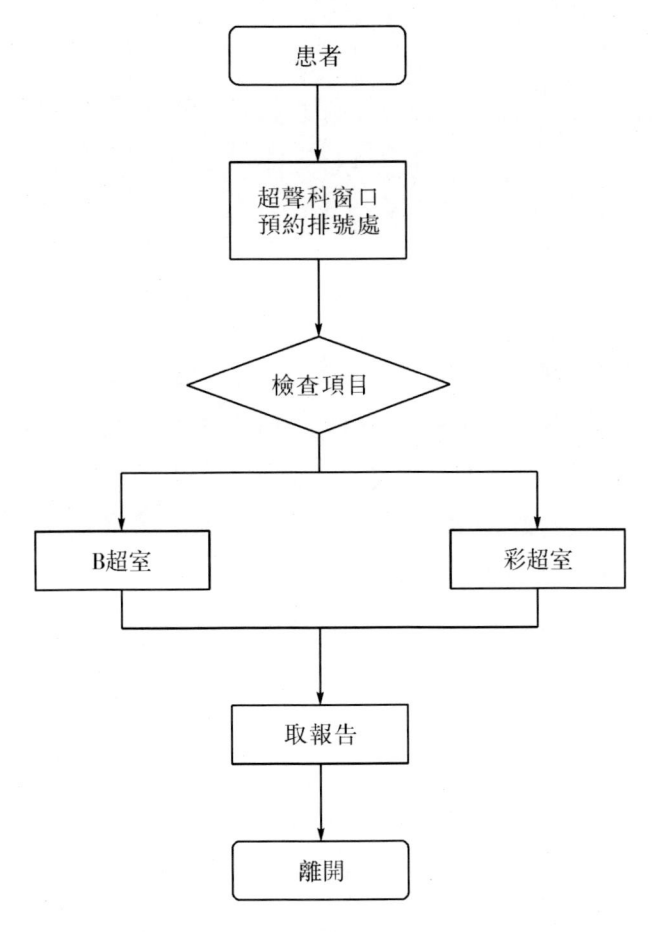

圖7-4 超聲科就診患者就診流程圖

7.2.2.2 超聲科資源配置

由於本研究採用離散事件仿真技術，除了調研患者在超聲科的就診流程，還需要瞭解超聲科的資源配備情況以及患者在各個環節接受服務的時間。該研究通過現場觀察法和訪談法，瞭解資源配置情況。調查結果顯示：超聲科的資源分為窗口排號處護士、檢查室醫生、發放報告護士、打字員、B超和彩超設備，表7-1詳細列出了超聲科的相關流程節點和資源狀況。

表 7-1　　　　　　　　成都某醫院仿真科相關資源

流程節點	資源
排號處	排號護士
檢查處	檢查醫生
	打字員
	B超和彩超設備
發報告處	發報告護士

超聲科窗口排號處是超聲科檢查患者到達的第一站，由專職護士負責相關工作。排號處護士的主要工作內容是檢查患者的就診單，根據患者所檢查的具體項目，將患者分配排號。通過現場觀察得知，此處會出現排隊現象，運用 Arena 自帶的 Input Analyzer 工具來對患者到達數據進行擬合，所得結果為 7.5 + GAMM （6.92，2.19）。

檢查工作主要由醫生負責，部分打字員輔助配合。檢查室分為B超室和彩超室兩類，患者的檢查項目主要以彩超為主。對超聲科4月份每天的B超檢查單的統計顯示，平均每天進行B超檢查的患者占 34.56%，進行彩超檢查的患者占 65.44%。

發報告工作由一名護士負責，由於每隔30分鐘左右時間發放一次報告，該處亦經常出現排隊現象。我們運用現場觀察法，以30分鐘為一個時間段，記錄報告打印結束的各個時間節點，計算各個時間節點與30分鐘後時間點的差值，來模擬患者的等候時間。

通過現場調研，我們記錄了患者在流程各個環節的停留時間以及患者

7 基於離散事件系統仿真技術的服務流程與資源配置優化研究——以超聲科為例

流向數據，再使用 Arena 自帶的 Input Analyzer 工具來擬合這些數據的分佈。使用該軟件分析檢查室患者占用的時間以及發報告處患者等候時間的分佈函數，這裡以彩超診斷處為例，分析的結果如圖 7-5 所示，B 超診斷處以及發報告處的患者等待時間分佈函數在此不再詳細介紹，結果如表 7-2 所示。

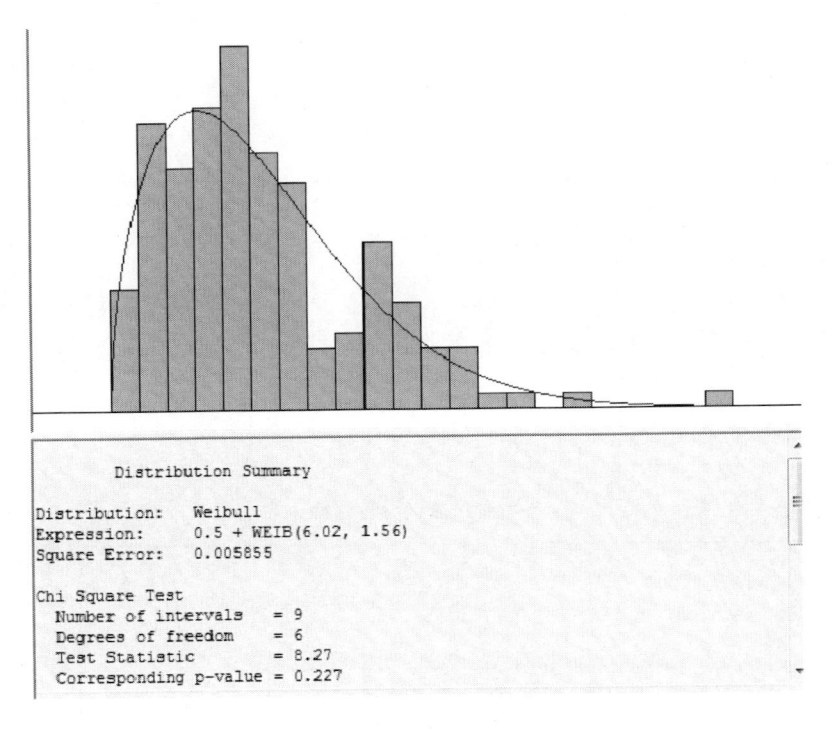

```
Distribution Summary

Distribution:     Weibull
Expression:       0.5 + WEIB(6.02, 1.56)
Square Error:     0.005855

Chi Square Test
  Number of intervals    = 9
  Degrees of freedom     = 6
  Test Statistic         = 8.27
  Corresponding p-value  = 0.227
```

圖 7-5　彩超室診斷時間擬合結果

表 7-2　　　　　　　B 超科室人員和資源設置情況

階段	人員	占用時間/分鐘
排號處	排號護士	7.5 + GAMM（6.92, 2.19）/秒
B 超室（上午）	診斷醫生或打字員	2.3 + WEIB（4.36, 1.34）
B 超室（下午）	診斷醫生或打字員	2.2 + WEIB（4.36, 1.34）
彩超室（上午）	診斷醫生或打字員	-0.2 + LOGN（8.1, 5.78）
彩超室（下午）	診斷醫生或打字員	-0.3 + LOGN（8.1, 5.78）
發報告處	發報告護士	3.1 * BETA（1.19, 1.13）

最後收集的是 B 超科室的醫生、打字員和護士的排班表，相當於該科室在不同時刻的服務臺的數量。B 超科室的排班情況如表 7-3 所示。

表 7-3　　　　　　　　　　B 超科室人員排班表

時間段	排號護士	檢查醫生	打字員	發報告護士
8:00—12:00	1	6	3	1
12:30—14:30	0	1	0	0
14:30—18:00	1	3	1	1
18:00—08:00	0	1	0	0

7.2.2.3　患者到達分佈

根據醫院提供的患者到達數據，我們分析了超聲科患者一週的到達時間分佈數據，如表 7-4 所示。由於週六、週日的患者人數顯著低於周一至周五，因此選取了周一至周五 5 天的數據，通過求取平均值，按時間分佈繪製患者到達規律圖，如圖 7-6 所示。

表 7-4　　　　　　　　　　患者到達時間分佈數據

時間段	3月24日	3月25日	3月26日	3月27日	3月28日	3月29日	3月30日
0:00—1:00	2	0	2	0	0	2	1
1:00—2:00	1	0	0	1	0	2	1
2:00—3:00	0	1	1	1	0	0	1
3:00—4:00	0	2	0	2	0	1	0
4:00—5:00	0	0	0	0	1	1	0
5:00—6:00	0	0	0	1	0	1	0
6:00—7:00	0	1	1	0	0	0	0
7:00—8:00	0	4	3	2	2	8	1
8:00—9:00	32	62	61	58	68	58	23
9:00—10:00	35	54	57	59	44	36	33
10:00—11:00	23	40	39	34	24	23	15

表7-4(續)

時間段	3月24日	3月25日	3月26日	3月27日	3月28日	3月29日	3月30日
11：00—12：00	20	19	10	20	14	11	19
12：00—13：00	5	14	6	0	6	2	5
13：00—14：00	9	16	9	11	6	10	15
14：00—15：00	13	20	23	16	21	19	13
15：00—16：00	10	16	20	14	7	9	9
16：00—17：00	3	9	4	4	7	3	8
17：00—18：00	0	2	6	0	1	3	3
18：00—19：00	0	2	3	0	3	0	4
19：00—20：00	0	2	3	2	7	1	0
20：00—21：00	1	3	6	3	4	2	4
21：00—22：00	1	2	1	7	1	1	3
22：00—23：00	1	3	4	0	1	0	4
23：00—24：00	1	1	1	3	0	1	3

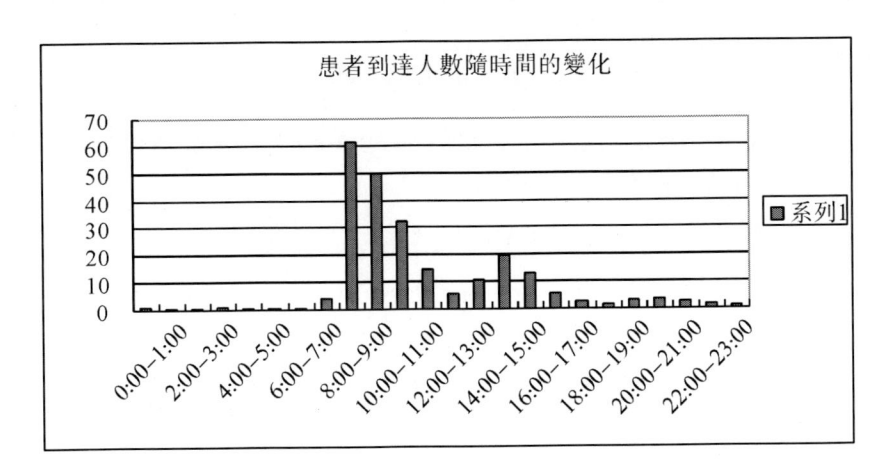

圖 7-6 患者到達時間規律分佈

由表7-4和圖7-6可見，絕大多數患者在白天到達，且在上午8點到11點之間以及下午2點到3點之間出現到達高峰。

7.2.3 建立超聲科系統仿真模型

前面介紹了醫院超聲科就診流程、科室工作人員和相關資源配備數據、就診患者到達規律，通過這些數據即可以利用仿真軟件建立超聲科就診流程仿真模型，接下來將介紹建立仿真模型的過程。

7.2.3.1 數據操作模塊準備

運用 Arena 仿真軟件建模，首先需要設定模型的隊列、資源等元素，這是模型仿真的基礎。仿真模型中的實體是真實系統的參與者，對於本研究的仿真模型而言，實體就是超聲科就診的患者。當仿真系統開始運行時，系統會按預先設定的規律產生患者，然後患者會經歷仿真系統的各個流程節點，最後離開系統。在 Arena 仿真軟件中，首先需要在 entity（實體模塊）中添加一項內容，並對實體屬性進行設置，包括實體的名稱、圖片等屬性，如圖 7-7 所示。

Entity - Basic Process			
	Entity Type	Initial Picture	Holding Cost / Hour	Initial VA Cost
1	huanzhe	Picture.Report	0.0	0.0

圖 7-7　超聲科仿真模型實體的設定

資源是模型構成的另一個重要元素。模型中的實體需要通過特定的資源才能接受相應的服務，這些資源往往是真實系統的工作人員、設備及其有限的服務區域。由於資源和實體容易混淆，在使用 Arena 仿真軟件建立模型時，需準確區分資源和實體。實體通常在模型運行過程中產生，在接受服務後，會離開系統，而資源則一直留在系統中，他們為實體提供服務。當有資源可用時，實體會佔用該項資源，服務結束後，該類資源會得到釋放；當無資源可用時，實體會在系統中形成隊列，等待資源。目標醫院超聲科的資源包括排號護士、醫生、打字員、發報告護士 4 類。經過現場調查和訪談，採集了 11 項資源，並在 Arena 仿真軟件的資源模塊中添加以上 4 類 11 項資源，如圖 7-8 所示。

7　基於離散事件系統仿真技術的服務流程與資源配置優化研究——以超聲科為例

Resource - Basic Process				
	Name	Type	Schedule Name	Schedule Rule
1	baogaohushi	Based on Schedule	Schedule baogaohushi	Wait
2	paihaohushi	Based on Schedule	Schedule paihaohushi	Wait
3	yishengC	Based on Schedule	Schedule yishengC	Wait
4	yishengB	Based on Schedule	Schedule yishengB	Wait

圖 7-8　超聲科資源設置

與資源相關的模塊是 Schedule 模塊（調度模塊），用於調配各項資源在不同時段的分配。在仿真軟件中，當資源添加完成後，需要設置各項資源的工作時間表，我們將以超聲科檢查室醫生為例，展示資源的調度狀況，如圖 7-9 所示。該圖展示了超聲檢查室 24 小時每個時間段醫生數量的設置。資源及 Schedule 模塊是仿真優化的主要內容，通過調整仿真模型中的資源數量和資源排班表來提高資源使用效率，從而使得資源得到合理分配。

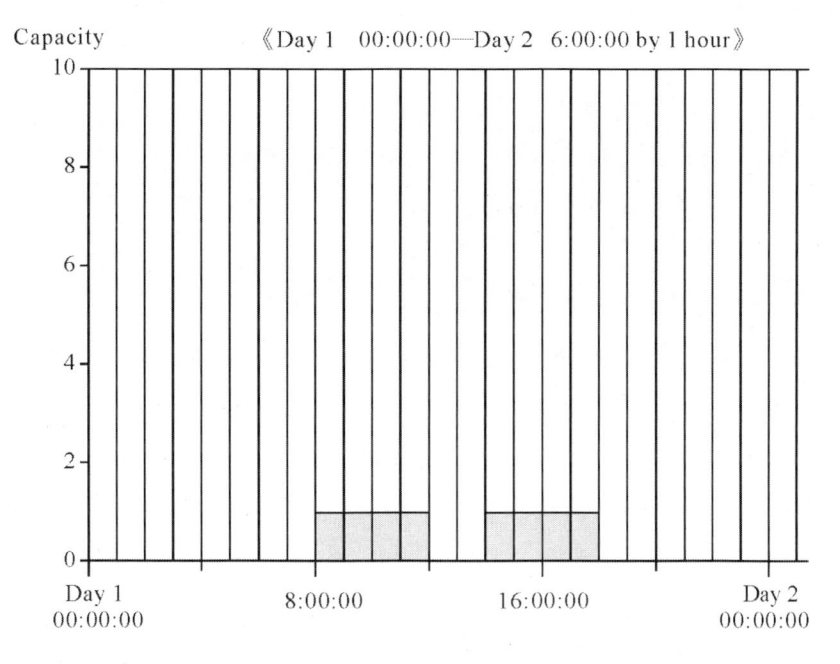

圖 7-9　檢查室醫生排班表的設置

仿真模型中另外一個重要組成元素是隊列，在仿真系統中，當某個環節的資源被完全占用、未有可用資源時，到達的實體就會在該環節形成隊

列。Arena仿真軟件的隊列設計模塊非常直觀，研究人員可以直接觀察隊列長度，並且可以為隊列命名。在本研究的仿真模型中，共添加了八項隊列，並設置了隊列的排隊規則，如圖7-10所示。在目標醫院超聲科中，一般是依據先來先服務的原則進行排隊，在軟件中設置了實體「先進先出」的屬性，患者將按照該屬性排隊等待就診。該模型設置的隊列在模型運行結束後會自動生成結果報告，包括患者的等待時間、平均等待長度、某一時間段內隊列中實體等待數量等，這些數據一方面反應了仿真系統運行狀況，另一方面也是進行系統優化的重要指標。

	Name	Type	Shared	Report Statistics
1	Process hushifenlei.Queue	First In First Out	☐	☑
2	Process qubaogao.Queue	First In First Out	☐	☑
3	Process C.Queue	First In First Out	☐	☑
4	Process B.Queue	First In First Out	☐	☑

圖7-10　隊列的設置

7.2.3.2　超聲科就診流程系統仿真模型建立

做好數據操作模塊準備後，接下來將是建模過程。構建仿真模型的關鍵步驟是將現實系統植入仿真軟件中，決定了能否全面對現實系統進行優化。對於本研究而言，就是將患者在超聲科就診的流程、患者到達時間分佈以及服務時間分佈等數據移入Arena仿真軟件的過程。

超聲科就診模型如圖7-11所示，首先按照一定分佈規律產生患者，患者進入護士排號處，接受護士服務一段時間，確定患者類別。然後進入患者類別賦值模塊，賦值模塊為患者檢查項目的類別賦值，再進入類別判斷模塊，類別模塊用於判斷該患者是進行B超檢查還是彩超檢查，如果做B超檢查則進入B超檢查區，接著進入賦值模塊，該賦值模塊是對患者進入具體檢查室進行賦值；如果是做彩超檢查則進入彩超診斷區，再進入賦值模塊；然後進入檢查模塊，患者在這裡等候並進行檢查；接下來進入取報告模塊，患者在這裡領取診斷報告；最後進入離開模塊，患者離開系統。

7　基於離散事件系統仿真技術的服務流程與資源配置優化研究——以超聲科為例

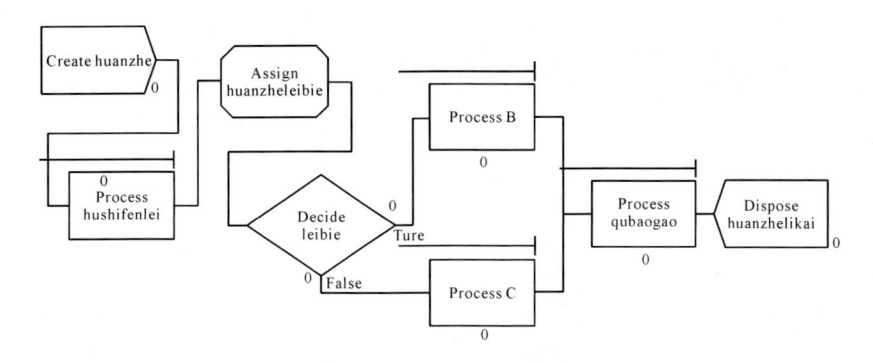

圖 7-11　超聲科就診流程模型設計

在該模型中，首先需要在患者到達模塊中選擇實體，然後通過 Schedule 模塊設置患者到達分佈。現場調查結果顯示：患者到達的數據隨時間變動較大，患者主要集中於上午 8 點到 12 點，下午 2 點至 6 點患者較少，而從晚上 6 點到次日早上 8 點，患者非常少。經過多次試驗，患者到達的數據使用 Schedule 模塊來模擬比較符合實際情況。Create patient 模塊中選擇類型為 Schedule，並選擇 Schedule Name，具體設計如圖 7-12 所示。患者到達分佈的 Schedule 設置如圖 7-13 所示。

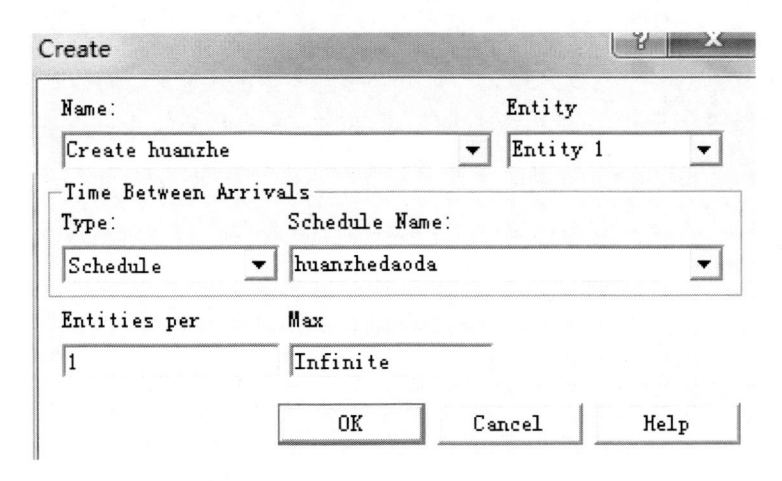

圖 7-12　Create 模塊的詳細設計

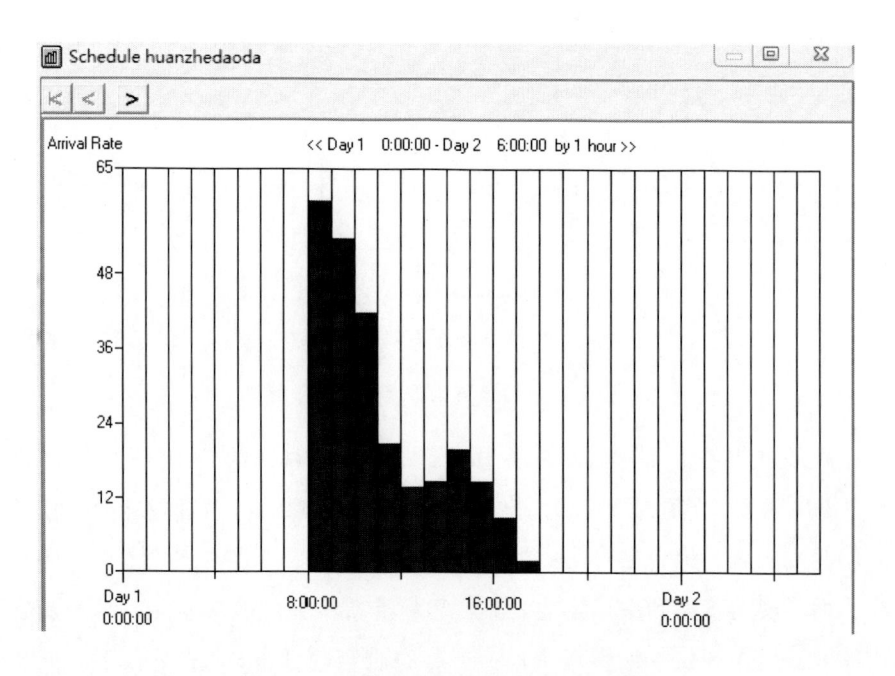

圖 7-13　患者到達分佈的 Schedule 設置

經過 Create huanzhe 產生的患者實體進入了護士排號模塊（Process hushifenlei），該模塊需要添加一個排號護士的資源並設置服務時間，如圖 7-14 所示。在護士排號處，患者會占用一個護士資源，經過設定的服務時間後釋放該護士資源，根據前面對排號護士服務時間的分析，此處的服務時間設置為 7.5 + GAMM（6.92, 2.19）（單位為秒）。患者經過護士排號模塊後進入患者類別賦值模塊，該模塊主要為患者的 priority 屬性賦值，根據現場觀察和訪談的結果，做 B 超檢查的患者占 34.56%，做彩超檢查的患者占 65.44%，如圖 7-15 所示，患者類別函數設置為 Disc（0.3456, 1, 1, 2），1 代表 B 超，2 代表彩超。

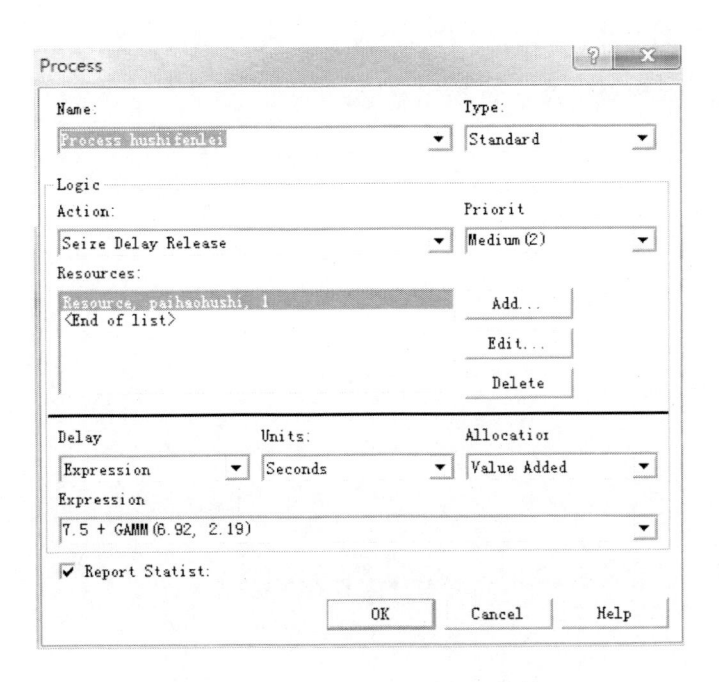

圖 7-14　護士排號模組的詳細設計

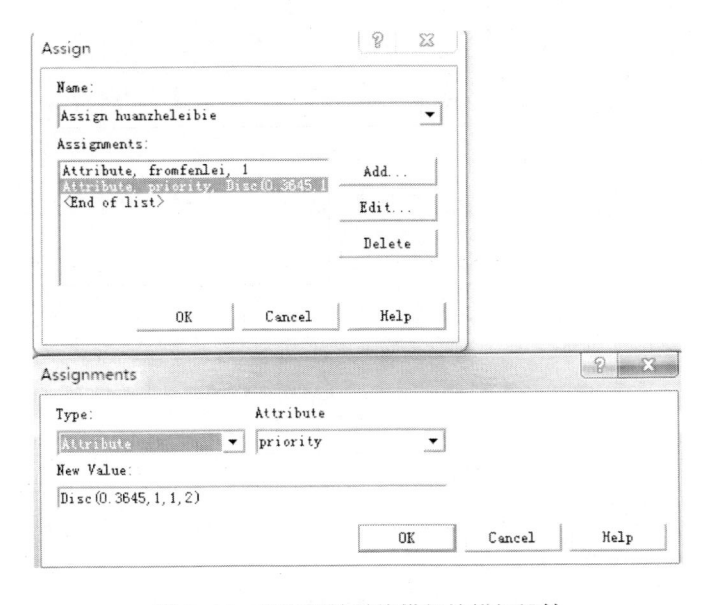

圖 7-15　患者屬性賦值模組的詳細設計

患者經過類別賦值模塊後進入判斷模塊，該模塊根據患者檢查項目的類型（priority）判斷患者去向，做 B 超檢查的患者進入 B 超室等待檢查，

做彩超檢查的患者進入彩超室等待檢查，該模塊詳細設置如圖7-16所示。該部分的仿真模型如圖7-17所示。

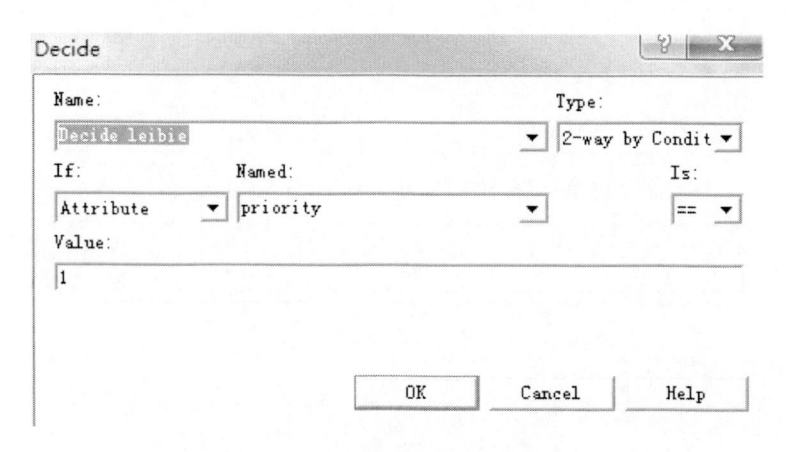

圖7-16 類別判斷模組的詳細設置

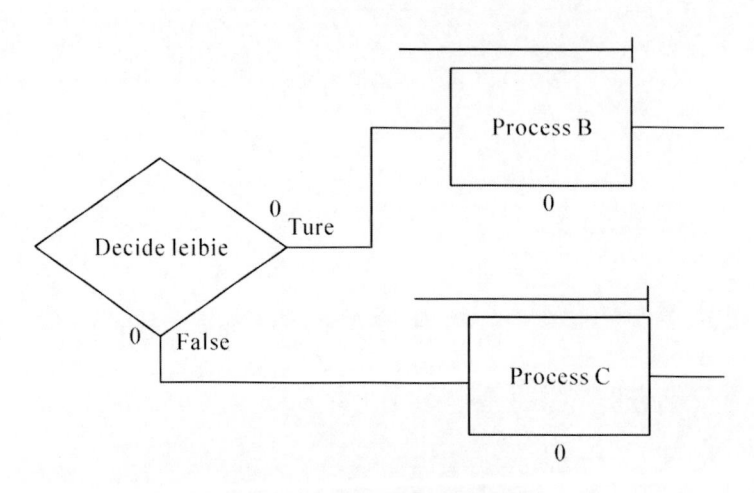

圖7-17 檢查模組的仿真模型

經過對調研觀察所得數據的分析，我們擬合出了B超和彩超的服務時間函數，如表7-2所示。B超流程上午的具體設置如圖7-18所示，由於彩超與B超類似，這裡不再贅述。

患者經過B超和彩超診斷室檢查後，進入取報告模塊，該模塊患者占用一個護士資源，通過對調研數據進行分析，將護士的服務時間分佈函數設置為4*BETA（1.19，1.13）。該模塊的詳細設計如圖7-19所示。

7　基於離散事件系統仿真技術的服務流程與資源配置優化研究──以超聲科為例

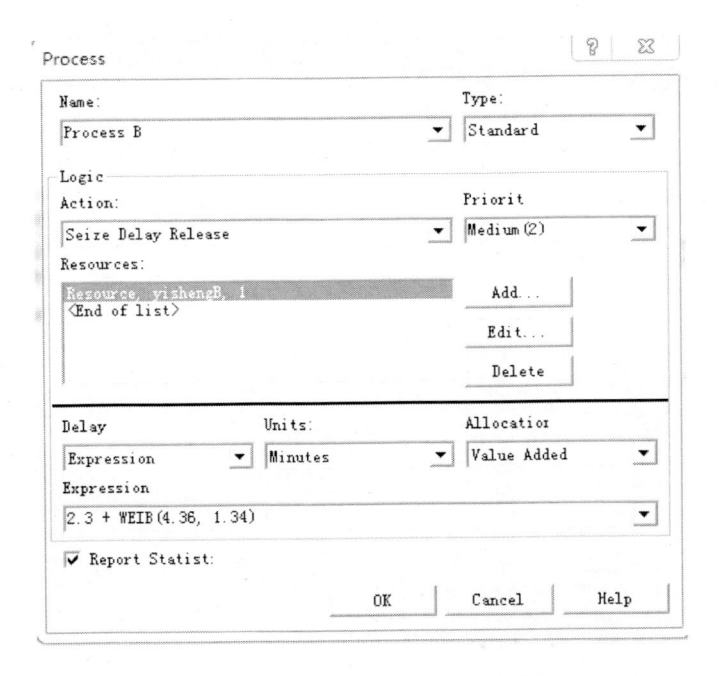

圖 7-18　B 超流程模組的詳細設置

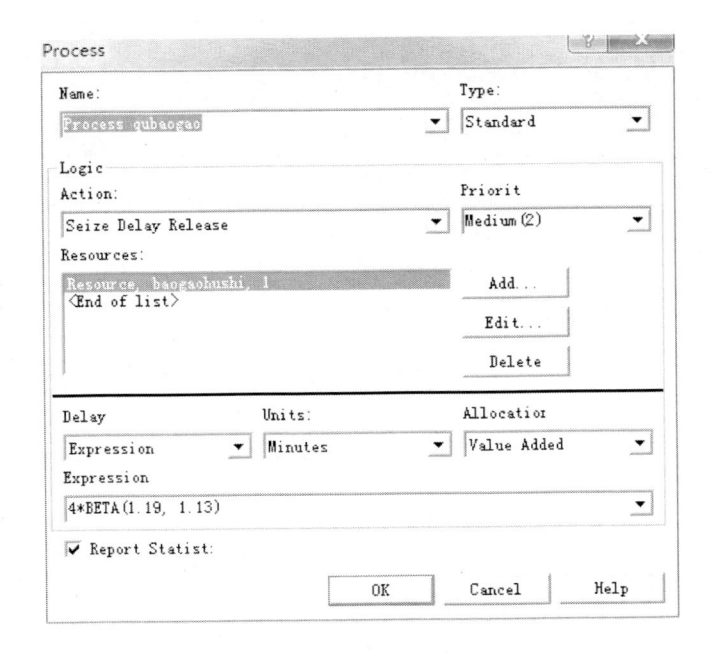

圖 7-19　取報告模組的具體設計

最後環節是患者領取檢查報告，經過離開模塊離開整個仿真模型，離開模塊的詳細設計如圖 7-20 所示。

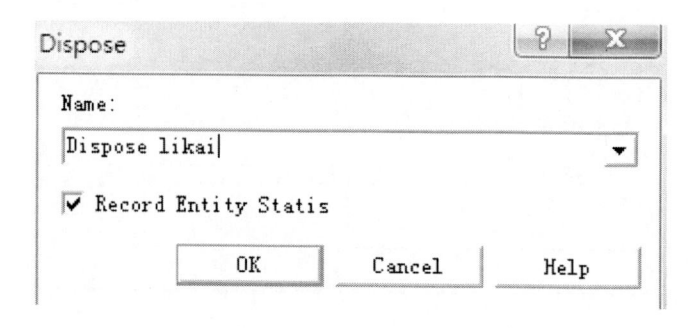

圖 7-20　離開模組具體設計

7.3　超聲科系統仿真模型運行分析

由於患者的到達數量隨時間的變化波動比較大，觀測一天中患者等待時間的平均值和資源利用率數據，不能反應各時段的具體情況。因此，本研究根據超聲科個環節的服務時間及排班情況，採用分時段仿真的方法，重點研究上午 8 點至 12 點，下午 2 點至 6 點的排隊等候情況及資源利用情況。

（1）上午 8 點至 12 點時間段的系統仿真模型運行分析

在模型運行之前，需要設定系統的運行參數，如圖 7-21 所示。運行參數包括模型重複運行次數、系統運行週期、系統工作時間。本研究將模型運行次數設置為 10 次，運行時間為 4 小時，即上午 8 點至 12 點。參數設置好後，開始運行仿真模型。由於仿真模型與實際系統不可能完全一致，因此運行後需要反覆調整模型參數，將運行結果與實際情況進行比對，使得模型盡可能地接近實際系統。

經過多次運行和參數修改後，我們最終得到了與實際系統相符的仿真模型。模型運行結束後，進入系統的人數為 196 人，12 點鐘以前離開系統

图 7-21 运行参数设置

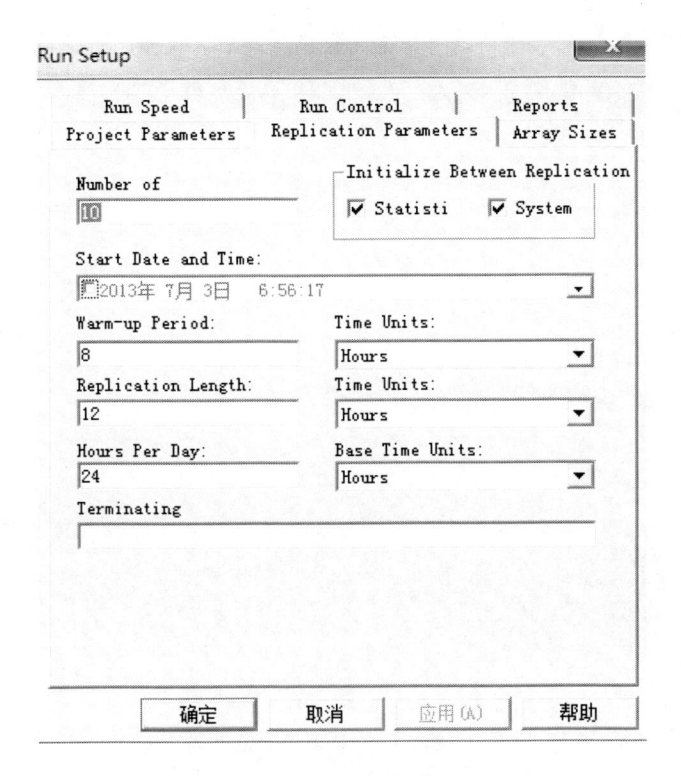

的人数为 147 人，如图 7-22。滞留在系统中的患者可能是在继续等候诊断，也可能在等候领取报告，亦可能自行离开系统。

Other

	Number In	Number Out
Entity 1	196	147
Total	196	147

图 7-22 系统进出人数

　　仿真运行结果中的平均等待时间和平均队列长度指标如图 7-23 所示，B 超检查平均等待时间为 0.33 小时，等待人数约为 7 人；彩超检查平均等

待時間為 0.68 小時，平均等待人數約為 20 人；取報告平均等待時間為 0.5 小時，等待人數約為 12 人。我們通過與超聲科主任溝通，仿真結果與實際情況相符。

Time

	Waiting Time
Process B.Queue	0.33
Process C.Queue	0.68
Process hushifenlei.Queue	0.00
Process qubaogao.Queue	0.29

Other

	Number Waiting
Process B.Queue	6.52
Process C.Queue	20.15
Process hushifenlei.Queue	0.09
Process qubaogao.Queue	12.49

圖 7-23　上午 8 點至 12 點各環節等待時間與等待人數

圖 7-24 顯示了上午 8 點至 12 點時段的資源利用情況。仿真結果顯示，負責 B 超和彩超檢查的醫生以及發放報告的護士的資源利用率均超過 95%。雖然負責排號的護士的資源利用率為 31%，但該護士除了負責排號之外，還需要將患者信息錄入信息系統，同時負責諮詢工作。經過與超聲科負責人溝通，仿真結果與實際情況相符。

Usage

	Inst Util	Num Busy	Num Sched	Num Seized	Sched Util
baogaohushi	.95	.95	1.00	148.00	.95
paihaohushi	.31	.31	1.00	196.00	.31
yishengB	.96	1.93	2.00	70.00	.96
yishengC	.99	3.96	4.00	107.00	.99

圖 7-24　上午 8 點至 12 點的資源利用情況

（2）下午 2 點至 6 點時間段的系統仿真模型運行分析

下午仿真時段的仿真模型參數設置與上午類似，因此不再贅述。圖 7-25 顯示了進出仿真系統的患者數量，進入仿真系統的患者為 37 人，

離開仿真系統的人數為 87 人。進入人數大於離開人數的原因是上午有部分患者未離開系統。

Other

	Number In	Number Out
Entity 1	37	87
Total	37	87

圖 7-25　進出仿真系統的患者數量

患者平均等待時間與排隊情況如圖 7-26 所示。做 B 超檢查的患者平均等待時間為 0.78 小時，平均等待人數為 5 人，做彩超檢查的患者的平均等待時間為 0.4 小時，平均等待人數為 3 人，取報告處等候時間為 0.83 小時，平均等待人數為 5 人。取報告處的等待時間長的原因是上午有部分患者沒有拿到報告，所以影響了下午的報告發放速度。通過與超聲科負責人溝通，下午時段的仿真結果與實際情況基本相符。

Time

	Waiting Time
Process B.Queue	0.78
Process C.Queue	0.40
Process hushifenlei.Queue	0.40
Process qubaogao.Queue	0.83

Other

	Number Waiting
Process B.Queue	5.06
Process C.Queue	3.87
Process hushifenlei.Queue	0.62
Process qubaogao.Queue	4.50

圖 7-26　下午 2 點至 6 點患者等待時間與排隊情況

圖 7-27 顯示了下午 2 點至 6 點時段的資源利用情況。仿真結果顯示，負責 B 超和彩超檢查的醫生以及發放報告的護士的資源利用率介於 50%~70%。雖然負責排號的護士的資源利用率為 10%，但該護士除了負責排號之外，還需要將患者信息錄入信息系統，並且負責諮詢工作。經過與超聲科負責人溝通，下午 2 點至 6 點時段的仿真結果與實際情況相符。

Usage	Inst Util	Num Busy	Num Sched	Num Seized	Sched Util
baogaohushi	.53	.53	.99	87.00	.53
paihaohushi	.10	.10	1.00	65.00	.10
yishengB	.67	.67	.97	26.00	.70
yishengC	.61	1.22	2.00	39.00	.61

圖 7-27　下午 2 點至 6 點的資源利用情況

7.4　超聲科服務流程與資源配置優化

從超聲科系統仿真模型運行結果看，彩超檢查、B 超檢查和取報告的等待時間均接近或超過半個小時，根據國家衛生健康委員會的要求，影像常規檢查項目從開始檢查到取到報告的時間不超過半小時[1]，由此可見，該醫院的擁堵情況較為嚴重，具體情況如表 7-5。

表 7-5　　　　　　　等待時間整理（單位為小時）

就診環節	上午	下午
B 超	0.33	0.78
彩超	0.68	0.40
取報告	0.29	0.83

---

[1] 吳鵬. 衛生部要求醫院掛號等候時間不超 10 分鐘［EB/OL］.（2013-11-30）［2018-07-20］. http：//news. xinhuanet. com/politics/2011-08/01/c_ 121750754_ 3. htm.

7　基於離散事件系統仿真技術的服務流程與資源配置優化研究——以超聲科為例

為了解決這一問題，我們針對上、下午資源的利用情況分別設計了不同的優化方案。

(1) 上午就診時段服務流程與資源配置優化

由於上午的資源已處於滿負荷的狀態，沒有多餘的資源可供增加，因此僅從優化資源配置的角度去改善擁堵問題不具有可行性。超聲科就診的病人除了門診患者，還包括住院患者，但住院患者對檢查時間的要求沒有門診患者高。基於此，將上午的住院病人調整至下午檢查，從而減少上午的病人流量，另外下午的資源並沒有處於滿負荷狀態，可以通過增加資源配置來緩解下午擁堵狀況。現場調研顯示，上午進行超聲檢查的住院患者的數量約占一天中總患者人數的 18.4%。將這部分病人安排在下午進行檢查，這樣上午的病人流量將會減少。在新的患者到達分佈規律的情況下，保持其他參數不變運行模型，運行結果如圖 7-28 和圖 7-29 所示。由圖 7-28可知，上午 8 點至 12 點就診時段，B 超和彩超患者的平均等待時間降低至 0.06 和 0.02 小時，取報告的平均等待時間降低至 0.09 小時。由圖 7-29可知，B 超檢查和彩超檢查處的資源利用率分別為降低至 59% 和 71%，發放報告處的資源利用率降低至 80%。

Queue Detail Summary

Time

	Waiting Time
Process B.Queue	0.06
Process C.Queue	0.02
Process hushifenlei.Queue	0.00
Process qubaogao.Queue	0.09

圖 7-28　優化後的等待時間

(2) 下午就診時段服務流程與資源配置優化

下午的時間段是從 2 點到 6 點，在新模型中患者量會比以前多，除了原有的患者外還會有來自上午的住院部的 18.4% 患者。在新的患者到達分佈規律的情況下，需要對資源配置進行重新設置，以達到優化的目標。在原模型中，資源配置方案為 B 超室醫生 1 名，彩超室醫生 2 名，由於兩個資源都有上限，為了求得資源配置最優解，本研究採取窮舉法解決該問

```
Usage
                Inst Util    Num Busy    Num Sched    Num Seized    Sched Util
baogaohushi      .80          .80         1.00         130.00        .80
paihaohushi      .29          .29         1.00         180.00        .29
yishengB         .59         1.17         2.00          49.00        .59
yishengC         .71         2.86         4.00          87.00        .71
```

圖 7-29　優化後的資源利用率

題，即在全部解集內逐一測試，直到找出符合問題要求的解。已有研究表明，窮舉法具有簡單、快速、準確等特點，並驗證了該方法的有效性（石玉英，2003）。我們運用窮舉法，列出了可以組合的五種新的資源配置方案，如表 7-6 所示。

表 7-6　　　　　　　　　　資源配置組合方案

資源種類	原方案	新方案一	新方案二	新方案三	新方案四	方案五
B 超醫生	1	1	1	2	2	2
彩超醫生	2	3	4	2	3	4
發報告護士	1	1	1	1	1	1

根據各種新方案的資源配置設定優化模型參數，並分別運行五種新方案下的模型，運行結果如表 7-7 所示，展示了各方案的 B 超和彩超檢查等待時間（單位為小時），資源利用率的運行結果如表 7-8 所示。

表 7-7　　　　　　　　　　新方案下的平均等待時間

	原方案	新方案一	新方案二	新方案三	新方案四	新方案五
B 超	0.87	0.22	1.01	0.13	0.10	0.12
彩超	0.35	0.32	0.07	0.79	0.21	0.02
取報告	0.07	0.07	0.07	0.08	0.09	0.10

從表 7-7 可以看出，雖然方案五能將 B 超和彩超處的平均等待時間都降到最低，但由於方案五是資源的滿負荷運作狀態，如果考慮系統的資源成本，方案四則更加合適。與方案五相比，方案四中 B 超檢查的平均等待時間相近，均為 6 到 7 分鐘左右，而彩超處的平均等待時間為 12 分鐘左

右，患者是可以接受的。另外，將方案四和方案五的資源利用率進行比較：方案五中彩超醫生的資源利用率僅有27%，低於方案四中的57%的資源利用率，會出現浪費醫生資源的現象。基於以上分析，選擇方案四作為下午2點至6點檢查時段的資源配置方案，即在原來下午資源配置的基礎上，增加1名B超醫生和1名彩超醫生。

表7-8　　　　　　　方案四和方案五的對比分析

資源類別	方案四	方案五
B超醫生	0.46	0.50
彩超醫生	0.57	0.27
發報告護士	0.59	0.52

最終，將優化後B超和彩超處的平均等待時間匯總在表7-9中，各個環節和時段的平均等待時間均明顯縮短。

表7-9　　　　　　　優化前後平均等待時間對比

就診環節	優化前		優化後	
	上午	下午	上午	下午
B超	0.33	0.78	0.06	0.10
彩超	0.69	0.68	0.02	0.21
取報告	0.29	0.83	0.09	0.09

7.5　本章小結

本章以成都某醫院超聲科為研究對象，基於離散事件系統仿真思想和優化決策理論，通過現場調查法、訪談法收集數據，建立了超聲科患者就診仿真模型，運用Arena軟件對模型進行分時段仿真，通過不斷地調整參數，使得仿真模型與現實系統趨於一致，並通過觀測各環節的平均等待時

間和排隊人數，識別影響服務效率的瓶頸。通過將住院部進行超聲檢查的患者統一安排至下午，增加下午2點至6點之間B超檢查和彩超檢查的資源配置，提升了服務系統回應效率。我們通過窮舉法將備選的新方案分別進行仿真，進行效果比對得出：下午時段增加B超檢查和彩超檢查醫生各一名，即可降低B超檢查和彩超檢查處的患者平均等候時間。本章仿真運行與優化思路，為二級醫院進行醫技科室的服務流程與資源配置優化提供了依據。

8 研究結論與展望

8.1 研究結論

　　本研究基於服務接觸理論，以 S-O-R 理論和線索利用理論為分析框架，系統解析門診服務接觸質量對醫患關係質量的驅動機理。首先，以認知偏差理論、選擇性知覺理論、服務差距理論和顧客期望理論為基礎，整合醫患雙重視角，探究醫患關係質量影響因素，確認門診服務接觸質量是影響醫患關係質量的重要因素，以及醫患雙方對過程質量（即服務接觸質量）和結果質量的認知差異。其次，以服務接觸理論為基礎，根據中國醫療服務特徵，構建包含有形環境接觸、醫務人員接觸和服務系統接觸三個維度的門診服務接觸質量測量量表。再次，以 Kano 模型為理論基礎，基於上述量表，運用調節迴歸方法，識別出門診服務接觸質量要素中對醫患關係質量中患者滿意維度貢獻最大的魅力質量要素、與患者滿意呈線性關係的一元質量要素以及不可或缺的必備質量要素，為提升醫患關係質量、優化資源配置提供依據。然後，以 S-O-R 理論和線索理論為基礎，探究服務接觸質量各維度對醫患關係質量及再就醫意願的作用路徑和驅動機理，分析患者健康狀態、感知醫療費用及轉移障礙在其中發揮的調節作用。最後，引入離散事件系統仿真和優化決策理論，運用 Arena 軟件和窮舉法，從服務流程與資源配置優化的視角提升醫患關係質量，並提出具體

的優化策略。

本研究的主要結論如下：

（1）醫患雙方對醫患關係質量驅動因素認知存在差異，服務接觸質量是影響醫患關係的關鍵要素

研究結果顯示，雖然醫患雙方在過程質量、結果和醫療費用的影響強度認知方面存在差異，即患者對過程質量的重視程度高於醫院方面，並且醫院對結果質量和醫療費用的重視程度高於患者方面，但是，從研究分析結果看，無論從患者視角看，還是醫院視角看，過程質量都是影響醫患關係質量的關鍵要素，這表明服務接觸質量作為過程質量，對醫患關係質量具有重要影響。

（2）開發了包含有形環境接觸、醫務人員接觸和服務系統接觸三個維度的本土化的門診服務接觸質量測量量表

基於服務接觸理論，我們運用文獻研究法、關鍵事件法、專家法，根據中國醫療服務特徵，開發了包含有形服務接觸、醫務人員接觸、服務系統接觸三個維度16個題項的本土化的門診服務接觸質量測量量表，通過統計檢驗，表明該量表具有良好的信度和效度，為識別門診服務接觸質量中的魅力質量要素、一元質量要素和必備質量要素，驗證門診服務接觸質量對醫患關係質量的驅動機理奠定了基礎。

（3）識別了門診服務接觸質量中的魅力質量要素、一元質量要素和必備質量要素

本研究基於 Kano 模型理論，運用調節迴歸方法，識別出有形環境接觸中的「醫院乾淨、整潔」指標、醫務人員接觸中的「醫務人員專業知識豐富」指標以及服務系統接觸質量因子中「我提出的問題或投訴能得到及時回應、積極解決」指標屬於魅力質量要素，即該類要素充分時，促使患者滿意，當其充分時患者既不會不滿意也不會滿意；人員接觸質量因子中的「醫務人員在檢查、診療時操作熟練」指標屬於必備質量要素，即該類要素充分時不會引起患者滿意，但當其不充分時，卻引起患者不滿；有形環境接觸質量中的「醫療設備先進」「指示標示清晰」「就診環境舒適」，醫務人員接觸質量中的「醫務人員尊重我、為我考慮」「醫務人員清晰解

釋病情」「醫生在診療過程中認真、仔細」「病歷書寫清晰、規範」「醫生推薦合理的治療方案」「醫務人員詳細說明用藥方法與注意事項」，以及服務系統接觸質量中的「掛號、就診、繳費、取藥等方便快捷」「能及時過的各項化驗、檢驗結果」「詢問醫務人員時能得到及時、詳細解答」為一元服務接觸質量要素。

（4）門診服務接觸質量三個維度對醫患關係質量均具有顯著正向影響，而對患者再就醫意願具有間接影響

基於 S-O-R 理論、線索理論，我們構建了門診服務接觸質量對醫患關係質量及患者再就醫意願的作用機理模型，採用問卷調查法，運用結構方程分析對概念模型進行檢驗。研究結果表明：

①有形環境接觸對醫患關係質量中的患者滿意因子具有顯著正向影響，而對醫患關係質量中的患者信任因子無直接影響，但會通過患者滿意對患者信任產生間接影響；醫務人員接觸對醫患關係質量具有顯著正向影響，且對患者信任因子的影響強度略高於患者滿意因子；服務系統接觸對醫患關係質量中的滿意因子具有顯著直接正向影響，而對醫患關係質量中的信任因子無直接影響，但會通過患者滿意對其產生作用。

②模型路徑系數顯示，醫務人員接觸維度對醫患關係質量的影響強度最大，其次是服務系統接觸，有形環境接觸維度對醫患關係質量的影響強度最低。

③門診服務接觸質量各維度對患者再就醫意願不存在直接影響，但會通過醫患關係質量對其產生間接影響，醫患關係質量在其中發揮仲介作用。

④患者健康狀態和感知醫療費用在門診服務接觸各維度對醫患關係質量影響中發揮調節作用：健康狀態為嚴重的患者更加關注服務效率和醫務人員的能力和素質；感知醫療費用越高的患者對醫務人員的期望越高，而感知醫療費用低的患者更加關注有形環境和服務系統接觸。

⑤轉移障礙在醫患關係質量對患者再就醫意願影響過程中未發揮調節作用，假設未得到驗證，其原因可能是醫療服務關乎身體健康與生命安全，患者在選擇就診醫院時，已經選擇了醫患關係質量高的醫院就診。

(5) 調整住院患者檢查時間、調度系統資源配置是優化醫患關係質量的重要路徑

本研究以超聲科為研究對象，基於離散事件系統仿真思想和優化決策理論，通過現場調查法、訪談法收集數據，建立了超聲科患者就診仿真模型，運用 Arena 軟件對模型進行分時段仿真，並通過觀測各環節的平均等待時間和排隊人數，識別影響服務流程運行效率的瓶頸。通過將住院部進行超聲檢查的患者統一安排至下午，並增加下午 2 點至 6 點時段 B 超檢查和彩超檢查的資源配置，提升服務系統接觸質量。運用窮舉法將備選的新方案分別進行仿真，進行效果比對得出：下午時段增加 B 超檢查和彩超檢查醫生各一名，即可降低 B 超檢查和彩超檢查處的患者平均等候時間，從而提升服務系統接觸質量。

8.2 研究啟示

8.2.1 理論貢獻

第一，整合了醫患雙重視角分析醫患關係質量驅動因素，彌補了從單一視角分析的局限性。已有研究主要從患者單維視角分析醫患關係質量驅動因素，僅有少數研究關注了醫患雙視角，尚不能有效揭示醫患雙方在該問題認知上的差異。本研究以認知偏差理論、選擇性知覺理論、服務差距理論及顧客期望理論為依據，整合醫患雙重視角系統，分析了醫患關係質量驅動因素，識別出醫患雙方各自最為關注的因素均為服務質量要素，但其對過程質量，即服務接觸質量的重視程度存在差異。該研究結論為進一步探究門診服務接觸質量對醫患關係質量作用機理提供依據。

第二，構建了門診服務接觸質量本土化測量量表，豐富了該領域研究成果。已有研究主要從服務屬性視角對服務質量進行研究，而從服務接觸視角對服務接觸質量測量量表的開發研究較少，雖然印度學者對此進行了

研究，但由於印度醫療市場和中國醫療市場的差異性，尚不能直接引用。本研究以服務接觸理論為理論基礎，運用文獻研究法、關鍵事件法、專家法，遵循量表開發的程序，設計出適合中國門診服務特徵的門診服務接觸質量測量量表，豐富了該領域的研究成果。

第三，識別了門診服務接觸質量中的魅力質量要素，開闢了從服務質量管理視角進行醫患關係質量優化的新路徑。本研究以 Kano 模型為理論基礎，運用調節迴歸方法，識別出門診服務接觸質量中的魅力質量要素、一元質量要素和必備質量要素，彌補了已有研究僅從線性關係視角出發通過分析服務質量要素與患者滿意之間的線性迴歸係數，以確定各質量要素重要程度的局限性，開闢了醫患關係質量提升路徑的新視角。

第四，構建了門診服務接觸質量對醫患關係質量驅動機理模型，檢驗了 S-O-R 理論在醫療服務領域的適用性。已有研究主要集中於探究服務質量對醫患關係質量患者滿意或患者信任維度的影響，而未將兩者整合起來進行系統研究。另外，除了關注人口統計變量在其中發揮的調節作用，未對其他變量進行深入分析。本研究在前人研究成果的基礎上，引入 S-O-R 理論和線索利用理論，構建門診服務接觸質量對醫患關係質量驅動機理模型，驗證了門診服務接觸質量各維度對醫患關係質量的顯著正向影響，剖析了患者健康狀態及感知醫療費用在其中扮演的調節角色，揭示了醫患關係質量在門診服務接觸質量各維度對患者再就醫意願影響過程中發揮完全仲介作用。這一研究是對已有研究的深化，同時拓展了該領域的研究框架。

第五，引入優化決策理論，拓展了醫患關係質量優化研究視角。本研究引入離散事件系統仿真技術，以服務流程優化為研究視角，以超聲科為研究對象，運用 Arena 軟件，對超聲科現實系統進行仿真，探尋服務流程中的瓶頸，通過重新調度門診患者和住院患者的檢查時間，優化下午時間的資源配置，縮短患者平均等待時間和排隊長度，以提升服務營運效率，從而優化醫患關係質量。本研究突破了以往研究從定性視角提升醫患關係質量的局限性，將仿真技術與質量管理進行了有機融合。

8.2.2 管理啟示

8.2.2.1 再造服務流程，提升服務質量

（1）借力管理技術，再造門診服務流程

門診服務流程是否順暢是「看病難」的關鍵影響因素，現有門診服務流程煩冗增加了患者的就醫時間成本和精力成本。因此，借助先進管理技術，再造服務流程成為各大醫院的重要課題。醫院可採取的管理技術包括信息技術、仿真技術和精益管理方法。信息技術的採用是再造服務流程、建立智慧醫院的基礎，一些公立醫院雖然採用了信息技術，但各個流程節點之間尚未疏通，導致信息孤島的出現。流程節點的打通，可使醫生通過電腦設備及時收到患者的檢查檢驗結果，從而節約患者等待時間。目前，一些三甲醫院，已經實現了信息的及時傳輸。

信息技術的採用亦為醫院進行流程仿真，識別擁堵提供了數據基礎。仿真工具中具有代表性的是 Arena 軟件。流程仿真的步驟如下：第一步，進行問題分析；第二步，明確研究目標，其目標主要是優化資源利用率，減少實體等待時間；第三步，根據研究目標，收集一定研究週期內的實體數據、系統流程數據和資源數據，並對數據的分佈形式進行分析處理，在此基礎上建立數學模型。第四步，系統仿真模型建立，主要是將前面建立的數學模型移至仿真軟件中。第五步，系統運行與結果分析。第六步，發現擁堵環節和資源耗費環節。第七步，提出解決方案。

精益管理（Lean Management）源於日本豐田汽車的豐田生產體系（Toyota Production System），其可以通過提高客戶滿意度、降低成本、提高質量、加快流程速度和改善資本投入，幫助企業實現價值最大化。在醫院實際運用精益管理進行服務流程再造的過程中，可用的工具包括價值流分析、FEMA 分析、品管圈、5S 等。

（2）移動互聯合作，建立智慧醫院

隨著 4G 時代的臨近、智能終端的普及、手機傳感技術的升級，移動醫療正逐漸走入人們的視野，改變了過去人們只能前往醫院「看病」的傳統生活方式，將大眾引導入至更為先進、輕鬆和快捷的就診模式中，移動

化的醫療系統可以讓醫院以最低成本進一步提升醫療服務質量，優化管理流程，正逐漸成為整合移動通信產業和醫療信息行業的熱點。移動醫療或成醫療行業的發展趨勢，吸引了眾多電商大舉介入移動醫療領域進行佈局，比如支付寶的「未來醫院」計劃，騰訊的「智慧醫院」。支付寶稱，「未來醫院」計劃將改變中國大部分公立醫院擁擠不堪的現狀，幫助醫院提高運轉效率，優化醫療資源的配置，落實這一計劃的載體則是支付寶錢包的「服務窗」。醫院可以調用支付寶錢包的開放接口，入駐服務窗平臺。醫院入駐支付寶錢包的「服務窗」之後，用戶就可以通過支付寶錢包完成掛號、遠程候診、診間繳費、取報告單、診後互動等多個就醫環節，而不需要多次排隊等待，從而大幅節省就醫時間。

（3）繳費制度創新，縮短等候時間

目前，中國大部分醫院都採用掛號—看診—繳費的就診流程。因此，掛號環節的擁堵成為眾多大型醫院的通病。北京清華長庚醫院，採取了先看診後繳費掛號的措施，患者預約就診後，可直接到診間候診，就診結束後，再到櫃臺繳掛號費，該方式省去了患者排隊掛號的煩惱。為了避免出現逃費現象，醫院要求首次就診的門診病人，必須提供翔實的建檔信息，包括姓名、證件號等，整個看診過程採取實名制，並要求患者在辦理住院手續、重大檢查以及手術前進行繳費，並在住院時及時催繳。

8.2.2.2 優化就醫環境，提升就醫體驗

（1）優化門診佈局，方便患者就醫

門診的佈局和安排直接決定了患者就診的方便性和快捷程度。因此門診在進行科室佈局時需要遵循建築適宜性、學科關聯性、分佈平衡性和流程簡潔性等原則。建築適宜性是指門診的樓面建築一般應呈現出一種「廳廊結合的單元式」的佈局。從候診「廳」到各科室以及各診區之間通過「廊」來聯繫。各診室的外部由「廊」包圍，形成相對獨立區域元。「廳廊結合」構成互不干擾的交通流線通道和開放寬敞的候診區。學科關聯性是指業務聯繫緊密和協作性強的科室應保持空間近距離，以減少患者的無效走動。分佈平衡性是指樓面空間面積的利用應該盡可能地均衡，科室占用的面積應該與其門診量成正比，減少資源的閒置和浪費。流程簡潔性是

指就診流線的安排應符合病人醫療流程的需要。盡量設置供各種流線使用的簡潔清晰的通道，避免混用與交叉。

（2）規範導醫標示，強化就醫引導

導醫標示設置科學、清晰，能令患者快速找到目的地路線，並產生愉悅感。因此，在設計標示時需要考慮色彩、患者需求、醫院文化表達。合理的色彩可給人帶來物理、生理和心理上的積極效應。在選擇色彩搭配時應盡量使醫院不同功能區的特徵和顏色的特徵相一致；比如綠色從心理上給以平靜、生情、健康的鬆弛和富有青春活力的效應；藍色則象徵著活力、精神飽滿、富有刺激和興奮性，可給人以愉悅等；另外，同一種色彩對不同人也將產生不同的心理效應。因此在色彩選擇上還應根據不同人群選擇合適的色彩。如老年病人應採用柔和淺橙色和淺咖啡色做基調，勿用大紅、大綠以避免強烈刺激。外傷病人宜選用淺藍或淺綠色，以利於病人心情平靜。兒童門診和病房宜選用鮮豔明快的色調，比如橙色、黃色等色彩。

不同人群有著不同文化程度和不同的心理、生理需要，因此在標示設計上必須考慮不同類別的患者的個性化需求。比如若醫院可能接診外籍病人，則應在各種標示牌上註明英文；在少數民族地區的醫院標示中還應加上少數民族的文字；以成都363醫院為例，其患者中很大部分是來自阿壩的藏族同胞，則其標示上還應加上藏文；另外針對患者文化程度的差異，在設計標牌造型時既要有文字名稱，又要形象直觀的圖形圖示等。醫院作為特殊的服務機構，不僅要為患者提供功能上的需求，還應該為患者提供心理上的需求，緩解患者就醫的緊張情緒，因此在標示系統設計上還應強化醫院的文化氛圍。如在門診樓、病房大樓走廊和牆壁位置，可適度掛貼一些山水、花草、人物、建築等裝飾畫，體現醫療環境的自然美、生態美、心理美和社會美。

（3）完善服務設施，提供附加服務

醫院除了保障醫療質量，還需要不斷完善服務設施，讓患者能在候診時得到有效的休息。目前，一些大型醫院配備了電視、WIFI、健康教育等娛樂設備和附加服務，降低了患者對等待時間的感知。有條件的基層醫

院，應從人性化的角度不斷完善服務設施，提供附加服務，讓患者的等待過程不再枯燥。

8.2.2.3 改善醫患互動，提升患者滿意度

在醫院運行過程中，「人」是執行質量標準的主體，醫務人員的價值觀、職業素養、專業會影響服務質量標準的貫徹與實施，進而影響醫患關係質量。基於此，醫院應做好以下幾個方面的工作：

（1）加強內部行銷，提升醫務人員職業素養

加強內部行銷的核心是培養醫務人員的服務意識，提升醫務人員職業素養。打造以患者為中心的醫院文化，進行醫務人員職業素養培訓，轉變醫務人員思維模式，樹立市場導向的服務理念，外化為醫務人員的實際行動。對醫生進行有效激勵，如將患者滿意度測量結果與醫務人員的績效與晉升掛鉤，通過激勵制度激發醫務人員的工作熱情及潛能，外化為專業服務行為。

（2）關注溝通能力培訓，提高醫務人員溝通能力

醫務人員在學校學習以及工作培養過程中，較少關注溝通技巧的學習。因此，醫院在管理運行中，要加強對醫務人員溝通能力的培訓，採取理論和現場演練相結合的模式，不斷提升其溝通能力。

（3）建立多元溝通渠道，加強醫患互動

醫院可建立面對面、電話、官方微博、微信等多元溝通渠道，及時獲得患者的反饋，發現不足，以便及時有針對性地改進。醫院也可通過醫院宣傳片、醫院宣傳欄、微博、微信等多種渠道宣傳醫院的價值理念、醫療技術、人文關懷，讓患者能深度瞭解醫院，降低醫患之間因信息不對稱產生的誤解。

8.3 研究局限與研究展望

8.3.1 研究局限

本研究聚焦於探究醫患關係質量的驅動因素及優化策略。首先，整合醫患雙重視角分析了醫患關係質量驅動因素，識別出門診服務接觸質量是影響醫患關係質量的關鍵要素，並嚴格遵守量表開發的程序和步驟，開發了本土化的門診服務接觸質量測量量表，在此基礎上，運用問卷調查法和調節迴歸方法，識別出了門診服務接觸質量中的魅力要素質量、一元質量要素和必備質量要素。其次，依據 S-O-R 理論框架和線索利用理論，構建了門診服務接觸質量對醫患關係質量驅動機理模型，並運用結構方程分析方法和迴歸分析方法，對模型進行了檢驗，關鍵的研究假設均得到支持。最後，引入離散事件系統仿真技術和優化決策理論，對超聲科服務流程與資源配置進行了優化。本研究具有一定的理論意義和實踐價值，但由於研究資源和研究能力的限制，本研究依然存在一定的局限性，有待於在未來研究中加以完善。

首先，從研究的實際操作策略來看，由於研究資源、研究時間的限制，以及數據收集方面的困難，本研究採用的樣本主要來自四川省的醫院。雖然樣本數量在總量上滿足了統計分析的要求，但從樣本來源來看，其多樣性不足，可能導致研究結論的普適性不夠，使得應用的擴展範圍受到限制。

其次，從研究變量來看，醫患雙重視角的醫患關係質量驅動因素研究結論顯示，服務接觸質量對醫患關係質量的影響最大。因此，本研究重點探討了門診服務接觸質量對醫患關係質量的驅動機理，尚未將結果質量納入其中進行系統分析以再次檢驗服務接觸質量和結果質量對醫患關係質量影響強度的差異。

再次，從研究對象看，本研究主要以門診服務為研究對象，構建門診服務接觸質量測量量表，識別門診服務接觸質量中的魅力質量要素、一元質量要素和必備質量要素，探討門診服務接觸質量各維度對醫患關係質量的影響路徑，探析患者健康狀態、感知醫療費用、轉移障礙在其中發揮的調節作用。而對於住院服務來講，其服務接觸質量應如何測量、住院服務接觸要素中的魅力質量要素是什麼尚未探究，本研究構建的作用機理模型能否得到驗證，還需要進一步驗證。

最後，從優化策略來看，本研究以二級醫院的超聲科為研究對象，從服務流程優化視角，探究醫患關係質量優化策略。雖然研究範式對其他醫院開展此類研究提供了操作依據，但由於二級醫院的現實條件和資源儲備與其他級別醫院的差異性，對其他級別醫院是否適用，還需要進一步檢驗，並根據實際情況調試。

8.3.2 未來研究方向

根據本研究目前的局限，未來可以在以下方面繼續進行深化和優化研究：

第一，擴大研究樣本，從全國範圍內隨機抽取樣本醫院，且綜合考慮各級醫院的分佈比率和公立/民營醫院的比例，使研究結論更具有普適性。

第二，將服務結果質量作為自變量納入模型，分析服務接觸質量和服務結果質量對醫患關係質量的作用機理，比較兩者之間的影響強度差異。

第三，擴展研究對象，針對住院服務，開發本土化的服務接觸質量測量量表，將服務接觸質量對醫患關係質量作用機理模型置入住院服務情境，進一步驗證模型的有效性。

第四，根據門診服務全流程，分別選擇不同級別的典型性醫院作為案例研究對象，綜合運用離散事件仿真理論、資源優化理論、流程再造理論，對服務系統接觸進行優化，以擴展研究結論的適用性。

參考文獻

[1] BATESON J E G. Perceived control and the service encounter [M]. MA: Lexington Book Lexington, 1985.

[2] Coleman J S. Foundations of social theory [M]. Cambridge: Harvard University Press, 1994.

[3] ENGEL J F, BLAEKWELL R D, MINIARD P W. Consumer Behavior [M]. New York: The Drvdden, 1995: 365-370.

[4] FISHBEIN M, AJZEN I. Belief, attitude, intention and behavior: an introduction of theory and research [M]. MA: Addison-Wesley, 1975: 25-59.

[5] GRöNROOS C. Service management and marketing [M]. Lexington, MA,: Lexington Books, 1990.

[6] Grove S J, FISK R P. The dramaturgy of services exchange: An analytical' framework for services marketing. Emerging perspectives on services marketing [M]. Chicago: AMA, 1983.

[7] Hunt S D. Marketing theory: The philosophy of marketing science [M]. Homewood: RD Irwin, 1983.

[8] KRIPPENDORFF K. Content Analysis: An Introduction to Its Methodology [M]. Newbury Park, CA: Sage, 1980.

[9] LEHTINEN U, LEHTINEN J R. Service quality: a study of quality dimensions [J]. Service Management Institute, 1982.

[10] MEHRABIAN A, RUSSELL J A. An Approach to Environmental Psy-

chology [M]. Cambridge: MIT Press, 1974.

[11] NUNNALLY J C, BERSTEIN I. Psychometric theory [M]. New York: McGraw-Hall, 1994.

[12] NUNNALLY J C. Psychometric Theory [M]. New York: McGraw-Hill, 1978.

[13] SHOSTACK G L. Planning the Service Encounter [M]. Lexington MA: Lexigton Books, 1985: 243-254.

[14] WARE J E. Development and validation of scales to measure patient satisfaction with health care services [M]. Carbondale: Southern lllinois University, 1976.

[15] AJZEN I, DRIVER B L. Prediction of leisure participation from behavioral, normative, and control beliefs: An application of the theory of planned behavior [J]. Leisure Sciences, 1991, 13 (3): 185-204.

[16] ANDERSON J C, GERBING D W. Structural equation modeling in practice: A review and recommended two-step approach [J]. Psychological bulletin, 1988, 103 (3): 411-423.

[17] ANDERSON J C, NARUS J A. A model of distributor firm and manufacturer firm working partnerships [J]. Journal of Marketing, 1990, 54 (1): 42-58.

[18] ANDERSSON B E, NILSSON S G. Studies in the reliability and validity of the critical incident technique [J]. Journal of Applied Psychology, 1964, 48 (6): 398-403.

[19] ARIO A, TORRE J, RING P S. Relational Quality: Managing Trust in Corporate Alliances [J]. California Management Review, 2001, 44 (1): 109-131.

[20] BABAKUS E, MANGOLD W G. Adapting the SERVQUAL scale to hospital services: an empirical investigation [J]. Health services research, 1992, 26 (6): 767-786.

[21] BAKER D A, CROMPTON J L. Quality, satisfaction and behavioral

intentions [J]. Annals of tourism research. 2000, 27 (3): 785-804.

[22] BELK R W. Situational variables and consumer behavior [J]. Journal of Consumer research, 1975: 157-164.

[23] BENDALL-LYON D, POWERS T L. The impact of structure and process attributes on satisfaction and behavioral intentions [J]. Journal of Services Marketing, 2004, 18 (2): 114-121.

[24] BENDAPUDI N, BERRY L L. Customers' motivations for maintaining relationships with service providers [J]. Journal of retailing, 1997, 73 (1): 15-37.

[25] BENNETT R J, ROBINSON S L. Development of a measure of workplace deviance [J]. Journal of Applied Psychology, 2000, 85 (3): 349.

[26] BENTLER P M, CHOU C P. Practical issues in structural modeling [J]. Sociological Methods & Research, 1987, 16 (1): 78-117.

[27] BERELSON B. Content analysis in communication research [J]. American Sociological Review, 1952, 17 (4): 515-516.

[28] BERGER C, BLAUTH R, BOGER D, et al. Kano's methods for understanding customer-defined quality [J]. Center for Quality Management Journal, 1993, 2 (4): 3-36.

[29] BINDMAN A B, GRUMBACH K, KEANE D, et al. Consequences of queuing for care at a public hospital emergency department [J]. the journal of the American Medical Association, 1991, 266 (8): 1091-1096.

[30] BITNER M J, BERNARD H B, TETREAUL T M S. The service encounter: diagnosing favorable and unfavorable incidents [J]. Journal of Marketing, 1990, 54 (1): 71-84.

[31] BITNER M J. Evaluating service encounters: the effects of physical surroundings and employee responses [J]. The Journal of Marketing, 1990: 69-82.

[32] BLOOM B S, FENDRICK A M. Waiting for care: queuing and resource allocation [J]. Medical Care, 1987, 25 (2): 131-139.

[33] BOLLEN K A. A new incremental fit index for general structural e-

quation models [J]. Sociological Methods & Research, 1989, 17 (3): 303-316.

[34] BOOMSMA A. The robustness of LISREL against small sample sizes in factor analysis models [J]. Systems under indirect observation: Causality, structure, prediction, 1982 (1): 149-173.

[35] BRADY M K, CRONIN JR J J. Some new thoughts on conceptualizing perceived service quality: a hierarchical approach [J]. The Journal of Marketing, 2001: 34-49.

[36] BRADY M K. ROBERTSON C J. et al. Managing behavioral intentions in diverse cultural environments: an investigation of service quality, service value, and satisfaction for American and Ecuadorian fast-food customers [J]. Journal of International Management, 2001, 7 (2): 129-149.

[37] BURKE-MILLER J K, COOK J A, COHEN M H, et al. Longitudinal relationships between use of highly active antiretroviral therapy and satisfaction with care among women living with HIV/AIDS [J]. Journal Information, 2006, 96 (6): 1044-1051.

[38] CARDOZO R N. An experimental study of customer effort, expectation, and satisfaction [J]. Journal of marketing research, 1965: 244-249.

[39] CARTER M W, LAPIERRE S D. Scheduling emergency room physicians [J]. Health Care Management Science, 2001, 4 (4): 347-360.

[40] CARUANA A, FENECH N. The effect of perceived value and overall satisfaction on loyalty: A study among dental patients [J]. Journal of Medical Marketing: Device, Diagnostic and Pharmaceutical Marketing, 2005, 5 (3): 245-255.

[41] CARUANA A. Service loyalty: the effects of service quality and the mediating role of customer satisfaction [J]. European journal of marketing, 2002, 36 (7/8): 811-828.

[42] CHAN B J, BARBOSA J, MOINUL P, et al. Patient Satisfaction with Wait Times at an Emergency Ophthalmology On-Call Service [J]. Canadi-

an Journal of Ophthalmology, 2017.

［43］CHANG H S. Increasing hotel customer value through service quality cues inTaiwan［J］. The Service Industries Journal, 2008, 28（1）: 73-84.

［44］Cheng B M W, Lee J H M, Wu J C K. A nurse rostering system using constraint programming and redundant modeling［J］. Information Technology in Biomedicine, IEEE Transactions on, 1997, 1（1）: 44-54.

［45］GRöNROOS C. Service Management and Marketing: A Customer Relationship Management Approach［J］. Service management and marketing: a customer relationship management approach, 2012.

［46］CHURCHILL G A. A paradigm for developing better measures of marketing constructs［J］. Journal of marketing Research, 1979, 16（2）: 64-73.

［47］CHURCHILL JR G A, SURPRENANT C. An investigation into the determinants of customer satisfaction［J］. Journal of marketing research, 1982, 19（1）: 491-504.

［48］COMREY A L. Common Methodological Problems in Factor Analytic Studies［J］. Journal of Consulting and Clinical Psychology, 1978, 46（4）: 48-59.

［49］COX, DONALD F. The Measurement of Information Value: A Study in Consumer Decision Making. In Proceedings, Winter Conference. Chicago: American Marketing Association, 1962: 413-421.

［50］CRONIN J J. BRADY M K. HURT G M. Assessing the effects of quality, value, and customer satisfaction on consumer behavioral intentions in service environments［J］. Journal of retailing, 2000, 76（2）: 193-218.

［51］CROSBY L A, EVANS K R, COWLES D. Relationship quality in services selling: An interpersonal influence perspective［J］. Journal of Marketing, 1990, 54（3）: 68-81.

［52］CUNNINGHAM P J. High medical cost burdens, patient trust, and perceived quality of care［J］. Journal of general internal medicine, 2009

(24): 415-420.

[53] DANSKY K H, BRANNON D. Discriminant analysis: a technique for adding value to patient satisfaction surveys [J]. Hospital & health services administration, 1995, 41 (4): 503-513.

[54] DAVIS K M, KOCH K E, HARVEY J K, et al. Effects of hospitalists on cost, outcomes, and patient satisfaction in a rural health system [J]. The American journal of medicine, 2000, 108 (8): 621-626.

[55] DERLET R W, RICHARDS J R, KRAVITZ R L. Frequent overcrowding in US emergency departments [J]. Academic Emergency Medicine, 2001, 8 (2): 151-155.

[56] DEUTSCH M. Trust and suspicion [J]. The Journal of conflict resolution, 1958, 2 (4): 265-279.

[57] DICK A S, BASU K. Customer loyalty: toward an integrated conceptual framework [J]. Journal of the academy of marketing science, 1994, 22 (2): 99-113.

[58] DUBE L, BELANGER M C, TRUDEAU E. The role of emotions in health care satisfaction. Positive feelings have the expected effect, but negative ones do not always result in dissatisfaction [J]. Journal of Health Care Marketing, 1996, 16 (2): 45-51.

[59] DUBé L, MENON K. Multiple roles of consumption emotions in post-purchase satisfaction with extended service transactions [J]. International Journal of Service Industry Management, 2000, 11 (3): 287-304.

[60] EDVARDSSON B. Service breakdowns: a study of critical incidents in an airline [J]. International Journal of Service Industry Management, 1992, 3 (4): 17-29.

[61] EISENBERG B. Customer service in health care: a new era [J]. Hospital & health services administration, 1996, 42 (1): 17-31.

[62] EROGLU S, MACHLEIT K, DAVIS L. Atmospheric Qualities of Online Retailing, a Conceptual Model and Implications [J]. Journal of Business Re-

search, 2001, 54 (2): 177-184.

［63］EROGLU S, MACHLEIT K, DAVIS L. Empirical Testing of a Model of Online Store Atmospherics and Shopper Responses［J］. Psychology& Marketing, 2003, 20 (2): 139-150.

［64］FORD R C, BACH S A, FOTTLER M D. Methods of measuring patient satisfaction in health care organizations［J］. Health care management review, 1997, 22 (2): 74-89.

［65］FORNELL C, LARCKER D F. Evaluating structural equation models with unobservable variables and measurement error［J］. Journal of marketing research, 1981: 39-50.

［66］FORNELL C. A national customer satisfaction barometer: the Swedish experience［J］. The Journal of Marketing, 1992: 6-21.

［67］GEIGENMüLLER A, GRESCHUCHNA L. How to Establish Trustworthiness in Initial Service Encounters［J］. The Journal of Marketing Theory and Practice, 2011, 19 (4): 391-406.

［68］GERY R, RUSSEL B H. Data Management and Analysis Methods［J］. Handbook of Qualitative Research, 2000, 32 (3): 125-139.

［69］GILBERT A, CHURCHILL J. CAROL S An Investigation into the Determinants of Customer Satisfaction［J］. Journal of Marketing Research, 1982, 19 (4): 491-504.

［70］GONZáLEZ C J, GONZáLEZ M, RíOS N M. Improving the quality of service in an emergency room using simulation-animation and total quality management［J］. Computers & industrial engineering, 1997, 33 (1): 97-100.

［71］GREMLER D D. The effect of satisfaction, switching costs, and interpersonal bonds on service loyalty［D］. Phoenix: Arizona State University, 1995.

［72］GRöNROOS C. An applied service marketing theory［J］. European Journal of Marketing, 1982, 16 (7): 30-41.

［73］GUMMESSON E. The new marketing-developing long-term interactive relationships [J]. Long range planning, 1987, 20 (4): 10-20.

[74] HAIR J F, BLACK W C, BABIN B J, et al. Multivariate data analysis [M]. Beijing: China Machine Press, 2011.

[75] HALL M A. The importance of trust for ethics, law, and public policy [J]. Cambridge Quarterly of Healthcare Ethics, 2005, 14 (2): 156-167.

[76] HANSEMARK O C, ALBINSSON M. Customer satisfaction and retention: the experiences of individual employees [J]. Managing Service Quality, 2004, 14 (1): 40-57.

[77] HENNIG - THURAU T, KLEE A. The impact of customer satisfaction and relationship quality on customer retention: A critical reassessment and model development [J]. Psychology & Marketing, 1997, 14 (8): 737-764.

[78] HERRMANN A, HUBER F, BRAUNSTEIN C. Market-driven product and service design: Bridging the gap between customer needs, quality management, and customer satisfaction [J]. International Journal of Production Economics, 2000, 66 (1): 77-96.

[79] HIIDEAHOVI H, LAIPPALA P, NOJONEN K. Development of a Patient-Orientated Instrument to Measure Service Quality in Outpatient Departments [J]. Journal of Advanced Nursing, 2001, 34 (4): 696-705.

[80] HILL C J, MOTES W H. Professional versus generic retail services: new insights [J]. Journal of Services Marketing, 1995, 9 (2): 22-35.

[81] HSIEH Y, HIANGS. A study of the impacts of service quality on relationship quality in search-experience-credence services [J]. Total Quality Management, 2004, 15 (1): 43-58.

[82] HU H H, KANDAMPULLY J, JUWAHEER T D. Relationships and impacts of service quality, perceived value, customer satisfaction, and image: an empirical study [J]. The Service Industries Journal, 2009, 29 (2): 111-125.

[83] HU L, BENTLER P M. Cutoff criteria for fit indexes in covariance structure analysis: Conventional criteria versus new alternatives [J]. Structural Equation Modeling: A Multidisciplinary Journal, 1999, 6 (1): 1-55.

［84］ HUNTLEY J K. Conceptualization and measurement of relationship quality：linking relationship quality to actual sales and recommendation intention ［J］. Industrial Marketing Management，2006，35（6）：703-714.

［85］ JACOBY J. Stimulus-Organism-Response Reconsidered：An Evolutionary Step in Modeling（Consumer）Behavior ［J］. Journal of Consumer Psychology，2002，12（1）：51-57.

［86］ JAUMARD B，SEMET F，VOVOR T. A generalized linear programming model for nurse scheduling ［J］. European journal of operational research，1998，107（1）：1-18.

［87］ DYER J H，CHU W. The Role of Trustworthiness in Reducing Transaction Costs and Improving Performance：Empirical Evidence from the United States，Japan，and Korea ［J］. Organization Science，2003，14（1）：57-68.

［88］ KAHNEMAN D，TVERSKY A. Intuitive prediction：Bias and corrective procedures ［J］. TIMS Studies in management Science，1979（12）：313-327.

［89］ KAISER H F. An index of factorial simplicity ［J］. Psychometrika，1974（39）：31-36.

［90］ KANO N，SERAKU N，TAKAHASHI F，et al. Attractive quality and must-be quality ［J］. The Journal of the Japanese Society for Quality Control，1984，14（2）：39-48.

［91］ KASSARJIAN H H. Content Analysis in Consumer Research ［J］. Journal of Consumer Research，1977，4（1）：8-18.

［92］ KLINE P. An easy guide to factor analysis ［J］. 1993.

［93］ KOICHIRO OTANI，BRIAN WATERMAN，KELLY M. Faulkner，Sarah Boslaugh，W. Claiborne Dunagan. How Patient Reactions to Hospital Care Attributes Affect the Evaluation of Overall Quality of Care，Willingness to Recommend，and Willingness to Return ［J］. Journal of Healthcare Management，2010，55（1）：25-37.

[94] KRAMPF R, UELTSEHY L, D'ALNIEO M. The Contribution of Emotion to Consumer Satisfaction in the Service Setting [J]. Marketing Management Journal, 2003 (13): 3-52.

[95] LAITH ALRUBAIEE, FERAS ALKAA'IDA. The Mediating Effect of Patient Satisfaction in the Patients' Perceptions of Healthcare Quality -Patient Trust Relationship. International Journal of Marketing Studies [J]. 2011, 3 (1): 103-127.

[96] LEE K J. A practical method of predicting client revisit intention in a hospital setting [J]. Health care management review, 2005, 30 (2): 157-167.

[97] LEE SH, KIM HM, CHAE YM. The Modifying Effect of Switching Barriers in Customer Loyalties in Medical Services [J]. Korean J Health Policy Adm, 2007, 17 (3): 68-86

[98] LEGACE R R, DAHLSTROM R, GASSENHEIMER J B. The relevance of Ethical Salesperson Behavior on Relationship Quality: The Pharmaceutical Industry [J]. Journal of Personal Selling and Sales Management, 1991, 11 (4): 39-47.

[99] LEWIS B R, ENTWISTLE T W. Managing the Service Encounter: A Focus on the Employee [J]. International Journal of Service Industry Management, 1990, 1 (3): 41-52.

[100] LILJANDER V, STRANDVIK T. The nature of customer relationships in services [J]. Advances in services marketing and management, 1995, 4 (141): 141-167.

[101] LIN S P, YANG C L, CHAN Y, et al. Refining Kano's 'quality attributes-satisfaction'model: A moderated regression approach [J]. International Journal of Production Economics, 2010, 126 (2): 255-263.

[102] LIYANG TANG. The influences of patient's trust in medical service and attitude towards health policy on patient's overall satisfaction with medical service and sub satisfaction inChina [J]. BMC Public Health, 2011 (11): 472.

[103] LóPEZ-VALCáRCEL B G, PéREZ P B. Evaluation of alternative functional designs in an emergency department by means of simulation [J]. Simulation, 1994, 63 (1): 20-28.

[104] MARTIN C L. Customer-to-customer relationships: Satisfaction with other consumers' public behavior [J]. Journal of Consumer Affairs, 1996, 30 (1): 146-169.

[105] MEKOTH N, BABU G P, DALVI V, et al. Service Encounter Related Process Quality, Patient Satisfaction, and Behavioral Intention [J]. Management, 2012, 6 (4): 333-350.

[106] METERKO M, MOHR D C, YOUNG G J. Teamwork culture and patient satisfaction in hospitals [J]. Medical care, 2004, 42 (5): 492-498.

[107] MOHR J J, SPEKMAN R. Characteristics of Partnership Success: Partnership Attributes, Communication Behavior, and Conflict Resolution Techniques [J]. Strategic Management Journal, 1994, 15 (2): 135-152.

[108] MORGAN R M, HUNT S D. The Commitment-Trust Theory of relationship Marketing [J]. Journal of Marketing, 1994, 58 (3): 20-38.

[109] NOONE B M, KIMES S E, MATTILA A S, et al. Perceived service encounter pace and customer satisfaction: An empirical study of restaurant experiences [J]. Journal of Service Management, 2009, 20 (4): 380-403.

[110] NYQUIST J D, BITNER M J, BOOMS B H. Identifying communication difficulties in the service encounter: a critical incident approach [J]. The service encounter, 1985: 195-212.

[111] O'CONNOR S J, TRINH H Q, SHEWCHUK R M. Perceptual gaps in understanding patient expectations for health care service quality [J]. Health Care Management Review, 2000, 25 (2): 7-23.

[112] OLIVER R L. A cognitive model of the antecedents and consequences of satisfaction decisions [J]. Journal of marketing research, 1980: 460-469.

[113] OLORUNNIWO F, HSU M K, UDO G J. Service quality, customer

satisfaction, and behavioral intentions in the service factory [J]. Journal of Services Marketing, 2006, 20 (1): 59-72.

[114] OLSON J C, DOVER P. Effects of expectation creation and disconfirmation on belief elements of cognitive structure [J]. Advances in consumer research, 1976, 3: 168-175.

[115] OLSON J C, JACOBY J. Cue utilisation in the quality perception process. In M. Venkatesan, Proceedings of the Third Annual Conference of the Association for Consumer Research. Chicago: Association for Consumer Research, 1972.

[116] OMMEN O, THUEM S, PFAFF H, et al. The relationship between social support, shared decision-making and patient's trust in doctors: a cross-sectional survey of 2, 197 inpatients using the Cologne Patient Questionnaire [J]. International Journal of Public Health, 2011, 56 (3): 319.

[117] OSTROM A, IACOBUCCI D. Consumer trade-offs and the evaluation of services [J]. The Journal of Marketing, 1995, 5 (1): 17-28.

[118] OTANI K, WATERMAN B, DUNAGAN WC. Patient Satisfaction: How Patient Health Conditions Influence Their Satisfaction [J]. Health care Management, 2012, 57 (4): 276-292.

[119] OTANI K, WATERMAN B, FAULKNER K M, et al. How patient reactions to hospital care attributes affect the evaluation of overall quality of care, willingness to recommend, and willingness to return [J]. Journal of Healthcare Management, 2010, 55 (1): 25-37.

[120] OTANI K, WATERMAN B, FAULKNER K M, et al. Patient satisfaction: focusing on「excellent」[J]. Journal of healthcaremanagement/American College of Healthcare Executives, 2009, 54 (2): 93-103.

[121] PALMER A, BEJOU D. Buyer-Seller Relationships: A Conceptual Model and Empirical Investigation [J]. Journal of Marketing Management, 1994, 10 (6): 495-512.

[122] PARASTIRAMANA, ZEITHAMLV A, BERRYL L. Alternative

Scales for Measuring Service Quality: a Comparative Assessment Based on Psychometric and Diagnostic Criteria [J]. Journal of Retailing, 1994, 70 (3): 201-230.

[123] PARASURAMAN A, ZEITHAML V A, BERRY L L. A conceptual model of service quality and its implications for future research [J]. The Journal of Marketing, 1985: 41-50.

[124] PARASURAMAN A ZEITHAML V A, BENYL L. Servqual: A Multiple-item Scale for Measuring Consumer Perceptions of Service Quality [J]. Journal of Retailing, 1988: 64.

[125] PARENTE D H, PINTO M B, BARBER J C. A pre-post comparison of service operational efficiency and patient satisfaction under open access scheduling [J]. Health care management review, 2005, 30 (3): 220-228.

[126] PARSONS A L. What Determines Buyer-Seller Relationship Quality? An Investigation from the Buyer's Perspective [J]. Journal of Supply Chain Management, 2002, 38 (2): 4-12.

[127] PAUL P J. Construct validity: A review of basic issues and marketing practices [J]. Journal of Marketing Research, 1981 (18): 133-145.

[128] PAULSON K A, SLOTNICK S A. Quality and reputation: The effects of external and internal factors over time [J]. International Journal of Production Economics, 2004, 89 (1): 1-20.

[129] PETE NAUDE. Assessing relationship quality [J]. Industrial Marketing Management, 2000, 29 (4): 351-359.

[130] PETRICK, JAMES F. Development of a multi-dimensional scale for measuring the perceived value of a service [J]. Journal of Leisure Research, 2002, 34 (2): 119-134.

[131] KOTLER P, KELLER K L. Marketing management [M]. Marketing management: Prentice Hall, 1999: 99-99.

[132] PURA M. Linking perceived value and loyalty in location-based mobile services [J]. Managing Service Quality, 2005, 15 (6): 509-538.

[133] REIDENBACH R E, SANDIFER-SMALLWOOD B. Exploring perceptions of hospital operations by a modified SERVQUAL approach [J]. Journal of Health Care Marketing, 1990, 10 (4): 47-55.

[134] ROBERTJ, JANELLEH. Exploring the relationship between perceptions and performance: priorities for action [J]. The Service Industries Journal, 1998, 18 (1): 101-112.

[135] ROBERTS K, VARKI S, BRODIE R. Measuring the quality of relationships in consumer services: an empirical study [J]. European Journal of Marketing, 2003, 37 (1-2): 169-196.

[136] RONAN W W, LATHAM G P. The reliability and validity of the critical incident technique: A closer look [J]. Studies in Personnel Psychology, 1974, 6 (1): 53-64.

[137] RONAN W W, LATHAM G P. The reliability and validity of the critical incident technique: A closer look [J]. Studies in Personnel Psychology, 1974, 6 (1): 53-64.

[138] ROSS C K, STEWARD C A, SINACORE J M. The importance of patient preferences in the measurement of health care satisfaction [J]. Medical care, 1993: 1138-1149.

[139] ROTTER J B. A new scale for the measurement of interpersonal trust [J]. Journal of Personality, 1967 (35): 651-665.

[140] RUBLEE D A. The Quality of Care: How Can It Be Assessed? [J]. JAMA: The Journal of the American Medical Association, 1989, 261 (8): 1151-1152.

[141] RUEKERT R W, CHURCHILL G A. Reliability and validity of alternative measures of channel member satisfaction [J]. Journal of marketing Research, 1984, 21 (2): 226-233.

[142] RUST ROLAND T, RICHARD L OLIVER. Service Quality: insights and Managerial Implications from the Frontier. in Service Quality: New Directions in Theory and Practice, Roland T. Rust and Richard L. Oliver, eds.

Thousand Oaks, CA: Sage Publications, 1994: 1-19.

[143] SABEL C F. Studied trust: building new forms of cooperation in a volatile economy [J]. Human relations, 1993, 46 (9): 1133-1170.

[144] SCHVANEVELDT S J, ENKAWA T, MIYAKAWA M. Consumer evaluation perspectives of service quality: evaluation factors and two-way model of quality [J]. Total Quality Management, 1991, 2 (2): 149-162.

[145] SHAMDASANI P, MUKHERJEE A, MALHOTRA N. Antecedents and consequences of service quality in consumer evaluation of self-service internet technologies [J]. The Service Industries Journal, 2008, 28 (1): 117-138.

[146] SHETH J N, NEWMAN B I, GROSS B L. Why we buy what we buy: a theory of consumption values [J]. Journal of business research, 1991, 22 (2): 159-170.

[147] SHOSTACK G L. Breaking free from product marketing [J]. The Journal of Marketing, 1977: 73-80.

[148] SMITH B. Buyer-Seller Relationships: Bonds, Relationship Management, and Sex-Type [J]. Canadian Journal of Administrative Sciences/Revue Canadienne des Sciences de l'Administration, 1998, 15 (1): 76-92.

[149] SOLOMON M R, SURPRENANT C, CZEPIEL J A, et al. A role theory perspective on dyadic interactions: the service encounters [J]. The Journal of Marketing, 1985: 99-111.

[150] SOWER V, DUFFY J A, KILBOURNE W, et al. The dimensions of service quality for hospitals: development and use of the KQCAH scale [J]. Health Care Management Review, 2001, 26 (2): 47-59.

[151] SOYEON SHIM, MARY ANN EASTLICK, SHERRY L. Lotz, Patricia Warrington. An online prepurchase intentions model: The role of intention to search [J]. Journal of Retailing, 2001 (77): 397-416.

[152] STORBACKA K, STRANDVIK T, GRONROOS C. Managing Customer Relationships for Profit: The Dynamics of Relationship Quality [J]. International Journal of Service Industry Management, 1994, 5 (5): 21-38.

[153] SURPRENANT C F, SOLOMON M R. Rediciability and Personalization in The Service Encounter [J]. Journal of Marketing, 1987 (4): 73-80.

[154] SWEENEY J C. SOUTAR G N. Consumer perceived value: The development of a multiple item scale [J]. Journal of retailing, 2001, 77 (2): 203-220.

[155] TRACY G. HARWOOD, TONY GARRY. An Overview of Content Analysis [J]. The Marketing Review, 2003 (3): 479-498.

[156] TSE D K, WILION P C. Models of Consumer Satisfaction Formation: An Extension [J]. Journal of Marketing Research, 1988 (2): 204-212.

[157] VALOUXIS C, HOUSOS E. Hybrid optimization techniques for the workshift and rest assignment of nursing personnel [J]. Artificial Intelligence in Medicine, 2000, 20 (2): 155-175.

[158] PATRICK H, PILAR Z. Antecedents of customer loyalty in residential energy markets: Service quality, satisfaction, trust and switching costs [J]. Service Industries Journal, 2006, 26 (6): 633-650.

[159] WA KEFIELD K L. The importance of ser vice escapes in leisure service settings [J]. The Journal of Service s Marketing, 1994, 8 (3): 66-76.

[160] WARE J A, STEWART A L. The Measurement and Meaning of Patient Satisfaction [J]. Health and Medical Care Services Review, 1978, 1 (1): 1-15.

[161] WESTBROOK R A, OLIVER R L. The dimensionality of consumption emotion patterns and consumer satisfaction [J]. Journal of consumer research, 1991: 84-91.

[162] WHEATLEY J J, CHIU J S Y, GOLDMAN A. Physical quality, price, and perceptions of product quality: implications for retailers [J]. Journal of Retailing, 1981, 57 (2): 100-116.

[163] WHITE, FRANK M. AND EDWIN A. LOCKE. Perceived Determinants of High and Low Productivity in Three Occupational Groups: A Critical In-

cident Study [J]. Journal of Management Studies, 18 (4): 375-388.

[164] WILLIAMS B. Patient satisfaction: a valid concept? [J]. Social science & medicine, 1994, 38 (4): 509-516.

[165] WILLIAMSON O E. Calculativeness, trust, and economic organization [J]. JL & Econ., 1993 (36): 453.

[166] WONG A, SOHAL A. An examination of the relationship between trust, commitment and relationship quality [J]. International Journal of Retail &Distribution Management, 2002, 30 (1): 34-50.

[167] WOO K S, ENNEW C T. Business to Business Relationship Quality: An IMP Interaction based Conceptualization and Measurement [J]. European Journal of Marketing, 2004, 38 (9-10): 1252-1271.

[168] WOODRUFF R B. Customer value: the next source for competitive advantage [J]. Journal of the academy of marketing science, 1997, 25 (2): 139-153.

[169] YEH J Y, LIN W S. Using simulation technique and genetic algorithm to improve the quality care of a hospital emergency department [J]. Expert Systems with Applications, 2007, 32 (4): 1073-1083.

[170] YING-FENG KUO. IntegratingKano's Model into Web-community Service Quality [J]. Total Quality Management, 2004, 15 (7): 925-939.

[171] ZAICHKOWSKY J L. Measuring the involvement construct [J]. Journal of Consumer research, 1985, 12 (12): 341-352.

[172] ZANDBELT L C, SMETS E M A, OORT F J, et al. Medical specialists' patient-centered communication and patient-reported outcomes [J]. Medical care, 2007, 45 (4): 330-339.

[173] ZEITHAML V A, BERRY L L. The nature and determinants of customer expectations of service [J]. Journal of the academy of Marketing Science, 1993, 21 (1): 1-12.

[174] ZEITHAML V A. Parasuraman A. et al. Problems and strategies in services marketing [J]. The Journal of Marketing, 1985: 33-46.

[175] 克里斯托弗·H. 洛夫洛克, 洛夫洛克, 陸雄文, 等. 服務行銷 [M]. 3版. 北京: 中國人民大學出版社, 2001.

[176] 於晶晶. Herzberg 激勵-保健因素理論的發展. 心理科學, 2002, 25 (5): 633-634.

[177] 馬慶國. 管理統計 [M]. 北京: 科學出版社, 2002.

[178] 馬鑫. 仿真優化中資源配置問題的研究 [D]. 上海: 復旦大學, 2010.

[179] 王偉杰, 錢麗榮, 周贊華. 中國醫患信任的法律制度研究 [J]. 醫學與哲學: 人文社會醫學版, 2009 (6): 43-45.

[180] 王軍. 管理決策中的個體認知偏差研究 [D]. 沈陽: 遼寧大學, 2009.

[181] 王建玲, 劉思峰, 吳作民. 服務接觸理論及其最新研究進展 [J]. 企業經濟, 2008 (1): 84-86.

[182] 王恕, 汪定偉. 醫療服務質量的模糊綜合評判方法 [J]. 東北大學學報: 自然科學版, 2004, 25 (6): 535-538.

[183] 王瀾, 吳群紅, 單凌寒, 等. 醫保制度對醫患關係影響的關鍵維度分析: 基於中國、加拿大比較研究 [J]. 中國醫院管理, 2017, 37 (4): 40-43.

[184] 韋福祥. 服務質量評價與管理 [M]. 北京: 人民郵電出版社, 2005.

[185] 牛宏俐. 基於SERVQUAL的醫療服務質量評價模型研究 [D]. 武漢: 華中科技大學, 2006.

[186] 石景. CIT——測量服務質量的有效工具 [J]. 商業研究, 1999 (11): 106-107.

[187] 白琳. 顧客感知價值、顧客滿意和行為傾向的關係研究述評 [J]. 管理評論, 2009, 21 (1): 87-93.

[188] 朱曉天. 企業間關係質量核心變量的理論與實證分析 [D]. 西安: 西安理工大學, 2008.

[189] 任繼樹. 公立醫院醫療服務質量維度設定與服務質量提高對策

研究[D]. 合肥: 中國科學技術大學, 2006.

[190] 劉人懷, 姚作為. 關係質量研究述評[J]. 外國經濟與管理, 2005, 27 (1): 27-33.

[191] 劉軍. 管理研究方法: 原理與應用[M]. 北京: 中國人民大學出版社, 2008.

[192] 劉迎華. 醫患關係的社會學研究: 中美患者滿意度和信任度的比較[D]. 北京: 中國人民大學, 2009.

[193] 劉懷偉. 商務市場中顧客關係的持續機制研究[D]. 杭州: 浙江大學. 2003.

[194] 劉威. 基於醫療服務質量改進的患者信任研究[D]. 上海: 上海交通大學, 2010.

[195] 劉俊香, 李晶, 王官會. 新醫改背景下醫患信任的主導道德信任與制度信任[J]. 醫學與哲學: 人文社會醫學版, 2011, 32 (11): 30-32.

[196] 劉曉峰.「爭議性商業行為」對供應鏈關係質量及績效的影響研究[D]. 杭州: 浙江大學, 2006.

[197] 劉清峰. 顧客滿意和顧客忠誠中的消費情感因素研究[D]. 天津: 天津大學, 2006.

[198] 許勁. 項目關係質量對項目績效的影響[D]. 重慶: 重慶大學, 2010.

[199] 阮平南, 姜寧. 組織間合作的關係質量評價方法研究[J]. 管理研究, 2009 (4): 197-199.

[200] 克里斯廷·格魯諾斯. 服務管理與行銷: 服務競爭中的顧客管理(中譯本)[M]. 北京: 電子工業出版社, 2008.

[201] 蘇秦, 崔豔武, 張弛. 消費情感對服務質量和顧客滿意感影響的實證研究[J]. 預測, 2008, 27 (3): 29-36.

[202] 蘇強, 姚曉耘, 施京華. 基於MedModel的醫院掛號流程仿真與優化[J]. 工業工程與管理, 2006, 11 (6): 59-63.

[203] 李本富. 醫學倫理學[M]. 北京: 北京醫科大學出版社, 2004: 216.

[204] 李東進, 吳波, 武瑞娟. 中國消費者購買意向模型：對 Fishbein 合理行為模型的修正 [J]. 管理世界, 2009, 1: 121-129.

[205] 李華君. 護患溝通過程中認知偏差的原因分析及對策 [J]. 中國社區醫師, 2012, 14 (34): 408-409.

[206] 李家偉, 景琳, 楊莉, 等. 醫患關係質量對患者不道德就醫行為影響的實證研究 [J]. 中國衛生事業管理, 2012, 29 (6): 422-425.

[207] 楊陽. 中國與新西蘭醫患信任的內在影響因素 [J]. 醫學與哲學: 人文社會醫學版, 2009 (7): 39-41.

[208] 楊雪蓮. 工業品行銷中關係質量對顧客購後行為傾向的影響研究 [D]. 濟南: 山東大學, 2012.

[209] 吳明隆. 結構方程模型--AMOS 的操作與應用 [M]. 重慶: 重慶大學出版社, 2009.

[210] 邱皓政, 林碧芳. 結構方程模型的原理與應用. [M] 北京: 中國輕工業出版社, 2009.

[211] 沈蕾. 醫療服務質量評價方法研究綜述. 消費經濟 [J]. 2006, 22 (3): 55-59.

[212] 張建潔, 李金林, 曹雪麗. 患者就醫滿意度影響因素的實證分析 [J]. 北京理工大學學報 (社會科學版), 2018 (1): 102-109.

[213] 張磊. 基於顧客視角的醫院服務質量評價研究 [D]. 鎮江: 江蘇大學, 2010.

[214] 陳民棟, 陳水易, 盧向南. 對醫療服務質量的探討 [J]. 衛生經濟研究, 2002, (1): 40-41.

[215] 陳旭, 武振業. 新一代可視化交互集成仿真環境 Arena [J]. 計算機應用研究, 2000, (1): 9-12.

[216] 陳瑋, 鮑其遠, 李嘯揚, 等. 患者信任、參與行為對醫患信任度影響研究 [J]. 醫學與哲學, 2017, 38 (17): 21-24.

[217] 陳武朝, 徐慧蘭, 梁英, 等. 住院腫瘤患者對醫生的信任度及其影響因素的調查研究 [J]. 重慶醫學, 2014 (17): 2234-2237.

[218] 陳學濤. 病人忠誠意向模型的理論與實證研究 [D]. 重慶: 第

三軍醫大學, 2009.

[219] 陳俊虎, 梁翠翠, 吳進軍, 等. 基於Kano模型的服務需求研究進展 [J]. 中國衛生事業管理, 2010 (3)：152-154.

[220] 陳燕凌, 穆雲慶, 陳黎明, 等. 綜合醫院醫患關係影響因素的調查與研究 [J]. 重慶醫學, 2012, 41 (3)：277-278.

[221] 範秀成. 服務質量管理：交互過程與交互質量 [J]. 南開管理評論, 1999 (1)：8-12.

[222] 歐陽英林. 過度醫療中的信任與可信任性 [J]. 醫學與哲學：人文社會醫學版, 2012, 33 (2)：24-26.

[223] 羅布特·F. 德維利斯. 量表編製：理論與應用 [M]. 魏勇剛, 席仲恩, 龍長權, 譯. 2版. 重慶：重慶大學出版社, 68-69.

[224] 金立印. 基於關鍵事件法的服務失敗原因及補救戰略效果定性分析 [J]. 管理科學, 2005, 18 (4)：63-70.

[225] 周泓. 仿真使用Arena軟件 [M]. 北京：機械工業出版社, 2010：17-24.

[226] 周綠林, 張婷婷, 王森. 醫療服務質量與患者滿意度關係研究 [J]. 中國衛生事業管理, 2014, 31 (1)：14-17.

[227] 鄭雨明. 決策判斷中認知偏差及其干預策略 [J]. 統計與決策, 2007, 10：48-50.

[228] 孟德昕, 遲沫涵, 岳鳳蓮, 等. 公立醫院醫患互動關係對醫護人員工作投入影響研究 [J]. 中國醫院管理, 2014, 34 (6)：41-43.

[229] 趙璐, 金淳, 於越. 可視化交互仿真軟件Arena的最新進展 [J]. 系統仿真技術, 2006, 2 (3)：176-181.

[230] 胡在新, 汪純孝. 關係質量模型實證研究 [J]. 商業研究, 1998, 11：199.

[231] 修燕, 王軍. 醫患關係現狀及影響因素探析 [J]. 重慶醫學, 2013, 42 (8)：955-956.

[232] 修燕, 王軍. 醫患關係現狀及影響因素探析 [J]. 重慶醫學, 2013, 42 (8)：955-956.

[233] 修燕, 李丞, 吴文華, 等. 基於結構方程的患者感知服務態度與患者滿意及其行為意向關係研究 [J]. 中國衛生統計, 2014, 31 (2): 221-223.

[234] 狩野紀昭. 在全球化中創造魅力質量 [J]. 中國質量, 2002 (9): 32-34.

[235] 秦石磊, 楊倩, 陳保國. 基於內容分析法的發達國家大學研發支持模式研究 [J]. 技術經濟, 2009, 28 (5): 1-7.

[236] 耿先鋒. 顧客參與測量維度, 驅動因素及其對顧客滿意的影響機理研究: 以杭州醫療服務業為例 [D]. 杭州: 浙江大學, 2008.

[237] 莫軍成. 論醫患間的信任危機及重建 [J]. 山西師大學報 (社會科學版), 2011 (7): 12-15.

[238] 莫秀婷, 徐凌忠, 羅惠文, 等. 醫務人員感知醫患關係、工作滿意度與離職意向的關係研究 [J]. 中國臨床心理學雜志, 2015, 23 (1): 141-146.

[239] 凌娟. 基於服務接觸的合肥市醫院服務質量測評 [D]. 合肥: 中國科學技術大學, 2011.

[240] 唐莊菊, 汪純孝, 岑成德. 專業服務消費者信任感的實證研究 [J]. 商業研究, 1999, 10: 49-51.

[241] 理查德·L. 達夫特, 雷蒙德·A. 組織行為學 [M]. 諾伊. 楊宇, 閻鮮寧, 於維佳, 譯. 北京: 機械工業出版社, 2003.

[242] 黃芳銘. 結構方程模式: 理論與應用 [M]. 北京: 中國稅務出版社, 2005.

[243] 黃敏. 醫院門診服務質量的評估與改善 [D]. 天津: 天津大學, 2003.

[244] 黃靜宜. 醫療服務接觸質量對顧客信任與行為意向的影響研究 [D]. 杭州: 浙江工商大學, 2010.

[245] 越麗霞, 陳加軍, 孫長青. 患者體驗與患者滿意通徑分析 [J]. 中國衛生事業管理, 2014, 31 (1): 20-22.

[246] 斯蒂芬·P. 羅賓斯. 組織行為學 [M]. 北京: 中國人民大學

出版社，2004.

[247] 董恩宏. 基於醫療質量管理的患者信任度評價指標體系構建及相關研究 [D]. 上海：上海交通大學，2012.

[248] 韓小蕓，溫碧燕，伍小奕. 顧客消費情感對顧客滿意感的影響 [J]. 南開管理評論，2004，7 (4)：39-43.

[249] 魯翔，許年珍，袁永根，等. 大型醫院醫療流程和資源配置的仿真決策系統研究 [J]. 中國醫院管理，2005，25 (1)：10-13.

[250] 道格拉斯·C. 諾斯. 制度、制度變遷與經濟績效（中譯本）[M]. 上海：上海三聯書店出版社，1994.

[251] 曾升. 基於 Arena 的移動電子商務流程的仿真研究 [D]. 北京：北京交通大學，2010.

[252] 謝禮珊，李健儀. 導遊服務質量，遊客信任感與遊客行為意向關係研究 [J]. 旅遊科學，2007，21 (4)：43-48.

[253] 蔡翔. 國外關於信任研究的多學科視野 [J]. 科技進步與對策，2006 (5)：178-180.

[254] 蔡蓉，周潔如. 關係質量因果研究述評與模型整合 [J]. 安徽農業科學，2007，35 (4)：1183-1184.

[255] 譚華偉，陳菲，張培林，等. 服務質量及其對患者滿意度的影響：基於重慶市20家民營醫院的調查 [J]. 中國衛生事業管理，2015，32 (12)：896-898.

[256] 薛培. 醫療機構服務質量測評量表開發 [D]. 北京：北京中醫藥大學，2009.

附錄一　患者就醫滿意/不滿事件調查問卷

尊敬的女士、先生：

　　您好！我們正在進行一項關於醫院就醫體驗的調查研究，希望能夠聽到您與醫院之間的一些故事。請您花幾分鐘的時間回憶一下最近半年內，在接受門診醫療服務過程中令您感到最滿意或最不滿意的一件事是什麼？

　　本調查為匿名調查，相關數據僅用於學術研究。謝謝您的合作！

　　Q1 它是一個令您最滿意還是最不滿意的經歷？

　　A. 最滿意　B. 最不滿意

　　Q2 該事件是什麼時候發生的？

　　A. 1 個月內　B. 1~3 月內　C. 3~6 個月內

　　Q3 該事件發生的醫院是＿＿＿＿＿＿＿＿＿（須註明是哪家醫院），醫院性質是＿＿＿＿＿＿？

　　A. 公立醫院　B. 民營醫院　C. 社區醫院

　　Q4 事情的經過是怎樣的？請簡單加以敘述。

　　＿＿＿＿＿＿＿＿＿＿＿＿＿＿＿＿＿＿＿＿＿＿＿＿＿＿＿＿＿＿＿＿
　　＿＿＿＿＿＿＿＿＿＿＿＿＿＿＿＿＿＿＿＿＿＿＿＿＿＿＿＿＿＿＿＿

　　Q5 您覺得這件事涉及了哪些人？（可多選）

　　□ 醫生　　□ 護士　　□ 技術人員（檢驗科，影像科，b 超室，心電圖，腦電圖等工作人員）　　□ 掛號或收費人員　　□ 導醫　　□ 其他＿＿＿＿＿

Q6 您為什麼對這件事感覺最滿意或最不滿意？

_____

Q7 如果您自己或家人生病，是否還會選擇該醫院？

A. 是　B. 否　C. 不好說

Q8 如果親戚、朋友有就醫需要，是否向其推薦該醫院？

A. 是　B. 否　C. 不好說

Q9 不滿意後您採取了以下哪些行動？（可多選）

A. 與當事人爭吵　B. 向醫院領導反應　C. 通過投訴電話投訴

D. 向醫務科反應、投訴　E. 以後不會再來該醫院就醫

F. 將自己的經歷告訴其他人，並勸其以後不要去

G. 在網絡論壇發布自己的經歷　H. 自認倒霉

I 其他_____

Q10 根據這件事，您給醫院提出的建議是？

_____

Q11 您的性別：（　　）

☐ 男　☐ 女

Q12 您的年齡：（　　）

☐ 18歲以下　☐ 18~25歲　☐ 26~35歲　☐ 36~45歲　☐ 46~55歲　☐ 56歲以上

Q13 您的學歷：（　　）

☐ 初中及以下　☐ 高中/中專　☐ 專科或本科　☐ 研究生（MBA）及以上

Q14 您的工作：（　　）

A. 工人　B. 公司職員　C. 公務員　D. 教師

E. 公司管理人員　F. 私營業主　G. 政府官員　H. 離退休人員　I. 下崗人員　J. 學生　K. 其他

Q15 您享受的醫療保障形式：（　　）

A. 公費醫療　B. 基本醫療保險　C. 商業保險　D. 補充醫療保險　E. 自費

Q16 您的家庭人均月收入大概是:(　　)

A. 3,000 元以下　B. 3,001~5,000 元　C. 5,001~8,000 元　D. 8,000~10,001 元　E. 10,000 元以上

衷心感謝您的大力支持!

附錄二　醫患關係質量驅動因素調查（針對醫院工作人員）

尊敬的女士、先生：

您好！我們正在開展一項關於醫患關係質量方面的調查研究，請根據您的切實工作經驗，針對下列問題發表您的觀點。

本調查為匿名調查，相關數據僅用於學術研究。謝謝您的合作！

Q1：您就職的醫院的級別是？

A. 三級　B. 二級　C. 一級

Q2：您的職務是？

A. 高層管理人員（如：院長、副院長、書記、副書記）

B. 中層管理人員　C. 基層醫務人員

Q3：根據您在工作中的真實體驗，您認為影響醫患關係質量（包含患者滿意和患者信任兩個方面）、導致醫患矛盾的關鍵因素是什麼？

_____
_____
_____

Q4：根據您所在醫院的切實情況，您觀察到患者不滿後有哪些行為表現？

_____
_____

附錄二　醫患關係質量驅動因素調查（針對醫院工作人員）

Q5：根據您的工作經驗，您認為通過採取哪些措施可以改善醫患關係質量？

衷心感謝您的大力支持！

附錄三　門診服務接觸質量調研問卷（用於量表開發）

調查時間：_____　　填寫要求：調查對象體驗了就醫全過程

尊敬的病員同志，您好！

　　我們正在開展一項關於患者就醫體驗方面的研究，希望瞭解您在就醫過程中的相關感受，以便提高醫院的服務質量，更好地為廣大患者服務。請您抽出寶貴的時間完成該問卷，您的真實想法對我們的研究很重要。本調查僅做研究之用，我們會對您的信息進行保密。祝您早日康復！

　　一、請根據您的真實體驗，在相應的數字處打「√」，1表示非常不同意，2表示不同意，3表示比較不同意，4表示一般，5表示比較同意，6表示同意，7表示非常同意。

測項	非常不同意	不同意	比較不同意	一般	比較同意	同意	非常同意
1. 該醫院乾淨、整潔	1	2	3	4	5	6	7
2. 該醫院醫療設備先進	1	2	3	4	5	6	7
3. 該醫院各樓層的指示牌、指路標志清晰	1	2	3	4	5	6	7
4. 該醫院就診環境舒適	1	2	3	4	5	6	7

表1-1(續)

測項	非常不同意	不同意	比較不同意	一般	比較同意	同意	非常同意
5. 醫務人員尊重我、為我考慮	1	2	3	4	5	6	7
6. 醫務人員專業知識豐富	1	2	3	4	5	6	7
7. 醫務人員在檢查、診療時操作熟練	1	2	3	4	5	6	7
8. 醫務人員能清晰解釋我的病情	1	2	3	4	5	6	7
9. 醫生在診療過程中認真、仔細	1	2	3	4	5	6	7
10. 病歷書寫清晰、規範	1	2	3	4	5	6	7
11. 醫生可以推薦合理的治療方案	1	2	3	4	5	6	7
12. 醫務人員向我詳細說明用藥方法與注意事項	1	2	3	4	5	6	7
13. 掛號、候診、繳費、取藥方便快捷	1	2	3	4	5	6	7
14. 我能及時獲得各項化驗、檢查結果	1	2	3	4	5	6	7
15. 我提出的問題或投訴能得到及時回應、積極解決	1	2	3	4	5	6	7
16. 詢問醫務人員時能得到及時、詳細解答	1	2	3	4	5	6	7
17. 醫生根據我的病情開合理價位、合理數量的藥品	1	2	3	4	5	6	7
18. 醫生根據我的病情開必要的檢查單	1	2	3	4	5	6	7
19. 醫院定價合理（如藥費、檢查費、掛號費、診療費、注射費等）	1	2	3	4	5	6	7

二、請填寫您的基本情況

1. 您的性別：□男　□女

2. 您的年齡：□18歲以下　□18～25歲　□26～35歲　□36～45歲　□46～55歲　□55歲以上

3. 您的文化程度：□小學及以下　□初中　□高中或中專　□大專或本科　□研究生及以上

4. 您的職業：□政府機關或事業單位職工　□企業職員　□個體工商

戶 □農民　　□學生 □醫務人員 □其他（請標註）_____

5. 您感覺此次就醫的疾病：□嚴重　　□比較嚴重　　□一般　　□很輕

6. 醫療費用支付方式（可多選）：□城鎮職工基本醫療保險□城鎮居民基本醫療保險□新型農村合作醫療□全公費　□全自費□商業醫療保險□貧困救助□其他

7. 您的家庭人均月收入：□1,500元及以下　　□1,501~3,000元 □3,001~5,000元　□5,001~8,000元　□8,000~10,000元　□10,000元以上

8. 您以前是否來過該醫院就醫？　□第一次來　□偶爾來　□經常來

9. 本次就醫，您就診的科室？_____

衷心感謝您的大力支持！

附錄四 門診服務接觸質量調研問卷（用於模型驗證）

調查時間：_____   填寫要求：調查對象體驗了就醫全過程

尊敬的病員同志，您好！

    我們正在開展一項關於患者就醫體驗方面的研究，希望瞭解您在就醫過程中的相關感受，以便提高醫院的服務質量，更好地為廣大患者服務。請您抽出寶貴的時間完成該問卷，您的真實想法對我們的研究很重要。本調查僅做研究之用，我們會對您的信息進行保密。祝您早日康復！

    一、請根據您的真實體驗，在相應的數字處打「√」，1表示非常不同意，2表示不同意，3表示比較不同意，4表示一般，5表示比較同意，6表示同意，7表示非常同意。

測項	非常不同意	不同意	比較不同意	一般	比較同意	同意	非常同意
1. 該醫院乾淨、整潔	1	2	3	4	5	6	7
2. 該醫院醫療設備先進	1	2	3	4	5	6	7
3. 該醫院各樓層的指示牌、指路標志清晰	1	2	3	4	5	6	7
4. 該醫院就診環境舒適	1	2	3	4	5	6	7
5. 醫務人員尊重我、為我考慮	1	2	3	4	5	6	7

表(續)

測項	非常不同意	不同意	比較不同意	一般	比較同意	同意	非常同意
6. 醫務人員專業知識豐富	1	2	3	4	5	6	7
7. 醫務人員在檢查、診療時操作熟練	1	2	3	4	5	6	7
8. 醫務人員能清晰解釋我的病情	1	2	3	4	5	6	7
9. 醫生在診療過程中認真、仔細	1	2	3	4	5	6	7
10. 病歷書寫清晰、規範	1	2	3	4	5	6	7
11. 醫生推薦合理的治療方案	1	2	3	4	5	6	7
12. 醫務人員向我詳細說明用藥方法與注意事項	1	2	3	4	5	6	7
13. 掛號、候診、繳費、取藥方便快捷	1	2	3	4	5	6	7
14. 我能及時獲得各項化驗、檢查結果	1	2	3	4	5	6	7
15. 我提出的問題或投訴能得到及時回應、積極解決	1	2	3	4	5	6	7
16. 詢問醫務人員時能得到及時、詳細解答	1	2	3	4	5	6	7
17. 醫生根據我的病情開合理價位、合理數量的藥品	1	2	3	4	5	6	7
18. 醫生根據我的病情開必要的檢查單	1	2	3	4	5	6	7
19. 醫院定價合理（如藥費、檢查費、掛號費、診療費、注射費等）	1	2	3	4	5	6	7
20. 總的來說，我對這家醫院是滿意的	1	2	3	4	5	6	7
21. 醫院的技術和服務符合我最初的期望	1	2	3	4	5	6	7
22. 與同類醫院相比，我對這家醫院是滿意的	1	2	3	4	5	6	7
23. 我信賴該醫院	1	2	3	4	5	6	7
24. 該醫院是可靠的	1	2	3	4	5	6	7
25. 該醫院是誠實的	1	2	3	4	5	6	7
26. 我會向周圍的人稱讚該醫院	1	2	3	4	5	6	7
27. 如果有人請我推薦，我會推薦該醫院	1	2	3	4	5	6	7

表（續）

測項	非常不同意	不同意	比較不同意	一般	比較同意	同意	非常同意
28. 如果患同樣的病，我會選擇該醫院	1	2	3	4	5	6	7
29. 如果患不同的病，我還選擇該醫院	1	2	3	4	5	6	7
30. 除了該醫院，我還能找到比這家醫院服務更好的醫院就醫	1	2	3	4	5	6	7
31. 除了該醫院，我還能找到比這家醫院醫術更好的醫院	1	2	3	4	5	6	7

二、請填寫您的基本情況

1. 您的性別：□男　□女

2. 您的年齡：□18歲以下　□18～25歲　□26～35歲　□36～45歲　□46～55歲　□55歲以上

3. 您的文化程度：□小學及以下　□初中　□高中或中專　□大專或本科　□研究生及以上

4. 您的職業：□政府機關或事業單位職工　□企業職員　□個體工商戶　□農民　□學生　□醫務人員　□其他（請標註）_____

5. 您感覺此次就醫的疾病：□嚴重　□比較嚴重　□一般　□很輕

6. 醫療費用支付方式（可多選）：□城鎮職工基本醫療保險□城鎮居民基本醫療保險□新型農村合作醫療□全公費　□全自費□商業醫療保險□貧困救助□其他

7. 您的家庭人均月收入：□1,500元及以下　□1,501～3,000元□3,001～5,000元　□5,001～8,000元　□8,000～10,000元　□10,000元以上

8. 您以前是否來過該醫院就醫？　□第一次來　□偶爾來　□經常來

9. 本次就醫，您就診的科室？_____

衷心感謝您的大力支持！

國家圖書館出版品預行編目（CIP）資料

醫患關係品質驅動因素、機理及提升策略研究：門診服務接觸視角 / 段桂敏, 余偉萍, 莊愛玲著. -- 第一版.
-- 臺北市：崧博出版：財經錢線文化出版, 2019.05
　　面；　公分
POD版
ISBN 978-957-735-860-8(平裝)

1.醫病關係 2.醫療服務

419.47　　　　　　　　　　　　　　108006584

書　　名：醫患關係品質驅動因素、機理及提升策略研究：門診服務接觸視角
作　　者：段桂敏、余偉萍、莊愛玲 著
發 行 人：黃振庭
出 版 者：崧博出版事業有限公司
發 行 者：財經錢線文化事業有限公司
E - m a i l：sonbookservice@gmail.com
粉 絲 頁：　　　　　網　址：
地　　址：台北市中正區重慶南路一段六十一號八樓 815 室
8F.-815, No.61, Sec. 1, Chongqing S. Rd., Zhongzheng Dist., Taipei City 100, Taiwan (R.O.C.)
電　　話：(02)2370-3310　傳　真：(02) 2370-3210
總 經 銷：紅螞蟻圖書有限公司
地　　址：台北市內湖區舊宗路二段 121 巷 19 號
電　　話:02-2795-3656 傳真:02-2795-4100　網址：
印　　刷：京峯彩色印刷有限公司（京峰數位）

　　本書版權為西南財經大學出版社所有授權崧博出版事業股份有限公司獨家發行電子書及繁體書繁體字版。若有其他相關權利及授權需求請與本公司聯繫。

定　　價：550元
發行日期：2019 年 05 月第一版
◎ 本書以 POD 印製發行